名老中医黄政德临证经验辑要

主　编　李鑫辉　谢雪姣

副主编　邵　乐　吴若霞　陈　聪

编　委　（以姓氏笔画为序）

王召亿　王莘智　任　婷　杨艳红　吴　湘　张　晓

张慧卿　陈　辉　赵　鸿　胡　华　秩丽双　黄　欢

雍苏南　谭　琦　霍铁文

主　审　黄政德

山西出版传媒集团　山西科学技术出版社

图书在版编目（CIP）数据

名老中医黄政德临证经验辑要 / 李鑫辉，谢雪姣主编 .-- 太原：山西科学技术出版社，2022.6

ISBN 978-7-5377-6060-7

Ⅰ.①名… Ⅱ.①李… ②谢… Ⅲ.①中医临床—经验—中国—现代 Ⅳ.① R249.7

中国版本图书馆 CIP 数据核字（2020）第 169292 号

MINGLAOZHONGYI HUANGZHENGDE LINZHENG JINGYAN JIYAO

名老中医黄政德临证经验辑要

出　版　人： 阎文凯
主　　　编： 李鑫辉　谢雪姣
责 任 编 辑： 郝志岗
封 面 设 计： 吕雁军

出 版 发 行： 山西出版传媒集团·山西科学技术出版社
地址：太原市建设南路 21 号　邮编 030012
编辑部电话： 0351—4922072
发 行 电 话： 0351—4922121
经　　　销： 各地新华书店
印　　　刷： 山西基因包装印刷科技股份有限公司

开　　　本： 890mm × 1240mm　1/32
印　　　张： 13.125
字　　　数： 293 千字
版　　　次： 2022 年 6 月第 1 版
印　　　次： 2022 年 6 月山西第 1 次印刷

书　　　号： ISBN 978-7-5377-6060-7
定　　　价： 45.00 元

前　言

中医学是中华民族的伟大宝库，在中华民族的繁衍昌盛中作出了巨大贡献。当今时代，伴随着现代医学的突飞猛进和不断冲击，中医学发展出现了明显的滞后态势。名老中医是中医学术造诣最深、临床水平最高的群体，在中医药学的传承、创新、发展中具有举足轻重的作用。因此，探索传承创新名老中医临证经验和学术思想，提高青中年医师的临床技能，更快培养新一代名医成才，是一项刻不容缓、势在必行的工作，也是关系到中医药事业可持续发展的重要举措。

中医学现代传承的战略目标是保护为先、弘扬文化、维护健康、创新发展，名老中医学术经验传承模式应遵循传统方法与现代方法结合、个体经验总结与群体规律探索结合的原则，充分利用现代科学技术，全面采集名老中医诊疗信息，充分研究其临证经验、辨治规律和学术思想，挖掘个性特点，总结共性规律，提炼学术观点。正确把握名老中医学术经验，传承中的医术、医理、医道等不同层次。总结名医临证经验、提炼有效方术、挖掘科学内涵、凝练学术思想、提高诊疗水平以冀达到在传承的基础上创新发展中医学理论，加快中医人才培养的目的。

我的老师，黄政德教授，中医内科学博士生导师，国务院特殊津贴专家，第五批全国老中医药专家学术经验继承工作指导老师，自20世纪70年代以来一直从事教学及临床工作，先后主持国家科技支撑计划、国家自然基金项目等各级科研课题21项；主持湖南省教育科学“十二五”规划重点项目等教研课题12项，发表学术论文70余篇，出版《中西医结合冠心病学》《心病论治精要》等医学著作24部。黄老师是享誉国内的湖湘中医临床名家。他有浓厚的中医情怀，具有深厚的文学素养，在其长达50多年的临床实践中，勤求古训，博采众方，砥砺进取，静心沉潜，厚古薄今，对《内经》《难经》《伤寒论》《金匮要略》及《温病条辨》等经典医著深入研读。其涉猎历代名医典籍，精通各家学说，长于医学流派的梳理，对历代医家的学术经验兼收并蓄，且精研医理，审慎求证，师古不泥古，广撷博采，勤于实践，逐渐形成了自己独特的学术思想与医技风格，其灵活变化运用经方及时方，不时验之临床，疗有卓效。

黄老师擅长疑难杂症，以内科杂病，尤其以心脑血管疾病、胃肠道疾病的治疗最为得法。他遵朱丹溪杂病多痰之说，疑难杂症多采丹溪翁治痰法度，以祛痰为先，理气兼备；于胃肠道疾病，以脾胃升降理论为指导，推崇东垣《脾胃论》，常采用补中益气汤加减治疗脾胃病，用药轻灵，顾护脾胃；在治疗寒热错杂型脾胃病时，继承张仲景学术思想，汲取叶氏《临证指南医案》方药精华，结合自己临床感悟，将半夏泻心汤化裁，强调寒热平调，兼顾五脏，则脾胃自安；黄老师在治疗中风时，继承《黄帝内经》及叶天士治疗中风的学术思想，师古不泥古，主要从肝论治中风，把握肝之阴阳虚实，重视肝之气血变化，潜肝息风，凉肝滋阴，并兼调他脏，重视阴阳之平衡，其立法恰当，处方中肯，疗效显著，在临床中深受赞誉。黄老师对失眠的论治，守正创新，从升降脏腑、出入营卫、通利三焦以调理气机论治失眠，从而使气机调畅，阴阳相交，失眠向愈。

黄老师治疗内科杂病，临证权变，思路开阔，别具一格，知犯何逆，审因论治，随病证而变，移步换形，随拔随应，相得益彰，组方精简，不拘泥于一方一法，其施药丝丝入扣，精细恰当，用药轻灵，效如桴鼓，覆杯而愈，值得推广。黄老师学识渊博，敢于创新，治学严谨，医德高尚。他从家学熏陶中起步，历经漫长求学之路，从实践到理论，从医术到人文，从诗词到书法，可谓是学途漫漫，此生无涯，将老师的人格和学术魅力演绎得淋漓尽致，对千古中医注入了新鲜的血液和活力。学生跟随老师学习 10 余年，获得深厚的学养，开阔了眼界，领悟了一代中医大师的雄浑气度和精湛的医技。

本书汇集了老师的学术思想及临证经验，是老师的智慧与汗水的结晶，内容包括上、下两编，上编黄政德学术思想及治学特色编，主要整理提炼黄政德教授学术思想，系统阐述名老中医诊断治疗学术思想，包括疾病源流、生理学特性、病因病机、诊断方法、辨证、治则与治法等学术思想及理念。下编名医经验精粹编，从撷取老中医经典文献，临床疾病诊治验案着手，每疾病后附具有较高临床价值的典型案例，进行解析、辨别，重点揭示案例的精要，展现名医经验，名医的诊治思路，处方用药；验案精析部分，以启迪和拓宽临床治疗疾病的思路，有效提高临床疗效，培养中医临床思维和诊治技巧。

本书既充分体现了老师的学术理论体系的系统、完整、原汁原味特性，又能够突出临床疗效，强调理论联系实际。本书内容丰富翔实，临床实用性强，无论对中医临床医生，还是中医专业本科、研究生以及非中医专业的中医爱好者，对其提高中医临证思维能力以及其临床实践都是一部重要参考用书。本专著，有利于推广名老中医学术经验和学术思想，有利于推动中医学术的发展，具有积极积极的社会效益，因此本书的出版具有深远的现实意义。

书将付梓，斯以为序，以荐同道。由于时间仓促，资料有限，学生学识有限，一些老师的临证经验未能一一收入，老师的学术思想领悟不深不透，不当之处，敬请批评指正。

李鑫辉

目 录

上编　学术思想及治学特色编

下编　名医经验精粹编

SHANGBIAN

上编

XUESHU SIXIANG JI ZHIXUE TESE BIAN

学术思想及治学特色编

第一章
根植于心的中医思维

中医学有悠久的历史、博大精深的医学理论和内涵丰富的临床经验，是中华民族在长期的生产、生活和医疗实践中，认识生命、维护健康、防治疾病宝贵经验的积累和总结，是历代传承并发展创新的原创性医学理论体系。中医学原创的思维认知、独特的理论体系和丰富的实践经验，在学术发展中不断得到传承和创新。黄政德在临床诊疗实践和本科、研究生教学过程中，无论是对中医学理论知识的探索还是指导学生开展临床实践，都特别重视运用和培养学生的中医思维。黄政德认为，中医学从经验到理论基本都来源于临床实践，历代医家正是在认识人的生理病理现象、养生和防治疾病过程中形成了比较稳定的中医思维，从而更好地指导临床实践。这些思维概括起来包括形象性思维、整体性思维、差异性思维以及跳跃性思维，下面对黄政德根植于心的四种中医思维进行一一介绍。

第一节　形象性思维

一、中医藏象学说

人体是一个内外统一的整体，体内脏腑的生理病理变化可反映于外，即“有诸内，必形诸外”（《孟子·告子下》），观察人体外在的生理病理征象，可推知体内脏腑的变化，即“视其外应，以知其内脏”（《灵枢·本藏》）。古人经过长期的临床观察，逐渐认识到每一类疾病发作时，总有大致相同的一组症状同时出现，而这一组症状与人体外表的一定部位和器官相联系，又与人体内脏的一定生理机能被破坏有关。在治疗时，观察到某类药物或某组穴位对某一组症状有较特异的疗效，逐渐摸索出其规律。经过无数次反复实验，便得出了“五脏分证”的规律。所谓“五脏分证”，实际上就是把某一组在某一定部位和器官出现的特定症状，归结为五脏中某一脏的功能失调，把活的机体外部呈现的生理病理征象与内部的脏器统一起来。在治疗时，调理这一脏的生理失常，就能治愈疾病或使病情缓解。随着认识的深入，人们在研究外部征象与内在脏器统一关系的同时，又研究了各脏器之间的关系，对各个脏器之间的联系又有了更多的认识。经过无数次的观察和反复验证，到了《黄帝内经》时代，逐渐形成了以五脏为中心的藏象理论。中医学既通过解剖分析的直接观察方法认识脏腑的形态和机能，又运用哲学思维，以整体观察的方法认识脏腑的生命活动规律，并以脏腑精气的贮藏、运动和代谢来阐释脏腑机能。黄政德认为，中医学的脏腑，不仅仅是形态学结构的脏器，而是在其形态学结构的基础上，赋予了某些特殊机能的生理病理学系统。通过对人体生命现象的整体观察，古人逐渐建立了人体中精、气、血、津液等概念。如对生殖之精的观察和体悟，产生了人体之精的概念；对呼吸之气和人体活动时散发之热气的观察和推理，形成了人体之气的概念等。在古代哲学精气学说和阴阳学说的渗透和影响下，又逐渐认识了人体之精、气、血、津液各自的生理功能和相互之间的关系，并以它们的不同作用和代谢过程解说脏腑的生理机能和病理变化，阐释脏腑之间的生理病理联系，于是构建了以功能联系为主导的藏象理论。

藏象，是指藏于体内的内脏及其表现于外的生理病理征象及与自然界相通应的事物和现象。“藏象”二字，首载《素问·六节藏象论》：“帝曰，藏象何如？岐伯曰：心者，生之本，神之变（处）也，其华在面，其充在血脉，为阳中之太阳，通于夏气。”可见《内经》对藏象的论述，包括了人体结构和生命活动规律的主要内容，涉及脏腑的生理活动和与之相联系的心理活动、形体官窍、自然环境因素等。张介宾《类经·藏象类》注云：“象，形象也。藏居于内，形见于外，故曰藏象。”“藏”，是藏于体内的内脏，包括五脏（肝、心、脾、肺、肾），六腑（胆、胃、小肠、大肠、膀胱、三焦）和奇恒之腑（脑、髓、骨、脉、胆、女子胞）。由于五脏是所有内脏的中心，故“藏”之所指，实际上是以五脏为中心的五个生理病理系统。“象”，是这五个生理病理系统的外在现象和比象，黄政德理解其涵义有二：一是指表现于外的生理病理征象，如“肝病者，两胁下痛引少腹，令人善怒”（《素问·藏气法时论》）等；二是指内在以五脏为中心的五个生理病理系统与外在自然环境的事物与现象类比所获得的比象，如心气通于夏，“南方赤色，入通于心”（《素问·金匮真言论》）等。中医学正是通过观察外在征象来研究内脏的活动规律，认识内脏的实质。黄政德认为，任何外见的表象都有一定的内在形态学基础，自然界的各种变化与内脏的机能活动也有一定的相应联系。“藏象”把形与象有机地结合起来，较确切地反映了中医学对人体生理活动的认识方法。

二、治法

治法是中医学理、法、方、药体系的重要组成部分，是在辨清证候，审明病因、病机后，有针对性地采取的治疗法则，是联系辨证理论和遣药组方的纽带。中医治法理论思维，形象，贴近生活。早在《黄帝内经》中已有丰富的治法理论记载，如《素问·阴阳应象大论》云：“形不足者，温之以气；精不足者，补之以味。其高者，因而越之；其下者，引而竭之；中满者，泻之于内。其有邪者，渍形以为汗；其在皮者，汗而发之。”《素问·至真要大论》云：“寒者热之，热者寒之，微者逆之，甚者从之，坚者削之，客者除之，劳者温之，结者散之，留者攻之，燥者濡之，急者缓之，散者收之，损者益之，逸者行之，惊者平之，上之下之，摩之浴之，薄之劫之，开之发之”等，均在象思维引领下，为中医学治法理论奠定了基础。至汉末，医圣张仲景在“勤求古训，博采众方”的基础上，创造性地使治法和方证融为一体，总结了一整套临床辨证论治的体系。其后，随着历代医家对中医理论和临床实践的不断丰富和总结，使治法内容更加丰富多彩，更能适应各种病证的治疗需要。中医学在长期的发展过程中，形成了临床辨证论治的多种体系，如脏腑辨证、六经辨证、卫气营血辨证、三焦辨证、经络辨证等。由于治法和病机的对应性，因此形成了相应的不同治法体系，如“宣肺止咳”“滋水涵木”等属于脏腑治法体系，“和解少阳”“泻下阳明热结”等属于六经治法体系，“清气分热”“清营凉血”等属于卫气营血治法体系，“宣上、畅中、渗下”及“三焦分消”等属于三焦治法体系。黄政德在临床运用时，总是紧密结合相关病机和辨证体系的基本理论，对具体治法以及遣药组方的把握达到切中病机、针对性强的治疗作用。

历代医家鉴于具体治法的丰富内容，而又归属不同治法体系的特点，经过多次分类归纳逐渐形成体系。清代医家程钟龄根据历代医家对治法的归类总结，在《医学心悟·医门八法》中说：“论病之源，以内伤、外感四字概括之。论病之情，则以寒、热、虚、实、表、里、阴、阳八字统之。而论治病之方，则又以汗、和、下、消、吐、清、温、补八法尽之。”黄政德运用“八法”，把中医的形象性思维体现得淋漓尽致，也在临床上具有极强的指导作用。现把具体内容大致介绍如下：

（一）汗法

汗法是通过开泄腠理、调畅营卫、宣发肺气等作用，使在表的外感六淫之邪随汗而解的一类治法。汗法不以汗出为目的，主要是通过出汗，使腠理开、营卫和、肺气畅、血脉通，从而能祛邪外出，正气调和。所以，汗法除了主要治疗外感六淫之邪所致的表证外，凡是腠理闭塞、营卫郁滞的寒热无汗，或腠理疏松、虽有汗但寒热不解的病证，皆可用汗法治疗。例如：麻疹初起，疹点隐而不透；水肿腰以上肿甚；疮疡初起而有恶寒发热；疟疾、痢疾而有寒热表证等均可应用汗法治疗。然而，由于病情有寒热，邪气有兼夹，体质有强弱，故黄政德运用汗法有辛温、辛凉之分，且常将汗法与补法、下法、消法等其他治疗方法结合运用。

（二）吐法

吐法是通过涌吐的方法，使停留在咽喉、胸膈、胃脘的痰涎、宿食或毒物从口中吐出的一类治法。适用于中风痰壅，宿食壅阻胃脘，毒物尚在胃中；痰涎壅盛之癫狂、喉痹，以及干霍乱吐泻不得等，属于病位居上、病势急暴、内蓄实邪、体质壮实之证。因吐法易伤胃气，故体虚气弱、妇人新产、孕妇等均应慎用。

（三）下法

下法是通过泻下、荡涤、攻逐等作用，使停留于胃肠的宿食、燥屎、冷积、瘀血、结痰、停水等从下窍而出，以祛邪除病的一类治法。凡邪在肠胃而致大便不通、燥屎内结，或热结旁流，以及停痰留饮、瘀血积水等形症俱实之证，均可使用。由于病情有寒热，正气有虚实，病邪有兼夹，所以下法又有寒下、温下、润下、逐水、攻补兼施之别，并与其他治法结合运用。

（四）和法

和法是通过和解或调和的方法，使半表半里之邪，或脏腑、阴阳、表里失和之证得以解除的一类治法。《伤寒明理论》说：“伤寒邪在表者，必渍形以为汗；邪在里者，必荡涤以为利；其于不内不外，半表半里，既非发汗之所宜，又非吐下之所对，是当和解则可矣。”所以和解是专治邪在半表半里的一种方法。至于调和之法，戴天章说：“寒热并用之谓和，补泻合剂之谓和，表里双解之谓和，平其亢厉之谓和。”（《广温疫论》）可见，和法是一种既能祛除病邪，又能调整脏腑功能的治法，无明显寒热补泻之偏，性质平和，全面兼顾，适用于邪犯少阳、肝脾不和、肠寒胃热、气血营卫失和等证。至于《伤寒论》中对某些经过汗、吐、下，或自行吐利而余邪未解的病证，宜用缓剂或峻剂小量分服，使余邪尽除而不重伤其正的，亦称为和法，是属广义和法的范围，它与和解、调和治法所指含义不同，不属治法讨论范围。黄政德认为和法的分类多，应用范围较广。在临床诊疗实践中，黄政德尤其注重运用和解少阳、透达膜原、调和肝脾、疏肝和胃、分消上下、调和肠胃等方法。

（五）温法

温法是通过温里祛寒的作用，以治疗里寒证的一类治法。

里寒证的形成，有外感内伤的不同，或由寒邪直中于里，或因失治误治而损伤人体阳气，或因素体阳气虚弱，以致寒从中生。同时，里寒证又有部位浅深、程度轻重的差别，故温法又有温中祛寒、回阳救逆和温经散寒的区别。由于里寒证形成和发展过程中，往往阳虚与寒邪并存，所以黄政德使用温法又常与补法配合。

（六）清法

清法是通过清热、泻火、解毒、凉血等作用，以清除里热之邪的一类治法。适用于里热证、火证、热毒证以及虚热证等里热病证。由于里热证有热在气分、营分、血分、热壅成毒以及热在某一脏腑之分，因而在清法之中，又有清气分热、清营凉血、清热解毒、清脏腑热等不同。黄政德认为热证最易伤阴，大热又易耗气，所以在使用清热剂时常配伍生津、益气之品。若温病后期，热灼阴伤，或久病阴虚而热伏于里，常常清法与滋阴并用，黄政德认为此时如纯用苦寒直折之法，热必不除。

（七）消法

消法是通过消食导滞、行气活血、化痰利水、驱虫等方法，使气、血、痰、食、水、虫等渐积形成的有形之邪渐消缓散的一类治法。适用于饮食停滞、气滞血瘀、癥瘕积聚、水湿内停、痰饮不化、疳积虫积以及疮疡痈肿等病证。消法与下法虽同是治疗内蓄有形实邪的方法，但在适应病证上有所不同。黄政德认为下法所治病证，大抵病势急迫，形症俱实，邪在肠胃，必须速除，且可从下窍而出者。消法所治，主要是病在脏腑、经络、肌肉之间，邪坚病固而来势较缓，属渐积形成，且多虚实夹杂，尤其是气血积聚而成之癥瘕痞块、痰核瘰疬等，不可能迅即消除，必须渐消缓散。黄政德运用消法常与补法、下法、温法、清法等其他治法配合，但以消为主要目的。

（八）补法

补法是通过补益人体气血阴阳，以主治各种虚弱证候的一类治法。补法的目的，在于通过药物的补益，使人体气血阴阳虚弱或脏腑之间的失调状态得到纠正，复归于平衡。此外，在正虚不能驱邪外出时，也可以补法扶助正气，并配合其他治法，达到助正祛邪的目的。虽然补法有时可收到间接祛邪的效果，但一般是在无外邪时使用，以避免“闭门留寇”之弊。黄政德认为补法的具体内容既有补益气、血、阴、阳的不同，又有分补五脏之侧重，在常用的治法分类中包括了分补五脏之精气、血、阴、阳。

上述八种治法，适用于表里、寒热、虚实等不同的证候。黄政德认为临床大多数疾病的病情往往复杂多变，单一治法往往满足不了治疗需要，常需数种治法配合运用，才能治无遗邪，所以虽为八法，配合运用之后则变化多端。正如程钟龄《医学心悟》中说：“一法之中，八法备焉，八法之中，百法备焉。”因此，临证处方，必须针对具体病证，灵活运用八法，使之切合病情，方能收到满意的疗效。通过上述治法理论介绍，充分体现了中医象思维在临床的应用和中医象思维的作用。

三、药物

中医学认为，任何疾病的发生发展过程都是致病因素（邪气）作用于人体，引起机体正邪斗争，从而导致阴阳气血偏盛偏衰或脏腑经络机能活动失常的结果。因此，药物治病的基本作用不外是扶正祛邪，消除病因，恢复脏腑的正常生理功能；纠正阴阳气血偏盛偏衰的病理现象，使之最大限度上恢复到正常状态，达到治愈疾病、恢复健康的目的。“药，治病草。从艸，乐声（《说文解字》）。”明确指出了“药”即治病之物，并以“草”（植物）类居多。中药主要来源于天然植物、动物、矿物及其加工品。由于中药以植物药居多，故有“诸药以草为本”的说法，自古以来人们习惯把中药称为本草。《淮南子·修务训》谓：“神农……尝百草之滋味，水泉之甘苦，令民知所避就，当此之时，一日而遇七十毒。”反映了中国劳动人民发现药物、积累经验的艰苦实践过程。甲骨文中即有“鬯其酒”的记载，酒不仅是一种饮品，又能通血脉、行药势，并可用作溶剂，也是后世加工炮制药物常用的辅料之一，故后世有“酒为百药之长”之说。晋·皇甫谧在《针灸甲乙经》序中谓：“伊尹以亚圣之才，撰用神农本草，以为汤液。”《资治通鉴》谓伊尹“闵生民之疾苦，作汤液本草，明寒热温凉之性，酸苦辛甘咸淡之味，轻清浊重，阴阳升降，走十二经络表里之宜”。

黄政德认为药物之所以能够针对病情，发挥作用，是由于药物本身各自具有若干特性和作用，前人将之称为药物的偏性，意思是说以药物的偏性来纠正疾病所表现出来的阴阳气血偏盛偏衰。中药的性能也称药性，它包括药物发挥疗效的物质基础和治疗过程中所体现出来的作用。临证谙熟药性，才能准确用药，唐代医家孙思邈在《千金翼方·卷第十二·养性》中指出："不知食宜者，不足以全生。不明药性者，不能以除病。"中药药性理论主要包括四气五味、升降浮沉、归经、有毒无毒等。徐灵胎在《神农本草经百种录·上品·丹砂》中总结说："凡药之用，或取其气，或取其味，或取其色，或取其形，或取其质，或取其性情，或取其所生之时，或取其所成之地，各以其所偏胜而即资之疗疾，故能补偏救弊、调和脏腑。深求其理，可自得之。"

《神农本草经》序例云："药有酸咸甘苦辛五味，又有寒热温凉四气。"这是对"四气五味"药性理论的最早概括。四气，就是寒热温凉四种不同的药性，又称四性。它反映了药物对人体阴阳盛衰、寒热变化的作用倾向，为药性理论重要组成部分，四气之中寓有阴阳含义，寒凉属阴，温热属阳。《素问·至真要大论》云："寒者热之，热者寒之。"《神农本草经》序例云："疗寒以热药，疗热以寒药。"指出了如何掌握药物的四气理论以指导临床用药的原则。寒凉药用治阳热证，温热药用治阴寒证，这是临床必须遵循的用药原则，也是形象性思维的具体体现。五味的产生，首先是通过口尝，即用人的感觉器官辨别出来的，它是药物真实味道的反映。然而和四气一样，五味更重要的则是通过长期的临床实践观察，不同味道的药物作用于人体，产生不同的反应，获得不同的治疗效果，从而总结归纳出五味的理论。也就是说，五味不仅仅是药物味道的真实反映，更重要的是对药物作用的高度概括。五味与四气一样，也具有阴阳五行的属性，《素问·至真要大论》云："辛甘发散为阳，酸苦涌泄为阴，咸味涌泄为阴，淡味渗泄为阳。"后世医家将其概括为辛甘淡属阳、酸苦咸属阴。《尚书·洪范》最初定义了与五行相配属的五种味："五行：一曰水，二曰火，三曰木，四曰金，五曰土。水曰润下，火曰炎上，木曰曲直，金曰从革，土爰稼穑。润下作咸，炎上作苦，曲直作酸，从革作辛，稼穑作甘。"由形象性思维类比可知，酸味属木、苦味属火、甘味属土、辛味属金、咸味属水。《素问·宣明五气篇》说："酸入肝、辛入肺、苦入心、咸入肾、甘入脾"。《素问·脏气法时论》指出："辛散，酸收，甘缓，苦坚，咸软"。这是对五味作用的最早概括。后世在此基础上进一步补充，日臻完善。黄政德认为，气味相同，作用相近，同一类药物大都如此，如辛温的药物多具有发散风寒的作用，甘温的药物多具有补气、助阳的作用。有时气味相同，又有主次之别，如黄芪甘温，偏于甘以补气，锁阳甘温，偏于温以助阳。气味不同，作用有别，如黄连苦寒，党参甘温，黄连功能清热燥湿，党参则补中益气。

中药性能理论中用升降浮沉来代表不同的药性，标示药物对人体不同的作用趋向。一般升浮药，其性主温热，味属辛、甘、淡，质地多为轻清至虚之品，作用趋向多主上升、向外。就其所代表药物的具体功效而言，分别具有疏散解表、宣毒透疹、解毒消疮、宣肺止咳、温里散寒、暖肝散结、温通经脉、通痹散结、行气开郁、活血消癥、开窍醒神、升阳举陷、涌吐等作用。故解表药、温里药、祛风寒湿药、行气药、活血祛瘀药、开窍药、补益药、涌吐药等多具有升浮特性。沉降药，其性主寒凉，味属酸、苦、咸，质地多为重浊坚实之品，作用趋向多主下行向内。就其所代表的药物的具体功效而言，分别具有清热泻火、泻下通便、利水渗湿、重镇安神、平肝潜阳、息风止痉、降逆平喘、止呕、止呃、消积导滞、固表止汗、敛肺止咳、涩肠止泻、固崩止带、涩精止遗、收敛止血、收湿敛疮等作用。故清热药、泻下药、利水渗湿药、降气平喘药、降逆和胃药、安神药、平肝息风药、收敛止血药、收涩药等多具有沉降药性。药物的升降浮沉可以调整脏腑气机的紊乱，使之恢复正常的生理功能，或作用于机体的不同部位，因势利导，驱邪外出，从而达到治愈疾病的目的。升降浮沉的用药原则是顺着病位，逆着病势。就病位而言，病变部位在上（如目赤肿痛）、在表（如外感表证）者，宜升浮不宜沉降，如外感风热则应选用薄荷、菊花等升浮药来疏散；病变部位在下（如腹水、尿闭）、在里（如里实便秘）者，宜沉降不宜升浮，如热结肠燥、大便秘结者则应选用大黄、芒硝等沉降药来泻热通便。就病势而言，病势上逆者（如呕吐、呃逆、喘息），宜降不宜升，如肝阳上亢头晕目眩则应选用代赭石、石决明等沉降药来平肝潜阳；病势下陷（如脱肛、遗尿、崩漏），宜升不宜降，如气虚下陷久泻脱肛，则应用黄芪、升麻、柴胡等升浮药来升阳举陷。黄政德告诫学生，遣方用药必须针对疾病发生部位在上、下、表、里的区别，病势上逆、下陷的区别，根据药物升降浮沉的不同特性，恰当选用药物，这也是指导临床用药必须遵循的重要原则。药物升降浮沉作用趋向性的形成，虽然与药物在自然界生成禀赋不同，形成药性不同有关，并受四气、五味、炮制、配伍等诸多因素的影响，但更主要是与药物作用于机体所产生的不同疗效、所表现出的不同作用趋向密切相关。

中药归经理论是在中医基本理论指导下，以脏腑经络学说为基础，以药物所治疗的具体病证为依据，经过长期临床实践，从药物的疗效中归纳总结出来的用药理论。由于经络能沟通人体内外表里，所以一旦机体发生病变，体表病变就可以通过经络影响到内在脏腑；反之，内在脏腑病变也可以反映到体表上来。由于发病所在脏腑及经络循行部位不同，临床上所表现的症状也各不相同。如心经病变多见心悸失眠；肺经病变常见胸闷喘咳；肝经病变每见胁痛抽搐等症。临床用朱砂、远志能治愈心悸失眠，说明它们归心经；用桔梗、苏子能治愈喘咳胸闷，说明它们归肺经；而选用白芍、钩藤能治愈胁痛抽搐则说明它们能归肝经。至于一药能归数经，是指其治疗范围的扩大。如麻黄归肺与膀胱经，它既能发汗宣肺平喘，治疗外感风寒及咳喘之证，又能宣肺利尿，治疗风水水肿之证。由此可见，归经理论是通过脏腑辨证用药，从临床疗效观察中总结出来的用药理论。归经理论与临床实践密切相关，如《伤寒论》创立了六经辨证系统，临床上便出现了六经用药的归经方法。如麻黄、桂枝为太阳经药，石膏、知母为阳明经药等等。随着温病学派的崛起，又创立了卫气营血、三焦辨证体系，临床上相应出现了卫气营血、三焦用药的归经方法。如石膏、知母为气分药，犀角、生地为营血分药，黄芩主清上焦、黄连主清中焦、黄柏主清下焦等等。然而这些归经方法与脏腑辨证归经方法密切相关。如《伤寒论》六经每经可分为手足二经，故实际为十二经。十二经根源于脏腑，故六经证候群的产生，也是脏腑经络病变的反映。同样，卫气营血、三焦证候也与脏腑经络关系密切。如卫分病证以肺卫见证为主；气分病证多见阳明热证；营分病证多见热损营阴，心神被扰；血分证多见热盛动血，热扰心神。上焦病候主要包括手太阴肺经和手厥阴心包经的病变；中焦病候主要包括手、足阳明及足太阴脾经的病变；而下焦病候则主要是足少阴肾经和足厥阴肝经的病变。此外，还有依据药物自身的特性，即形、色、气味、禀赋等的不同，进行归经的方法。如味辛，色白入肺、大肠经；味苦，色赤入心、小肠经等都是以药物的色与味作归经依据的。又如磁石、代赭石重镇入肝；桑叶、菊花轻浮入肺则是以药物的质地轻重作归经的依据。再如麝香芳香开窍入心经；佩兰芳香醒脾入脾经；连翘像心而入心经清心降火等等，都是以形、气归经的例子。黄政德认为，归经方法虽有不同，但是都与脏腑经络密不可分，脏腑经络学说实为归经的理论基础，处处体现了中医的形象性思维。

四、煎煮

汤剂是中药最为常用的剂型之一，自商代伊尹创制汤液以来沿用至今，经久不衰。汤剂的制作对煎具、用水、火候、煮法都有一定的要求，其具体方法体现了中医象思维。清代名医徐灵胎曾说："煎煮之法最宜深究，药之效与不效，全在乎此。"一语道出煎煮方法的重要性。黄政德在临床诊疗实践中，非常注重汤剂的煎煮，对于初次诊病的患者常常逐一告知中药的煎煮要领。

（一）煎药用具

以砂锅、瓦罐为好，搪瓷罐次之，忌用钢、铁、铝等金属锅具，以免发生化学变化，影响疗效。

（二）煎药用水

古时曾用长流水、井水、雨水、泉水、米泔水等煎煮。现在多用自来水、井水、蒸馏水等，但总以水质洁净新鲜（符合饮用水标准）为好。

（三）煎药火候

有文火、武火之分。文火，是指使温度上升及水液蒸发缓慢的火候；而武火，又称急火，是指使温度上升及水液蒸发迅速的火候。

（四）煎煮方法

先将药材浸泡 30 ~ 60 分钟，用水量以高出药面为度。一般中药煎煮两次，第二煎加水量为第一煎的 1/3 ~ 1/2。两次煎液去渣滤净混合后分 2 次服用。煎煮的火候和时间，要根据药物性能而定。一般来讲，解表药、清热药宜武火煎煮，时间宜短，煮沸后煎 3 ~ 5 分钟即可；补养药需用文火慢煎，时间宜长，煮沸后再续煎 30 ~ 60 分钟。某些药物因质地不同，煎法比较特殊，处方上需加以注明，归纳起来包括有先煎、后下、包煎、另煎、烊化、泡服、冲服、煎汤代水等不同煎煮法。

1. 先煎 主要指有效成分难溶于水的一些金石、矿物、介壳类药物，应打碎先煎 20 ~ 30 分钟，再下其他药物同煎，以使有效成分充分析出。如磁石、代赭石、生铁落、生石膏、寒水石、紫石英、龙骨、牡蛎、海蛤壳、瓦楞子、珍珠母、石决明、紫贝齿、龟甲、鳖甲等。此外，附子、川乌、草乌等毒性大的药物，宜先煎 45 ~ 60 分钟后再下他药，久煎可以降低毒性，保证用药安全。

2. 后下 主要指一些气味芳香的药物，久煎其有效成分易于挥发而降低药效，须在其他药物煎沸 5 ~ 10 分钟后放入，如薄荷、青蒿、香薷、砂仁、沉香、豆蔻、肉桂等。此外，有些药物虽不属芳香药，但久煎能破坏其有效成分，如钩藤、大黄、番泻叶等亦属后下之列。

3. 包煎 主要指那些黏性强、粉末状及药材表面带有绒毛的药物，宜先用纱布袋装好，再与其他药物同煎，以防止药液混浊或刺激咽喉引起咳嗽及沉于锅底，或加热时引起焦化或糊化，如蛤粉、飞滑石、旋覆花、车前子、蒲黄、灶心土等。

4. 另煎 又称另炖，主要是指某些贵重药材，为了更好地煎出有效成分还应单独另煎，即另炖 2 ~ 3 小时。煎液可以另服，也可与其他煎液混合服用，如人参、西洋参、羚羊角等。

5. 烊化 又称溶化，主要是指某些胶类药物及黏性大而易溶的药物，为避免入煎黏锅或黏附其他药物影响煎煮，可单用水或黄酒将此类药加热溶化后，用煎好的药液冲服，也可将此类药放入其他药物煎好的药液中加热烊化后服用，如阿胶、鹿角胶、龟甲胶及饴糖等。

6. 泡服　又称焗服，主要是指某些有效成分易溶于水或久煎容易破坏药效的药物，可以用少量开水或复方中其他药物滚烫的煎出液趁热浸泡，加盖闷润，减少挥发，半小时后去渣即可服用，如西红花、番泻叶、胖大海等。

7. 冲服　主要指某些贵重药，用量较轻，为防止散失，常需要研成细末制成散剂，将药末合于已煎好的煎剂中搅拌后服，如麝香、牛黄、珍珠、羚羊角、西洋参、鹿茸、人参等；某些药物，根据病情需要，为提高药效，也常研末冲服，如用于止血的三七、花蕊石、白及及用于息风止痉的蜈蚣、全蝎、僵蚕、地龙和用于制酸止痛的海螵蛸、瓦楞子、海蛤壳、延胡索等；某些药物高温容易破坏药效或有效成分难溶于水，也只能做散剂冲服，如雷丸、鹤草芽、朱砂等。此外，还有一些液体药物如竹沥汁、姜汁、藕汁、荸荠汁、鲜地黄汁、蜂蜜等也需冲服。

8. 煎汤代水　主要指某些药物为了防止与其他药物同煎使煎液混浊，难于服用，宜先煎后取其上清液代水再煎煮其他药物，如灶心土等。此外，某些药物质轻用量多，体积大，吸水量大，如玉米须、丝瓜络、金钱草等，也可煎汤代水用。

此外，中药汤剂一般宜温服。但解表药要偏热服，服后还须覆盖好衣被，或进热粥，以助汗出；寒证用热药宜热服，热证用寒药宜冷服。如出现真热假寒当寒药温服，真寒假热者则当热药冷服，以防格拒药势，此即《黄帝内经》所谓“治热以寒，温而行之；治寒以热，凉而行之”的服药方法。可见，黄政德理解的中医形象性思维对中药煎煮方法也有极其深远影响。

第二节 整体性思维

整体观念是中医药学理论体系的基本特点，即强调整体统一性。黄政德认为，人是一个有机的整体，人与自然界及社会环境之间也是不可分割的整体。整体观念是中医学的核心思想之一，广泛用于指导说明人体的生理、病理、诊断、养生、防治及组方用药。整体性思维突出表现在天人相应和脏腑协调统一两个方面。

一、天人相应——人与环境的统一性

人与环境的统一性，包括人与自然和人与社会两个方面。

（一）人与自然的统一性

人类生活在自然环境之中，自然界存在人类赖以生存的必要条件。自然界各种变化，如季节气候变化等，时刻都在影响着人体，人体必须随自然界变化而做出相应的变化以适应自然，即所谓“天人相应”“天人合一”。如果自然界的变化超过了

人体的适应和调节能力，或由于人体自身调节机能失常而不能适应自然界变化，就会导致疾病发生。因此，黄政德非常重视人与自然的统一性，十分关注自然界季节气候、昼夜晨昏节律、地理环境等对人体健康和疾病的影响。

一年四季由于自然界阴阳的消长变化，而有春温、夏热、秋凉、冬寒的气候变化规律，人体也必须随季节气候变化而做出适应性的调节。如夏季气候炎热，则腠理开泄而汗多尿少；冬季气候寒冷，则腠理致密而汗少尿多等。同样，由于五脏应五季，随季节气候变化，人体五脏阴阳及机能活动也会出现相应的改变以保持与自然的统一。人体气血运行也受四时气候影响，因而四季脉象也有相应的变化，如春夏脉象偏浮大，秋冬脉象偏沉细等。黄政德认为，四季气候变化对疾病的影响，一方面表现为季节性多发病，如冬春易患感冒咳嗽等；另一方面表现为季节气候变化易于引起某些疾病复发，如秋冬易致哮喘发作，春季肝胆病变易于复发等。

昼夜晨昏的节律变化对人体生理病理也有较大影响。随着昼夜阴阳的盛衰变化，人体阳气也会出现“平旦人气生，日中而阳气隆，日西而阳气已虚”（《素问·生气通天论》）的规律性变化。病理上，多数疾病都有昼轻夜重的特点，不少慢性病变常随自然界阳气变化而有“旦慧、昼安、夕加、夜甚”的变化规律。

地域不同，气候、水土的差异，对人体生理病理也能产生不同的影响。由于长期居处于某一地域，人们已经适应了这一地域的水土，一旦易地而居，因水土不服，多感不适，甚至还可引起某些病变的发生。同时，由于地域环境的不同，还与某些地方性多发病的发生有关，如地方性甲状腺肿（瘿病）等。

（二）人与社会环境的统一性

社会环境主要包括政治、经济、文化行为、社会心理、婚姻家庭、生活环境和方式等诸多方面。人是社会的组成部分，人的行为活动影响社会，社会环境各因素的变动，直接或间接地影响着人体的健康。随着社会的进步，快节奏的生活方式、各种竞争带来的压力、社会不安定因素的影响等都会加重人们的心理负担，引起情志波动，从而影响人体健康或引起某些疾病发生或复发。此外，环境污染、噪音干扰等环境因素对人体健康也有直接影响。因此黄政德认为保持与自然、社会环境的统一，主动适应自然和社会环境，是维持健康、减少疾病发生的重要途径。

二、脏腑协调——人是一个有机的整体

黄政德认为人体是以心（心神）为主宰，以五脏为中心，通过经络的沟通，气血津液等物质的运行和联络，将六腑、官窍、形体组织等联系起来而组成一个有机的整体，共同建立机体内部统一协调的机能活动。

（一）生理上强调“五脏一体”“形神合一”

五脏一体：人体是由五脏（肝、心、脾、肺、肾）、六腑（胆、胃、小肠、大肠、膀胱、三焦）、形体（筋、骨、肉、

脉、皮毛）、五官（目、耳、口、鼻、舌）、经络、气血津液精等所组成，其中每个组织器官虽有其各自独特的生理功能，但同时又是整体不可分割的一个组成部分。由于中医学强调以五脏为中心，于是就形成了一脏一腑一体一窍的五脏系统，进而建立了以心（心神）为主宰，以五脏为中心，通过经络、精气血津液等沟通联络五脏系统各部分所构成的整体协调统一的动态的五脏一体理论。黄政德认为结构的完整性为机能活动的统一奠定了基础，气、血、津液、精这些物质的运行和经络的沟通联系，使各脏腑组织器官之间密切配合，相互协调，共同完成人体各种机能活动。

形神合一：即精神与形体的统一性。“形”包括构成人体的脏腑、经络、官窍及精、气、血、津液等；“神”有广义和狭义之分。广义的神是指人体生命活动的外在表现；狭义的神是指人的精神意识思维活动。中医学强调“形与神俱”，两者相互依存，不可分离。形体是神之居处，精气血津液是化神、养神的物质基础，而神是形的生命体现，因此，形神合一是生命存在的保证。黄政德认为，精神情志活动是由五脏精气所产生，并由五脏共同主持，因而五脏与五神（神、魂、魄、意、志）、五志（喜、悲、怒、思、恐）构成一脏一神一志的密切联系。

（二）病理上注重整体分析

黄政德在诊疗实践中分析病理变化，十分注重从整体上来分析疾病发生、发展和变化规律。就发病而言，黄政德不仅注重致病邪气的性质和致病性，同时还十分重视邪气伤人之后，人体自身各种变化在疾病发生、发展变化中的作用，将“邪”与“正”、“内环境”（人体）与“外环境”（自然界）诸方面因素结合起来，动态地分析各种病理变化。而且，分析疾病的病理变化时，中医学既重视局部病变的特点和规律，更注意局部病变引起的整体性病理反应和局部病变与其他脏腑组织的关系，从整体上去分析和探讨病变的实质。如脾气虚弱病变，不仅可见脾气运化失职，气血生化不足所致的不思饮食，腹胀腹泻，神疲乏力，消瘦等，而且可因其水湿不运而易招致外湿入侵。同时，脾气虚弱病变的发展，还可影响心、肺、肝、肾诸脏，出现心脾两虚、脾肺气虚、肝脾不和、脾肾两虚等。

（三）诊断治疗上重视局部与整体的统一

黄政德认为，由外可以测内，即“有诸内者，必形诸外”。当内在脏腑发生病变时，通过经络等可反映于体表某些部位，可通过望、闻、切诊观察外部官窍、形体、色脉、舌象、音声等的变化，以判断内在脏腑的病变，分析病变的本质，即辨证，为确立治法、处方用药提供准确的依据。在疾病治疗上，黄政德不仅仅只考虑病变的局部，更关注从整体上进行调节。例如黄政德治疗脾病，不仅从治脾入手，更要考虑脾病可以影响心、肺、肝、肾、胃等，还要考虑这些脏腑可以影响脾的功能，因此黄政德在治疗脾病时或者疏肝理脾，或者健脾和胃，或者温肾养脾等。

第三节 差异性思维（因时、因地、因人制宜）

“人以天地之气生”，指人是自然界的产物，自然界天地阴阳之气的运动变化与人体是息息相通的，因此人的生理活动、病理变化必然受着诸如时令气候节律、地域环境等因素的影响。患者的性别、年龄、体质等个体差异，也对疾病的发生、发展与转归产生一定的影响。黄政德根植于心的差异性思维表现在治疗具体疾病时，必须根据这些不同因素做出分析，区别对待，从而制定出适宜的治疗方法，即所谓因时、因地和因人制宜。三因制宜也是治疗疾病必须遵循的一个基本原则。

一、因时制宜

黄政德认为人生活在自然界中，自然界所存在的一些规律性的变化，如昼夜交换、寒暑交替、四季转换规律等，直接影响着人体，导致人也产生了节律性的变化，正如《素问·脉要精微论》云：“万物之外，六合之内，天地之变，阴阳之应，彼春之暖，为夏之暑，彼秋之忿，为冬之怒，四变之动，脉与之上下，以春应中规，夏应中矩，秋应中衡，冬应中权。”表明四季阴阳变化使人体产生相应的节律，表现在脉象上则有春规、夏矩、秋衡、冬权。《素问·金匮真言论》亦云：“平旦至日中，天之阳，阳中之阳也；日中至黄昏，天之阳，阳中之阴也；合夜至鸡鸣，天之阴，阴中之阴也；鸡鸣至平旦，天之阴，阴中之阳也。故人亦应之。”说明地球上有昼夜阴阳消长变化的规律，故人亦应该有昼寤夜寐的节律变化。由于四时阴阳变化是万物生长收藏之本，人体生命活动的时间节律必顺应自然界这个规律，因此人体脏腑经脉、气血盛衰、阴阳消长等亦有节律可循。又如《素问》曰：“阴阳四时者，万物之终始也，死生之本也。逆之则灾害生，从之则苛疾不起，是谓得道。”“四时阴阳者，万物之根本也，所以圣人春夏养阳，秋冬养阴”，指出治疗疾病一定要遵循四时、时令的交替变化，以其为根本，不同的时令在治疗用药方面应具体考虑，方可奏效。《素问·厥论》曰：“春夏则阳气多而阴气少，秋冬则阴气盛而阳气衰”，说明人体阴阳的盛衰根据四时的变化呈现出相应的消长平衡。《素问》曰：“春气在经脉，夏气在孙络，长夏气在肌肉，秋气在皮肤，冬气在骨髓中”，说明人体气血运行随四时交替或浮或沉，在治疗用药上，应考虑顺应四时气候变化。

根据时令气候节律特点来制定适宜的治疗原则，称为“因时制宜”。黄政德理解因时制宜，一是指自然界的时令气候特点，二是指年、月、日的时间变化规律。《灵枢·岁露论》说：“人与天地相参也，与日月相应也。”因而年月季节、昼夜晨昏时间因素，既可影响自然界不同的气候特点和物候特点，同时对人体的生理活动与病理变化也带来一定影响。因此，黄政德在临床实践中非常重视在不同的天时气候及时间节律条件差异下的治疗宜忌。

以季节而言，由于季节间的气候变化幅度大，故对人的生理病理影响也大。黄政德教诲学生们，夏季炎热，机体当此阳盛之时腠理疏松开泄则易于汗出，即使冒受风寒致病，辛温发散之品亦不宜过用，以免伤津耗气或助热生变；至于寒季严寒，人体阴盛而阳气内敛，腠理致密，同是感受风寒邪气，则辛温发表之剂用之无碍；但此时若病热证，则当慎用寒凉之品以防损伤阳气。即如《素问·六元正纪大论》所说："用寒远寒，用凉远凉，用温远温，用热远热，食宜同法。"即用寒凉方药及食物时，当避其气候之寒凉；用温热方药及食物时当避其气候之温热。如暑多挟湿故在盛夏多注意清暑化湿；秋天干燥则宜轻宣润燥等。黄政德认为，四季气候不同，各季节的常见病、多发病的临床表现也各有其特点。如同为感冒，因夏季雨水多湿气盛，故感冒多兼湿邪，临床表现有肢体沉重，呕恶腹胀，苔厚而腻，治疗须兼以化湿；秋季雨水少燥气盛，故感冒多兼燥邪，临床表现有鼻干咽燥，干咳少痰，苔薄少津，治疗须兼以润燥。

以月令而言，《素问·八正神明论》说："月始生，则血气始精，卫气始行；月郭满则血气实，肌肉坚；月郭空，则肌肉减，经络虚，卫气去，形独居。"并据此而提出"月生无泻，月满无补，月郭空无治，是谓得时而调之"的治疗原则。即提示治疗疾病时须考虑每月的月相盈亏圆缺变化规律，这在针灸及妇科的月经病治疗中较为常用。

以昼夜而言，日夜阴阳之气比例不同，人亦应之。因而某些病证，如阴虚的午后潮热、湿温的身热不扬而午后加重、脾肾阳虚之五更泄泻等，也具有日夜的时相特征，亦当考虑在不同的时间实施治疗。针灸中的“子午流注针法”即是根据不同时辰而有取经的相对特异性，是择时治疗的最好体现。

二、因地制宜

我国很早就已认识到地理环境可以影响人体，如成书于春秋战国时的《大戴礼记·本命第八十》云：“坚土之人肥，虚土之人大，沙土之人细，息土之人美，耗土之人丑。”认为土质不同，人的体质有“肥、大、细、美、丑”的差异。《吕氏春秋·月令》曰：“轻水所多秃与瘿人”“重水所多尰与躄人”“甘水所多好与美人”“辛水所多疽与痤人”“苦水所多尪与伛人。”《管子·水地》亦有云：“夫齐之水，道躁而复，故其民贪粗而好勇；楚之水，淖弱而清，故其民轻果而贼；越之水，浊重而洎，故其民愚疾而垢；秦之水，最而稽，淤滞而杂，故其民贪戾罔而好事。”均提出地理不同则可导致地区的多发病。至于其原因，古人认为地理不同，发病病邪特性有别，《素问·阴阳应象大论》云：“东方生风”“南方生热”“西方生燥”“北方生寒”“中央生湿”等。不仅如此，古人进一步提出了地理不同，居民体质特点有异，会直接影响人的寿命，《素问·五常政大论》曰：“阴精所奉其人寿，阳精所降其人夭”“高者其气寿，下者其气夭。”

根据不同的地域环境特点，来制定适宜的治疗原则，称为

"因地制宜"。黄政德认为，不同的地域地势有高下、气候有寒热湿燥、水土性质各异。因而，在不同地域长期生活的人就具有不同的体质差异，加之其生活与工作环境、生活习惯与方式各不相同，使其生理活动与病理变化亦不尽相同，所以临床要综合考虑这些差异而因地制宜实施治疗。如我国东南一带气候温暖潮湿，机体腠理较疏松，阳气容易外泄，易感六淫邪气致病，且一般以风热居多，故常用桑叶、菊花、薄荷一类辛凉解表之剂；即使外感风寒也少用麻黄、桂枝等温性较大的解表药，而多用荆芥、防风等温性较小的药物，且分量宜轻。而西北地区气候寒燥，阳气内敛，机体腠理闭塞，若感邪则以风寒居多，常用麻黄、桂枝之类辛温解表剂，且分量也较重。也有一些疾病的发生与不同地域的地质水土状况密切相关，如地方性甲状腺肿、大骨节病、克山病等地方性疾病。因而治疗时就必须针对疾病发生在不同的地域背景而实施适宜的治疗方法与手段。

《黄帝内经》详细地论述了不同地域、地势与地理对人体生理、病理的影响，为因地制宜治则提供了理论依据。正如张志聪所云："治病之法，各有异同。五方之民，居处衣食，受病治疗，各有所宜。"《素问·异法方宜论》从东方、南方、西方、北方、中央五方不同地区、不同饮食习惯的人体质不同出发，提出在治疗上必须因地制宜，各有所异。因而总结出砭石、九针、毒药、灸焫、导引等不同的治疗方法，各有它所适宜的不同病情。黄政德认为一方水土养一方人，地区不同，物产不同，人们的饮食习惯亦有差异。不同地区的饮食习惯差异是导致地方多发病的原因。如果长期进食某种食物，容易使脏腑机能发生不同的功能紊乱，产生不同的病变，如《素问·异法方宜论》云："东方之域……其民食鱼而嗜咸……故其民皆黑色疏理，其病皆为痈疡"。居于东方者，多食鱼，偏嗜咸味，居民多热积于中，易外发疮疡痈疽。"西方者……其民陵居而多风，水土刚强，其民不衣而褐荐，其民华食而脂肥，故邪不能伤其形体，其病生于内"。居于西方者，食物多为酥酪膏肉之类，形体强壮，其病多由饮食不节、七情内伤等所致。"北方者……其民乐野处而乳食，脏寒生满病"。居于北方者，多食用牛羊乳等，因气候寒冷故人体多脏寒，发生胀满一类的疾病。"南方者……其民嗜酸而食腐，故其民皆致理而赤色，其病挛痹"。居于南方者，多食酸味或酵化过之物，其病多为筋脉拘挛、筋骨疼痛之类。"中央者……其民食杂而不劳，故其病多痿厥寒热"。居于中央地域者，食物品种繁杂，劳动较少，其病多为痿躄、厥逆、寒热之类。正是由于中医学因地制宜治疗思想的运用，才逐渐形成了我国因地域不同的众多学术流派，如岭南、新安医学流派等。

三、因人制宜

《医学源流论》（清·徐大椿）指出："天下有同此一病，而治此则效，治彼则不效，且不惟无效，而及有大害者，何也？则以病同人异也。"根据病人的年龄、性别、体质等不同特点，来制定适宜的治疗原则，称为“因人制宜”。黄政德认为中医学强调的“因人制宜”是个性化诊疗思想的反映，不同的患者有其不同的个体特点，应根据每个患者的年龄、性别、体质等不同的个体特点来制定适宜的治则。

（一）年龄

人体的脏腑生理功能和精气血津液盛衰，随着年龄变化而有所不同。年龄不同，则生理机能、病理反应各异。《黄帝内经》曰：“老者气血衰，气道涩，易于瘀滞。”“五十岁肝气始衰，肝叶始薄，胆汁始灭，目始不明。六十岁心气始衰，若忧悲，血气懈惰，故好卧。”说明人到中老年后，精血渐亏，气血虚衰，阴阳失调，脏腑功能渐退，不能正常濡养机体。年龄不同，虽同病同症但具体治法方药各有所异，《素问》曰：“年长则求之于腑，年少则求之于经，年壮则求之于脏”。说明老、少、壮年具有不同特点，在治疗疾病时应各有侧重。《本草纲目》曰：“凡人少长老，其气血有盛壮衰三等……故治法亦当分三等”。《温疫论》也说：“老年荣卫枯涩，几微之元气易耗而难复也……所以老年慎泻，少年慎补……当从权，勿以常论。”一般而言，小儿生机旺盛，但脏腑娇嫩，气血未充，发病则易寒易热，易虚易实，病情变化较快；青壮年则气血旺盛，脏腑充实，病发则由于邪正相争剧烈而多表现为实证；而老年人生机减退，气血日衰，脏腑机能衰减，病多表现为虚证，或虚中夹实。因此黄政德教诲学生们，治疗小儿疾病药量宜轻，疗程宜短，忌用峻剂；青壮年侧重于攻邪泻实，药量亦可稍重；

老年人多用补虚之法，或攻补兼施，用药量应比青壮年少，中病即止，以免损伤正气。

（二）性别

男女性别不同，生理病理有其特殊性，故黄政德在临床治疗用药时，常重视男女生理特点造成的疾病差异，从而给予相应的治疗。同时，还结合男女各自的生理特点，灵活掌握用药宜忌。如《素问·上古天真论》曰："女子……二七而天癸至，任脉通，太冲脉盛，月事以时下，故有子""丈夫……二八肾气盛，天癸至，精气溢泻，阴阳和，故能有子"，明确指出男女在生长发育、生殖衰老等方面有其各自特点。女性有经带胎产等生理现象，易于发生经带胎产诸疾。男性易患精室及性功能障碍等病症。对男女各自的易发病，当根据其生理特点，分别采用适宜方法治疗。在治疗女性患者时，应注意其所处时期，根据月经、妊娠、产育等特殊生理的不同时期对治法用药做出调整。如《灵枢》曰："今妇人之生，有余于气，不足于血，以其数脱血也"，说明妇女由于经、带、胎、产的生理特点，具有气有余而阴血不足的特征。如在月经期，用药不应有碍经血运行，一般忌过用寒凉或收涩，经净后血去脉虚，宜多补少泻。妊娠期应注意保护胎元，凡峻下、破血、滑利、走窜等伤胎或有毒药物，应禁用或慎用。产后大多气血亏虚，宜多补少泻，同时要结合恶露排出情况，若恶露未净，宜温补疏通，不宜用寒凉敛涩之剂，以免瘀留不去。《医学正传》曰："妇人宜调其血以耗其气，男子宜调其气以养其血"，说明男女在治疗疾病过程中各有侧重。现代研究表明，下肢动脉硬化闭塞症患者多为男性患者，男女发病比例约为 8 ：1。相关研究表明，与雌激素在一定程度上保护血管密切相关。

总体而言，黄政德认为，女子以肝为先天，生理上以血为本，病理上有经、带、胎、产、乳房、胞宫诸疾。月经期、妊娠期用药时当慎用或禁用峻下、破血、重坠、开窍、滑利、走窜及有毒药物；带下以祛湿为主；产后诸疾则应考虑是否有恶露不尽或气血亏虚，从而采用适宜的治法。男子以肾为先天，生理上则以精气为主，病理上精气易亏而有精室疾患及男性功能障碍等特有病证，如阳痿、阳强、早泄、遗精、滑精以及精液异常等，宜在调肾基础上结合具体病机而治。

（三）体质

体质是指人类个体在生命过程中，由遗传性和获得性因素所决定的表现在形态结构、生理机能和心理活动方面综合的相对稳定的特性。在生理上表现为机能、代谢以及对外界刺激反应等方面的个体差异，在病理上表现为对某些病因和疾病的易感性或易罹性，以及产生病变的类型与疾病传变转归中的某种倾向性。体质反映了机体自身生理范围内阴阳寒热的盛衰偏倾，这种偏倾性决定了个体的机能状态的不同，因而对外界刺激的反应性、亲和性、耐受性不同。黄政德认为，偏阳质者易感受风、暑、热之邪而耐寒。感受风邪易伤肺；感受暑热之邪易伤肺胃之津液及肝肾之阴气。偏阴质者易感受寒湿之邪而耐热，感受寒邪后亦易入里，常伤脾肾阳气；感受湿邪最易困遏脾阳，外湿引动内湿而为泄为肿等。小儿气血未充，稚阴稚阳之体，常易感受外邪或因饮食所伤而发病。正如清·吴德汉《医理辑要·锦囊觉后编》所说："要知易风为病者，表气素虚；易寒为病者，阳气素弱；易热为病者，阴气素衰；易伤食者，脾胃必亏；易劳伤者，中气必损。"脏腑组织有坚脆刚柔之别，个体对某些病因的易感性不同，因而不同体质的人发病情况也各不相同。《灵枢·五变》指出："五脏皆柔弱者，善病消瘅""小骨弱肉者，善病寒热""粗理而肉不坚者，善病痹。"黄政德在临床中发现，小儿脏腑娇嫩，体质未壮，易患咳喘、腹泄、食积等疾；年高之人，脏腑精气多虚，体质转弱，易患痰饮、咳喘、眩晕、心悸、消渴等病；肥人或痰湿内盛者，易患中风、眩晕；瘦人或阴虚之体，易罹肺痨、咳嗽诸疾；阳弱阴盛体质者易患肝郁气滞之证。脏气偏聚盈虚的改变，形成体内情感好发的潜在环境，使人对外界刺激的反应性增强，使情志症状的产生有一定的选择性和倾向性。如《素问·宣明五气》指出："精气并于心则喜，并于肺则悲，并于肝则忧，并于脾则畏，并于肾则恐。"

黄政德认为先天禀赋与后天生活环境的不同，使个体体质存在着差异，一方面不同体质有不同的病邪易感性；另一方面，患病之后，由于机体的体质差异与反应性不同，病证就有寒热虚实之别或"从化"的倾向，所以治法方药也应有所不同：如面色白而体胖，属阳虚体质者，感受寒湿阴邪，易从阴化寒化湿，当用附子、肉桂、干姜等大热之品以温阳祛寒或通阳利湿；

面色红而形瘦，属阴虚体质者，内火易动，若同感受寒湿阴邪，反易从阳化热伤阴，治宜清润之品。偏阳质者，多发实热证候，当慎用温热伤阴之剂；偏阴质者，多发实寒证候，当慎用寒凉伤阳之药；素体气虚者宜补气培元，忌耗散克伐；阴阳平和质者宜视病情权衡寒热补泻，忌妄攻蛮补；痰湿质者宜健脾芳化，忌阴柔滋补；湿热质者宜清热利湿，忌滋补厚味；瘀血质者，宜疏利气血，忌固涩收敛；体质强壮者，对药物耐受性强，剂量宜大，用药可峻猛；体质瘦弱者，对药物耐受性差，剂量宜小，药性宜平和。在养生食疗方面，体质偏阳者，进食宜凉而忌热；体质偏寒者，进食宜温而忌寒；形体肥胖者多痰湿，食宜清淡而忌肥甘；胃酸偏多者，则不宜酸咸食品；阴虚之体，饮食宜甘润生津之品，忌肥腻厚味、辛辣燥烈之品；阳虚之体宜多食温补之品等。

三因制宜的原则，体现了中医治疗上的整体观念以及辨证论治在应用中的原则性与灵活性，黄政德在临床诊疗过程中注重把疾病与天时气候、地域环境、患者个体诸因素等加以全面考虑，疗效确切。

第四节　跳跃性思维

一、辨证论治

辨证论治是中医学认识疾病和处理疾病的基本原则。黄政德在认识和处理疾病的过程中，既强调辨证论治，又讲究辨证与辨病相结合，在临床辨证过程中凸显了根植于心的跳跃性思维。

（一）病、证、症的区别与联系

病，即疾病，是致病邪气作用于人体，人体正气与之抗争而引起的机体阴阳失调、脏腑组织损伤、生理机能失常或心理活动障碍的一个完整的生命过程。在这一过程中，始终存在着损伤、障碍与修复、调节的矛盾斗争，亦即邪正斗争。疾病一般都有一定的发病原因及病理演变规律，有较固定的临床症状和体征，有诊断要点和与相似疾病的鉴别点。因此，疾病的这一概念反映了某一种疾病全过程的总体属性、特征和规律。如麻疹、水痘、感冒、肺痈、肠痈、痢疾、消渴等，皆属疾病的概念。

证，即证候，是疾病过程中某一阶段或某一类型的病理概括，一般由一组相对固定的、有内在联系的、能揭示疾病某一阶段或某一类型病变本质的症状和体征构成。证候是病机的外在反映；病机是证候的内在本质。由于病机的内涵中包括了病变的部位、原因、性质和邪正盛衰变化，故证候能够揭示病变的机理和发展趋势，中医学将其作为确定治法、处方遣药的依据。如风寒感冒、肝阳上亢、心血亏虚、心脉痹阻等，都属证候的概念。

证候反映疾病的阶段性本质，表明了证候的时相性特征。如肺痈（肺脓疡）在不同的病变阶段有不同的临床表现，出现不同的证候，当采用相应的方法治疗。证候反映疾病不同类型的本质，表明了证候的空间性特征。如感冒病分为风寒、风热、风燥、暑湿等几种类型，它们都可出现在疾病的同一阶段，一般不表示病变发展的时相性。临床辨证过程中，应充分考虑证候的时相性和空间性特征。

症，即症状和体征的总称，是疾病过程中表现出的个别、孤立的现象，可以是病人异常的主观感觉或行为表现，如恶寒发热、恶心呕吐、烦躁易怒等（称症状），也可以是医生检查病人时发现的异常征象，如舌苔、脉象等（称体征）。症是判断疾病、辨识证候的主要依据，但因其仅是疾病的个别现象，未必能完全反映疾病和证候的本质。同一个症状，可由不同的致病因素引起，其病理机制不尽相同，因此可见于不同的疾病和证候。孤立的症状或体征不能反映疾病或证候的本质，因而不能作为治疗的依据。

黄政德教诲学生，病、证、症三者既有区别又有联系：病与证，虽然都是对疾病本质的认识，但病的重点是全过程，而证的重点在现阶段。症状和体征是病和证的基本要素，疾病和证候都由症状和体征构成。有内在联系的症状和体征组合在一起即构成证候，反映疾病某一阶段或某一类型的病变本质；各阶段或类型的证候贯串并叠合起来，便是疾病的全过程。一种疾病由不同的证候组成，而同一证候又可见于不同的疾病过程中。

（二）辨证论治的思维过程

辨证论治，是运用中医学理论辨析有关疾病的资料以确立证候，论证其治则、治法、方药并付诸实施的思维和实践过程。

1. 辨证：是在认识疾病的过程中确立证候的思维和实践过程，即将四诊（望、闻、问、切）所收集的有关疾病的所有资料，包括症状和体征，运用中医学理论进行分析、综合，辨清疾病的原因、性质、部位及发展趋向，然后概括、判断为某种性质的证候的过程。由于证候是疾病过程中某一阶段或某一类型的病理概括，只能反映疾病某一阶段和某一类型的病变本质，故黄政德辨识证候时，会同时辨明疾病的病因、病位、病性及其发展变化趋向，即辨明疾病从发生到转归的总体病机。

辨病因：即利用病因理论分析疾病的症状和体征，推导出疾病发生的原因和机理，得出以病因命名的证候，为针对病因治疗提供依据。如病人出现恶寒发热、头痛身痛、无汗脉紧等表现，可判断为风寒邪气为患，证属风寒感冒。病因一旦辨出，证候随之确立，治疗也就针对病因处方遣药。黄政德认为，外感性疾病，辨析病因是辨证过程的首要的环节；但多数内伤性疾病，运用病因辨证的方法并不能找到直接的病因，只能根据疾病的临床表现推断其某阶段和某类型的病机特点以确定证候。如消渴病在其一定发展阶段可表现为肾阴亏虚的病机特点，临床就断定其为消渴病的肾阴亏虚证。

辨病位：即确定病证所在的部位。不同的致病因素侵袭人体不同的部位，引起不同的病证。黄政德认为，外在病邪多侵袭人体之表，然后由表入里；情志内伤、饮食不节、劳逸失度则易直接损伤脏腑精气，病变在里。辨明病变部位，既可推知致病邪气的属性，又可了解病情轻重及疾病传变趋向，对确立证候非常重要。如水肿病，若腰部以上水肿，或全身水肿而以头面、眼睑明显者，乃外感风邪所致，病属表，称为风水，治当发汗；若腰部以下水肿，以两腿为重而头面不肿者，多为脾肾机能失调所致，病属里，称为石水，治当利尿。病变部位不同，致病原因不同，因而证候有别，治疗也就不一样。

辨病性：即确定疾病的虚实寒热之性。疾病是邪气作用于人体，人体正气奋起抗邪而引起邪正相搏的结果。邪正之气的盛衰决定着病证的虚实，故《素问·通评虚实论》说："邪气盛则实，精气夺则虚"。然致病邪气有阴阳之分，人体正气也有阴阳之别。不同属性的病邪侵犯人体，人体相应的正气则与之抗争，导致不同类型的阴阳失调而出现寒热性病证，即所谓阳胜则热，阴胜则寒，阳虚则寒，阴虚则热。

辨病势：即辨明疾病的发展变化趋势及转归。疾病一般都有其一定的传变规律。《伤寒论》把外感热病分为六个病期，以六经表示其不同的病期和发展趋势，其传变规律可概括为：太阳→阳明→少阳→太阴→少阴→厥阴。温病学家们则用卫气营血和上中下三焦表示温热病和湿热病的传变规律。对内伤杂病的传变，《内经》是用五行的生克乘侮规律来表述的，现在趋向于以脏腑之间的相互关系和精气血津液之间的相互影响来表达。黄政德认为，掌握了疾病的传变规律，可以洞察疾病发展变化及转归全局，不仅对确立证候在疾病过程中所处的阶段和类型大有裨益，而且对病证的来龙去脉，即上下联系也随之明确，因而提高了辨证的准确性。另外，在辨析疾病传变时，黄政德常从整体观念出发，全方位考察，将自然和社会环境对人体的影响因素考虑在内。

辨明了疾病的原因、部位、性质及传变规律，则可认清疾病过程中某阶段或某类型的病机特点，从而对疾病、证候做出明确的诊断，为治疗提供依据。

2．论治，是在通过辨证思维得出证候诊断的基础上，确立相应的治疗原则和方法，选择适当的治疗手段和措施来处理疾病的思维和实践过程。黄政德临床论治过程一般分以下几个步骤：

因证立法：即依据已经辨明的疾病某阶段或某类型的证候，确立相应的治疗方法。证候是辨证的结果，也是论治的依据。只有确立了疾病某阶段或某类型的证候，才能针对该证候的性质确定具体的治疗方法。如辨明病属风寒表实证，当用辛温解表法；病属风热表实证，当用辛凉解表法。

随法选方：即据证立法之后，随治法选择相应的治疗手段或措施，并予以处方。治疗手段，包括药物疗法和非药物疗法。药物疗法又有内服法和外用法之分；非药物疗法内容很多，包括针灸、推拿等。处方，是在选定治疗手段的基础上，依据治法的要求，确定具体的治疗方案。如选用药物疗法，应开出符合治法要求的方剂及其药物组成，并注明每味药的用量、制作方法、服用时间及一次用量等。若选用针灸疗法，应开出符合治法要求的穴位配方以及针灸手法、刺激量、刺激时间等。在治疗同一证候时，可选用一种治疗手段，也可几种疗法联合应用。

据方施治：即按照处方，对治疗方法予以实施。治疗的实施一般应由医务人员执行，某些情况下可由医生指导病人自己执行。

黄政德认为，辨证与论治是诊治疾病过程中相互衔接不可分割的两个方面：辨证是认识疾病，确立证候；论治是依据辨证的结果，确立治法和处方遣药。辨证是论治的前提和依据，论治是辨证的延续，也是对辨证正确与否的检验。辨证正确，才能立法无讹，疗效自然显著。因此，辨证与论治是理论与实践相结合的体现，是理、法、方、药理论体系在临床上的具体应用，是指导中医临床诊治的基本原则。

（三）同病异治与异病同治

证候是疾病过程中某一阶段或某一类型的病理概括，具有时相性和空间性特征，因而一种病可能有多种证，一种证也可能存在于多种疾病中。黄政德在诊治疾病中，特别强调掌握同病异治和异病同治的原则。

同病异治，指同一种病，由于发病的时间、地域不同，或所处的疾病的阶段或类型不同，或病人的体质有异，故反映出的证候不同，因而治疗也就有异。如麻疹病在不同的疾病阶段有不同的证，故治疗麻疹病有初期解表透疹，中期清肺热，后期滋养肺阴胃阴等不同的治法。感冒病可因其病因病机和病人体质的不同而出现风寒、风热、风湿、风燥、气虚等不同的证候，因而有辛温解表、辛凉解表、辛润解表、益气解表等相应的治法。

异病同治，指几种不同的疾病，在其发展变化过程中出现了大致相同的病机，大致相同的证，故可用大致相同的治法和方药来治疗。如胃下垂、肾下垂、子宫脱垂、脱肛等不同的病变，在其发展变化过程中，可能出现大致相同的“中气下陷”的病理机制，表现为大致相同的证候，故皆可用补益中气的方法来治疗。

因此，黄政德诊治疾病的着眼点是对证候的辨析和因证候而治。证同则治同，证异则治异，体现了根植于心的跳跃性思维和辨证论治的精神实质。

（四）辨证与辨病相结合

辨证与辨病，都是认识疾病的思维过程。辨证是对证候的辨析，以确定证候为目的，从而根据证候来确立治法，据法处方以治疗疾病；辨病是对疾病的辨析，以确定疾病的诊断为目的，从而为治疗提供依据。黄政德认为，辨证与辨病都是以病人的临床表现为依据，区别在于辨证确立证候，辨病为确诊疾病。

中医学虽以“辨证论治”为诊疗特点，但临床上从来就存在着“辨病施治”的方法。特别是在中医学理论体系构建之初，证候的概念尚未从疾病中分化出来，就是以“病”作为辨析目标的，治疗也就依据病来施行。如《黄帝内经》13方基本上是以病作为治疗目的的；《神农本草经》《诸病源候论》等著作也多以具体疾病作为治疗目标，如“常山截疟”“黄连治痢”等。即便在近代，中医学在注重“辨证论治”的同时，也仍在运用辨病治疗思维。如对肺痨、肺痈、肠痈、湿疹、疟疾、麻疹、水痘、天花、蛔虫、绦虫病等的防治，主要是基于辨病的思维。因此黄政德在临床实践中，常综合运用辨病思维与辨证思维。辨病的过程实际上就是诊断疾病的过程，也就是通过四诊来采集有关病变的资料，并作相应的物理和生化方面的检查，然后分析综合所有有关疾病的材料，做出疾病诊断的思维和实践过程。疾病的诊断确定后，根据“病”来采用不同的方法进行治疗。某些病可用有特异性治疗作用的中药单方或复方治疗，如疟疾则可用常山治之，痢疾一般可用黄连、三颗针、马齿苋等治之，肠痈一般可用大黄牡丹汤治之等。但以一方一药治疗一种疾病，并非中医学治病方法的主流。黄政德教诲学生，在辨证思维过程中，以证候作为辨析目标反映了中医学诊治疾病的特色。但若只考虑证候的差异，即只考虑疾病的阶段性和类型性，不考虑疾病的全过程和全貌，要想认识疾病的某一阶段或某一类型的病变本质，有一定困难，辨证的准确率也不会高。反之，若只将疾病诊断清楚，而没有运用辨证思维辨出反映疾病阶段性和类型性本质的证候，也难以实施有效的治疗。

二、理法方药

中医学有数千年的历史，是中华民族在长期的生产与生活实践中认识生命、维护健康、战胜疾病的宝贵经验总结，是一个伟大的宝库。中医学在长期的医疗实践中积累了丰富的防治疾病的经验，并在此基础上形成了独特的理论体系。我国早在战国至两汉时期成书的《黄帝内经》《难经》《伤寒杂病论》《神农本草经》等医学专著是中医学理、法、方、药理论体系基本形成的标志。随着中医学理论框架的建立，治疗技术也得到相应的发展。在整体观念与辨证论治理论的指导下，中医学确立了一整套治疗思想和原则，如治病求本、三因制宜、正治反治、标本缓急、扶正祛邪及调整阴阳等。《黄帝内经》在治则和治法方面强调“治病必求于本”“治求期属”“谨察阴阳，以平为期”；在制方的基本结构方面，提出了“君、臣、佐、使”的组方理论，并对君药、臣药、佐使药的含义作了概括性的界定，提出：“主病之谓君，佐君之谓臣，应臣之谓使。”

下面，我们以眩晕为例，从理、法、方、药体系简要探讨黄政德根植于心的跳跃性思维在中医临证治疗中的应用。《素问·至真要大论》认为：“诸风掉眩，皆属于肝”；《灵枢·卫气》认为“上虚则眩”；《灵枢·海论》认为“脑为髓海”，而“髓海不足，则脑转耳鸣”；汉代张仲景认为痰饮是眩晕发病的原因之一，为后世“无痰不作眩”的论述提供了理论基础，并且用泽泻汤及小半夏加茯苓汤治疗眩晕。宋代以后，进一步丰富了对眩晕的认识。严用和《重订严氏济生方·眩晕门》中指出："所谓眩晕者，眼花屋转，起则眩倒是也，由此观之，六淫外感，七情内伤，皆能导致"；元代朱丹溪倡导痰火致眩学说，《丹溪心法·头眩》说："头眩，痰挟气虚并火，治痰为主，挟补气药及降火药。无痰不作眩，痰因火动，又有湿痰者，有火痰者。"明代张景岳在《景岳全书·眩晕》中说："头眩虽属上虚，然不能无涉于下。盖上虚者，阳中之阳虚也；下虚者，阴中之阳虚也。阳中之阳虚者，宜治其气，如四君子汤……归脾汤、补中益气汤……阴中之阳虚者，宜补其精，如……左归饮、右归饮、四物汤之类是也。然伐下者必枯其上，滋苗者必灌其根。所以凡治上虚者，犹当以兼补气血为最，如大补元煎、十全大补汤诸补阴补阳等剂，俱当酌宜用之。"徐春甫《古今医统·眩晕宜审三虚》认为："肥人眩晕，气虚有痰；瘦人眩晕，血虚有火；伤寒吐下后，必是阳虚。"龚廷贤《寿世保元·眩晕》集前贤之大成，对眩晕的病因、脉象都有详细论述，并分证论治眩晕，如半夏白术汤证（痰涎致眩）、补中益气汤证（劳役致眩）、清离滋饮汤证（虚火致眩）、十全大补汤证（气血两虚致眩）等。历代医家这些理论从不同角度阐发了眩晕的病因病机并指导着临床实践，黄政德深谙各家学说，他认为眩晕的发生，阴虚、血少、精亏可致，痰浊上蒙清窍亦可致，辨证当辨清虚实、脏腑。一般新病多实，久病多虚，体壮者多实，体弱者多虚，呕恶、面赤、头胀痛者多实，体倦乏力、耳鸣如蝉者多虚；发作期多实，缓解期多虚。病久常虚中夹实，虚实夹杂。眩晕病位虽在清窍，但与肝、脾、肾三脏功能失常关系密切。肝阴不足、肝郁化火，均可导致肝阳上亢，其眩晕兼见头胀痛，面潮红等症状。脾虚气血生化乏源，眩晕兼有纳呆，乏力，面色㿠白等；脾失健运，痰湿中阻，眩晕兼见纳呆，呕恶，头重，耳鸣等；肾精不足之眩晕，多兼腰酸腿软，耳鸣如蝉等。黄政德治疗眩晕主要是补虚泻实、调整阴阳。虚证以肾精亏虚、气血衰少居多，精虚者填精生髓，滋补肝肾；气血虚者宜益气养血，调补脾肾。实证则以潜阳、泻火、化痰、逐瘀为主要治法。根据辨证不同，黄政德常用天麻钩藤饮（肝阳上亢证）、八珍汤（气血亏虚证）、河车大造丸（肾精不足证）、半夏白术天麻汤（痰浊内蕴证）、通窍活血汤（瘀血阻窍证）等加减化裁。再如因痰致眩，以“痰”为主的眩晕，临床分型根据发病原因、痰的性质等，又可分为痰湿型、寒痰型、热痰型、痰瘀型。黄政德在治法上分别采取湿者燥之、寒者温之、热者清之、瘀者化之使痰祛眩晕愈。实证眩晕以“痰浊”为中心，黄政德将其分为风痰、痰热、痰湿、痰瘀及痰郁，治疗上常培土（调理脾胃）制水而化痰，同时不忘风、火、瘀、郁。黄政德认为，从痰饮论治眩晕可有痰热上扰、痰浊上蒙和痰饮内停等区别，方药常灵活选用柴芩温胆汤、半夏白术天麻汤、苓桂术甘汤化裁治疗；从治法上可有息风化痰、祛瘀化痰、健脾化痰、理气化痰及滋阴化痰法。另外黄政德临证时，每遇肝风挟痰上扰清窍，又常常考虑风痰兼气滞、兼血瘀、兼气血虚、风痰化热、兼肝火、兼阴虚、兼阳虚等不同证型。其他还有痰瘀互结，又可有气虚血瘀痰阻、气滞血瘀痰阻、痰瘀互阻等，治疗均有一定区别。

黄政德根植于心的跳跃性思维在具体方药的临床运用中还表现在遣方用药的随证加减上。黄政德在古方应用中根据病情的差异和变化进行药味增减变化，以适应变化了的病情需要。例如桂枝汤由桂枝、芍药、生姜、大枣、甘草五味药组成，具有解肌发表、调和营卫之功，主治外感风寒表虚证，见有头痛发热、汗出恶风、脉浮缓或浮弱、舌苔薄白等症。若在此证候基础上，兼有宿疾喘息，则加入厚朴以下气除满、杏仁降逆平喘（即桂枝加厚朴杏子汤）；若在桂枝汤证基础上，因风邪阻滞太阳经脉，以致津液不能敷布，经脉失去濡养，而见项背强几几者，则加葛根解肌舒筋（桂枝加葛根汤）；又如桂枝汤证因误下而兼见胸满，此时桂枝汤证仍在者，因方中芍药之酸收，不利于胸满，则减去芍药，以专于解肌散邪（桂枝去芍药汤）。

黄政德根植于心的跳跃性思维，在临床诊疗实践中体现在从中医的整体观念出发，通过“辨病为先，辨证为主”的临床诊治原则，表达出中医学辨证论治的诊治特色。黄政德临证治疗常运用辨病思维来确诊疾病，对某一病的病因、病变规律和转归预后有一个总体的认识；再运用辨证思维，根据该病当时的临床表现和检查结果来辨析其目前处于病变的哪一阶段或是哪一类型，从而确立其当时的“证候”，然后根据“证候”来确定治则治法和处方遣药。对某些难以确诊的病症，灵活发挥辨证思维的优势，依据病人的临床表现，辨出证候，随证施治。

第二章
重生命质量的治法治则

中医治疗原则的主导思想是治病求本，其指的是在治疗疾病时，必须辨析疾病本质，并针对本质进行治疗。在治病求本的思想指导下，中医治则包括很多，黄政德尤其重视正治反治、平衡阴阳、协调脏腑等。

第一节 正治与反治

临床上大多数病证的本质与所表现的现象是一致的，但有些病证，其本质与所表现的现象却不尽一致，出现假象。正治与反治就是在治病求本思想指导下，针对病证有无假象而制定的两种治疗原则。

一、正治

正治是指逆证候性质及其临床现象而治的一种治疗原

则，又称“逆治”，即采用与证候性质相反的方药进行治疗，适用于疾病的征象与其本质相一致的病证。如，热证见热象、寒证见寒象等。由于疾病的性质有寒、热、虚、实之别，所以正治法有寒者热之，热者寒之，虚则补之，实则泻之等。《素问·至真要大论》中“坚者削之，客者除之，劳者温之，结者散之，留者攻之，燥者濡之，急者缓之，散者收之，损者温之，逸者行之，惊者平之……”亦属于正治法的范畴。

（一）寒者热之，热者寒之

寒者热之，寒证表现出寒象，用温热性质的方药治疗，即以热药治疗寒证。如用辛温解表方药治疗表寒证，用辛热温里方药治疗里寒证。热者寒之，热证表现出热象，用寒凉性质的方药治疗，即以寒药治热证。如用辛凉解表方药治疗表热证，用苦寒清热方药治疗里热证。

内科疾病常表现出寒热错杂的症状，若单用辛温之药则有助热化燥之弊，纯用苦寒之药又易耗伤患者正气。黄政德通过长期的临床实践，擅长将辛温或辛热药物与苦寒或苦辛寒凉药物合用，以辛开苦降，寒热并用，在内科杂病中往往能达到很好的治疗效果。

（二）虚则补之，实则泻之

虚则补之，指用补益方药或具有补益功效的措施而治疗虚性病证的治法。如用温阳方药治疗阳虚证，用滋阴方药治疗阴虚证，用益气方药治疗气虚证，用补血方药治疗血虚证等。实则泻之，指用攻伐方药或具有攻伐功效的措施而治疗实性病证的治法。如食滞用消食导滞方药，水饮蓄积用逐水方药，血瘀证当活血化瘀，湿热证当清热利湿等。然而邪正消长盛衰不仅可以产生比较单纯的虚或实的病理变化，气血津液是相互依托的，任何一个方面的不足或有余，都会影响到其他方面。

《灵枢·经脉》篇云："盛则泻之，虚则补之，热则疾之，寒则留之，陷下则灸之，不盛不虚，以经取之。"不论实热或虚寒等证，皆当辨经论治。正如《素问·异法方宜论》所指出："故圣人杂合以治，各得其所宜。"黄政德治疗胃脘痛时运用"热者寒之"法、"寒者热之"法进行治疗，取效明显。寒热并用体现了"以和为贵""脾健贵在运"的思想，正如尤怡所说："土具冲和之德，而为生物之本。冲和者，不燥不湿，不冷不热，乃能化生万物，是以湿土宜燥，燥土宜润，使归于平和"。既考虑了湿热之邪，又兼顾了中焦脾胃升降之枢纽，从而脾升胃降，寒热并用，能恢复脾胃阴阳之平衡。

二、反治

反治，指顺从病证的外在假象而治的治疗原则，又称为"从治"，即采用的方药性质与病证中假象的性质相同，适用于疾病的征象与其本质不完全一致的病证。由于这类情况较少见，故反治的应用相对也较少。究其实质，反治用药虽然是顺从病证的假象，却是与病证本质相反，故仍然是在治病求本思想指导下针对疾病的本质而进行的治疗。正由于表象与本质不一致，顺从病证的表现则逆其本质，故反治法亦为治病求本精神的贯彻运用,其中又包含着知常达变的观念。

（一）热因热用

热因热用即以热治热，是指用热性方药来治疗具有假热征象的病证，适用于阴盛格阳的真寒假热证。如格阳证中，由于阴寒充塞于内,逼迫阳气浮越于外,故可见身反不恶寒，面赤如妆等假热之象，但由于阴寒内盛是病本，故同时也见下利清谷，四肢厥逆，脉微欲绝，舌淡苔白等真寒的表现。因此，虽然治疗假热，但实则仍为用温热方药以治其本。

《伤寒论》317条："少阴病，下利清谷，里寒外热，手足厥逆，脉微欲绝，身反不恶寒，其人面色赤，或腹痛，或干呕，或咽痛，或利止脉不出者，通脉四逆汤主之。"利用回阳救逆的姜附剂，治疗身热而赤之阴盛格阳证，即用温热的通脉四逆汤顺从表热之象而逆其阴寒之本。又如气虚发热之证，因脾胃气弱虚损，水谷精气当升不升，反流于下焦，"清气不升，浊气下流"，化为阴火，阴火上扰而发热，治用甘温之补中益气汤，升发脾阳，升举下陷精气，即甘温除热法，亦属于热因热用的范畴。

（二）寒因寒用

寒因寒用即以寒治寒，是指用寒性药物来治疗具有假寒征象的病证，适用于阳盛格阴的真热假寒证。如热厥证中，由于里热盛极，阳气郁阻于内，不能外达于肢体起温煦作用，并格阴于外而见手足厥冷，脉沉伏之假寒之象。细究之，患者手足虽冷，但躯干部却壮热而欲掀衣揭被，或见恶热、烦渴饮冷、小便短赤、舌红绛、苔黄等里真热的征象。这是阳热内盛，深伏于里所致。外在寒象是假，里热盛极才是病之本质，故须用寒凉药清其里热。

《伤寒论》350 条：“伤寒，脉滑而厥者，里有热，白虎汤主之”，利用辛寒之剂白虎汤，治疗表象手足厥冷实则里大热之证，即用寒凉的白虎汤顺从表寒之象而逆其里热之本。

（三）塞因塞用

塞因塞用即以补开塞，是指用补益药物来治疗具有闭塞不通症状的虚证，适用于因体质虚弱，脏腑精气功能减退而出现闭塞症状的真虚假实证。如血虚而致经闭者，由于血液化源不足，故当补益气血而充其源，则无须用通药而经自来。又如肾阳虚衰，推动蒸化无力而致的尿少癃闭，当温补肾阳，温煦推动尿液的生成和排泄，则小便自然通利。再如脾气虚弱，出现纳呆、脘腹胀满、大便不畅时，是因为脾气虚衰无力运化所致，当采用健脾益气的方药治疗，使其恢复正常的运化及气机升降，则症状自减。因此，以补开塞，主要是针对病证虚损不足的本质而治。

《伤寒论》273 条：“太阴之为病，腹满而吐，食不下，自利益甚，时腹自痛”，利用补益温中之剂理中汤，治疗表象腹满实则里虚之证。又如精气不足，冲任亏损的闭经，治当填补下元，滋养肝肾，养血益气以调其经。另如小便不利，或由于肺气不足，通调无权；或由于中气下陷，清气不升，浊阴不降；或由于肾阳亏虚，命门火衰，膀胱气化无权等，治疗当分别予以补益肺气，复其通调水道之权；或补益中气，使脾气升运；或温补肾阳，化气行水。以上数种，亦属塞因塞用之例。

黄政德临床运用补中益气汤相当灵活，对于脾胃虚弱、脾阳不升、脾虚湿盛等病症，病人但见后天脾虚不运化水谷精微，气血不充脏腑，见脘腹胀满，疲劳乏力，食少纳呆，自汗，舌淡有齿印，脉弱的病人，却见舌苔薄黄，情绪急，手心发热等症状，可用补中益气汤加减。

（四）通因通用

通因通用即以通治通，是指用通利的药物来治疗具有通泻症状的实证，适用于因实邪内阻出现通泄症状的真实假虚证。一般情况下，对泄泻、崩漏、尿频等症，多用止泻、固冲、缩尿等法。但这些泄泻症状出现在实性病证中，则当以通治通。如食滞内停，阻滞胃肠，致腹痛泄泻，泻下物臭如败卵时，不仅不能止泄，相反应消食导滞攻下，推荡积滞，使食积去而泄自止。又如瘀血内阻，血不循经所致的崩漏，如用止血药、则瘀阻更甚而难循其经，出血难止，此时当活血化瘀，瘀去则血自归经而出血自止。再如湿热下注而致的淋证，见尿频、尿急、尿痛等症，以利尿通淋而清利湿热，则症状自消。这些都是针对邪实的本质而治。

《伤寒论》321条：“少阴病，自利清水，色纯青，心下必痛，口干燥者，急下之，宜大承气汤”，利用攻下之剂大承气汤，治疗表象下利实则热结旁流之证。又如湿热蕴结大肠之下痢，虽日下十数行，治疗仍不宜止涩，当清热通肠，调气行血。芍药汤治疗早期痢疾，药选大黄，大黄苦寒沉降，合芩连则清热燥湿之功著，合归、芍则活血行气之力彰，其泻下通腑作用可通导湿热积滞从大便而去，体现“通因通用”之法。

正治与反治相同之处，都是针对疾病的本质而治，故同属于治病求本的范畴；其不同之处在于：正治适用于病变本质与其外在表现一致的病证，而反治则适用于病变本质与临床征象不完全一致的病证。

黄政德强调“正治与反治”的提出便于临证时警惕并且识别假象，抓住本质辨证，正确施治。除了上文提及的主要治则外，又如：气血郁结或痰浊、邪气内结等，用消散法，如用半夏厚朴汤治疗梅核气。病邪留滞而不去的，如痰饮、蓄血、停食、便秘等，用攻逐攻下法，如用抵当汤治瘀血等。津液亏乏，内外干燥一类病证，用滋润生津等濡润之法，如用清燥救肺汤治燥咳。筋脉拘急痉挛一类的疾病，用舒缓法，如用芍药甘草汤治脚挛急。精气耗散，不能约束之病，如自汗、盗汗等，用收敛法，如用牡蛎散止汗。虚损怯弱之病，用温养补益法，以“少火生气”，如用人参养荣丸治精气虚证等。气血停滞，肢体痿废，用行气活血之法，如用补阳还五汤治疗半身不遂之类。惊悸不安类病证，用镇静安神之法，如用朱砂安神丸治失眠怔忡。病邪在上者，使之上越，用涌吐法，如瓜蒂散。病邪在下者，使之下出，用导下攻下之法，如五苓散利小便、承气汤下实邪之类。

《素问·至真要大论》所谓的“逆者正治，从者反治”。

论曰："逆者正治，从者反治，从少从多，观其事也。"张介宾注曰："以寒治热，以热治寒，逆其病者，谓之正治。以寒治寒，以热治热，从其病者，谓之反治。"在错综复杂的疾病过程中，多数的疾病临床表现与其本质是一致的，但有疾病的本质与临床征象不完全一致，出现了正治和反治的不同。因此，黄政德认为确定治疗原则就不应受其相对假象的影响，要始终抓住治病求本的原则。

第二节　平衡阴阳

阴阳学说贯穿于中医学的各个方面，广泛用来说明人体的组织结构、生理功能、病理变化等。人体是一个有机整体，组成人体的所有脏腑经络形体组织，既是有机联系的，又都可以根据其所在部位、功能特点划分为相互对立的阴阳两部分。故《素问·宝命全形论》说："人生有形，不离阴阳。"

对于人体的生理活动，无论是生命活动的整体还是就其各个部分，都可以用阴阳来概括说明。人体的整体生命活动，是由各脏腑经络、形体官窍各司其职，协调一致来完成的，而脏腑经络的功能是由贮藏和运行于其中的精与气为基础的。精藏于脏腑之中，主内守而属阴，气由精所化，运行于全身而属阳。精与气的相互资生、相互促进，维持了脏腑、经络形体官窍的功能活动稳定有序。人体之气，以其不同的功能作用而分为阴气与阳气：阴气主凉润、宁静、抑制、沉降；阳气主温煦、推动、兴奋、升发。正是由于人体内阴阳二气的升降出入、交感相错，才能推动和调控着人体内物质与物质、物质与能量之间的相互转化，推动和调控着人体的生命进程。同时又是由于体内阴阳二气的对立制约、互根互用和消长转化维系着协调平衡的状态，人体的生命活动才能有序进行，各种生理功能才能得到稳定发挥。若人体内的阴阳二气不能相互为用而分离，人的生命活动也就终止了。故《素问·生气通天论》说："阴平阳秘，精神乃治；阴阳离决，精气乃绝。"

人体的生长壮老已的生命过程，也由人体内阴阳二气的对立互根关系来维系着。人的上半生以阳气的推动、兴奋作用为主导，而阴气随阳气的增长而增长（阳生阴长），以与阳气相协调，支持和调控阳气的作用，维持人体的生长发育有序稳定。下半生则以阴气的宁静、抑制作用为主导，而阳气随阴气的减少而减少（阳杀阴藏），以与阴气相协调，防止过度亢奋，使人体平稳度过更年期和老年阶段。

《素问·阴阳应象大论》说："年四十而阴气自半也，起居衰矣。"人过40岁以后，既有阴气偏少而宁静、抑制作用减弱，又有阳气偏虚而推动、兴奋作用衰退，常见"昼不精，夜不寐"，既有动作和思维迟缓，又见焦躁易怒。在临床上常见于更年期综合征，女性出现月经量减少、忽冷忽热、口干、烦躁、自汗盗汗、失眠等症状，男性常见疲劳乏力、精力下降等，都属于"阴气自半"的范畴，但只要保养好阴气与阳气，维持阴阳二气的协调，自能平稳度过后半生。

《素问·生气通天论》："阴者藏精而起极也，阳者卫外而为固也。"极同亟，即紧急，急切之义，起亟即起而应付紧急或急切的需要。人在其生命活动过程中，由于随时都要面临各种复杂的内外环境，随时都有可能遭遇突然变化的情况，要使机体能在这一复杂的内外环境变化中立于不败，就必须有某种随时以适应这些变化的微调控系统。藏精而起亟，则明确指出了这种起亟的功能是通过"精"的特异作用完成的。因此，这里的精有其特殊涵义，而非泛指一般阴精。卫阳则防御外邪、温养全身和调控腠理，作为人体固护肌表、避免外邪侵入的防线。

疾病的发生，就其本质而言，均是机体的阴阳之间失去相对的平衡协调，而出现阴或阳的偏盛、偏衰的结果。调整阴阳，即指纠正疾病过程中机体阴阳的偏盛偏衰，损其有余，补其不足，促使其恢复人体阴阳的相对平衡。如《素问·至真要大论》："谨察阴阳所在而调之，以平为期。"

一、损其有余

损其有余的治法主要是针对阴阳偏盛的实证。"实者泻之"是针对邪正盛邪病机的治疗原则，不完全等于阴阳偏盛的"损有其余"。如对"阳胜则热"的实热证，根据阴阳对立制约原理，宜用寒凉药物以泻其偏盛之阳热，此即用"热者寒之"的方法治疗。若在阳偏盛的同时，由于"阳胜则阴病"，导致阴气亏虚，此时不宜单纯地清其阳热，而须兼顾阴气的不足，即清热的同时，配以滋阴之品。故在调理阳偏盛时，当配合以益阴之法。对“阴胜则寒”的实寒证，宜用温热药物以消解其偏盛之阴寒，此即用“寒者热之”的方法治疗。若在阴偏盛的同时，由于“阴胜则阳病”，导致阳气不足，此时不宜单纯地温散其寒，还须兼顾阳气不足，即在散寒的同时，配以扶阳之品，故在调理阴偏盛时，当配以扶阳之法。

二、补其不足

补其不足，对于阴阳偏衰所引起的病证，当补其不足。

（一）阴阳互制之调整阴阳

如阴虚不足以制阳，而致阳气相对偏盛的虚热证（“阴虚则热”），采用“阳病治阴”（《素问·阴阳应象大论》），滋阴以制阳亢。即唐代的王冰所谓的“壮水之主，以制阳光”（《素问·至真要大论》注语）。“阳病”指的是阴虚导致阳气相对偏亢，治阴即补阴之意。又如阳虚不足以制阴，而致阴气相对偏盛的虚寒证（“阳虚则寒”），采用“阴病治阳”（《素问·阴阳应象大论》），补阳以制阴。即王冰所谓“益火之源，以消阴翳”（《素问·至真要大论》注语）。“阴病”指的是阳虚导致阴气相对偏盛，治阳即补阳之意。

（二）阴阳互济之调整阴阳

对于阴阳偏衰的病证，施以补法时，还必须根据阴阳互济的原理，治疗阴虚证时，在滋阴剂中适当佐以补阳药；治疗阳虚证时，在助阳剂中，适当佐以滋阴药，此即张景岳所谓“此又阴阳相济之妙用也。故善补阳者，必于阴中求阳，则阳得阴助而生化无穷；善补阴者，必于阳中求阴，则阴得阳升而泉源不竭”（《景岳全书·新方八阵》）。阴阳互生互济，不但能增强疗效，同时亦能限制单纯补阳或补阴时药物的偏性及副作用。如肾阴虚衰而相火上僭的虚热证，可用滋阴降火的知柏地黄丸少佐温热药性的肉桂以阳中求阴，引火归元，即是其例。

（三）阴阳互补

对阴阳两虚则可采用阴阳并补之法治疗。但需分清主次而用，阳损及阴者，以阳虚为主，则应在补阳的基础上辅以滋阴之品；阴损及阳者，以阴虚为主，则应在滋阴的基础上辅以补阳之品。应当指出，阴阳互济之调补和阴阳并补两法，虽然用药上都是滋阴、补阳并用，但主次分寸不同，且适应的证候有别。

（四）回阳救阴

此法适用于阴阳亡失者。亡阳者，当回阳以固脱；亡阴者，当救阴以固脱。由于亡阳与亡阴二者均为极危重证候，皆属气脱病机，故治疗时都要施以峻剂补气固脱，常用人参等药。此外，对于阴阳格拒所致寒热真假病证的治疗，则以反治治之。阳盛格阴所致的真热假寒证，其本质是实热证，治宜清泻阳热，即寒因寒用；阴盛格阳所致的真寒假热证，本质是寒盛阳虚，治宜温阳散寒，即热因热用。回阳救逆常用姜附剂，治疗身热而赤之阴盛格阳证，即用温热的通脉四逆汤顺从表热之象而逆其阴寒之本。汗出而厥，四肢拘急不解，脉微欲绝者，是真阴真阳大虚欲脱之危象，还需加苦寒之胆汁，既防寒邪拒药，又引虚阳复归于阴中，亦是反佐之妙用。

总之，运用阴阳学说以指导治疗原则的确定，其最终目的在于选择有针对性的调整阴阳之措施，以使阴阳失调的异常情况复归于协调平衡的正常状态。

第三节 协调脏腑

脏腑是人体生命活动的中心。脏腑之间在生理上相互联系，在病理上相互影响。所以在出现脏腑病变时，不能单纯地只考虑某一个脏腑，还要注意协调脏腑之间的关系。这也是中医“整体观念”的体现。

一、心与肺

心与肺的关系，主要表现在心主血与肺主气、心主行血与肺主呼吸之间的关系。心主一身之血，肺主一身之气，两者相互协调，保证气血的正常运行，维持机体各脏腑组织的新陈代谢。一方面，心主血脉，而肺朝百脉，助心行血，也是血液正常运行的必要条件。另一方面，肺司呼吸机能的正常发挥也有赖于心主血脉，故又有“呼出心与肺”（《难经·四难》）之说。由于宗气具有贯心脉行血气，走息道行呼吸的生理机能，从而加强了血液运行与呼吸之间的联系，成为连接心肺的中心环节。临床上，肺气虚或肺失宣降，均可影响心主血脉，导致血液运行涩滞，出现胸闷、心悸甚则唇青、舌紫等血瘀症状。若心气不足，心阳不振，瘀阻心脉，也会影响肺气宣降，从而出现咳嗽、气促等病理现象。

【百合病首责心与肺】

黄政德对百合病的治疗也体现在协调脏腑原则上。正因心与肺的关系主要表现为气血关系，而人的情志又与气血相关。故百合病是因为长期的情志不遂而暗耗阴血，使机体阴血不足，尤其心血不足，出现心主神志功能异常。百合病的病位主要在心、肺。心主血脉。“百合病者，百脉一宗，悉致其病也。”百脉指全身血脉，故一宗指心。《素问·痿论》篇说：“心主身之血脉”，心为全身之大主，是以血脉为物质基础，血行脉中，并以血脉网络全身，沟通表里，维系阴阳。肺又朝百脉、主治节，助心行血，协调治理全身气、血、津液的运行。

此外，心主神志。在病因上，凡“情志所伤，虽五脏各有所属，然求其所由，则无不从心而发”。心在生理上，“主明则下安”；在病理上，“主不明则十二官危”。若心血不足，必然影响心主神志的生理功能，出现“欲卧不能卧，欲行不能行”“如寒无寒，如热无热”“如有神灵者，身形如和”等。吴谦谓：“百脉通于心，脉病则心病”“或平素多思不断，情志不遂，或偶触惊疑，卒临景遇，因而形神俱病”。

二、心与脾

心与脾的关系，首先表现在血液生成与运行上的相互为用、相互协同。血液生成依赖脾主运化，脾为气血生化之源、水谷精微经脾转输心肺，贯注于心脉而化赤为血。心主血脉，心血养脾以维持其运化机能。病理上，若脾失健运，化源不足，可导致血虚而心失所养。而劳神思虑过度，不仅暗耗心血，又可损伤脾气，形成心脾两虚证。临床常见眩晕、心悸、失眠、多梦、腹胀、食少、体倦乏力、精神萎靡、面色无华等症，治之以补养心脾的归脾汤之类。其次，血液在脉中正常运行，既有赖于心气的推动，又依靠脾气的统摄。心主行血与脾主统血相反相成、协调平衡，维持着血液的正常运行。临床上，若心气不足，行血无力；或脾气虚损，统摄无权，均可导致血行失常，或见气虚血瘀，或见气不摄血的出血。

【胸痹正治当责心与脾】

黄政德多年临床实践，认为胸痹病虽病位在心，但又当责之心与脾。《金匮要略》“……阳微阴弦，即胸痹而痛……今阳虚知在上焦，所以胸痹、心痛者，以其阴弦故也。” 《圣济总录》：“论曰九种心痛，曰虫，曰注，曰风，曰悸，曰食，曰饮，曰冷，曰热，曰去，来者是也，治病必求其本。今九种心痛，其名虽异，而治疗各有其法。盖正气和调，则邪不能入，若或虚弱，外邪乘之，则种种皆能致疾。善医者惟明攻邪以扶正，则九种之痛，其治一也，延龄至宝论曰，鬼击之气，须以牛黄麝香，或气满相攻，则生嚼桃仁，若此之类，又当随宜治之。理固然矣。”可见心痛与脾胃、饮食密切相关。脾胃损伤则使其运化水液及水谷精微之职失常，一方面导致气血津液生化乏源气血不足而致中气衰弱，中气虚衰则心气亦不足，心气虚则无力推动血运，致血脉迟滞不畅；另一方面，脾运化水液失职，则痰湿内生，湿浊弥漫，上蒙胸阳而致胸阳不振，胸闷乃作，闭塞心之血脉则疼痛乃生。

本病多属本虚标实，气虚，痰浊水饮痹阻经脉的心阳不足、痰湿内蕴证；日久迁延不愈、阴损及阳、阳损及阴的气阴两虚，痰热内扰证。心脾两虚痰湿内阻常见心悸，胸闷，气短乏力，面色淡黄或萎黄，精神疲倦，头晕多梦，失眠健忘或有自汗，胸闷头晕，恶心纳呆，四肢困重。下肢微肿，大便溏而不爽，舌质淡红苔白而厚腻。脉缓或结或代。心阳不足、痰湿内蕴常见心悸，乏力，气短，胸闷，面色白而少华，形寒肢冷，自汗，舌质淡紫苔白滑，脉沉细或结或代。气阴两虚，痰热内扰，常见心悸，乏力，气短，胸闷，纳呆食少，自汗盗汗，烦闷失眠，手足心热，两颧潮红，舌质红苔黄厚，脉滑数或结或代。

气虚血瘀是冠心病心肌梗死的重要病因病机，《金匮要略》所提到的“阳微阴弦”正是对本虚标实典型病机的高度概括，阳微指的是胸阳不振，也泛指各个脏器的亏虚，最常见仍是气虚证候，气虚则阳气卫外功能不足，邪气容易入内；气虚则脾胃运化不足，阳气不得以升；气虚则肾气不足，命门之火受损，阳气不得以生。所以说，气虚是“阳微”的常见表现。阴弦指的是实邪痹阻心脉引起血管堵塞，目前最常见的致病因素主要是瘀血内停导致心脉闭塞，因此真心痛的发病根本原因仍是阳微阴弦，而气虚血瘀是其病因病机重要的表现形式。在叶天士的《临证指南医案》中提到血瘀证所引起的疾病变化的病因，或者是从外感邪气、情志失调，还有就是跌打损伤等外因引起经脉络脉受损，或者是由于疾病缠绵不愈，最终导致瘀血加重，而耗伤络脉。把络病分虚实论治，本质上也表明了气虚血瘀是胸痹心痛的重要病因病机。故胸痹当责心与脾，益气活血是为正治。

三、心与肝

心与肝的关系，主要表现在行血与藏血以及精神情志调节两个方面。首先，血液运行方面，心主行血，肝主藏血，二者相互配合，共同维持血液的正常运行。所以说："肝藏血，心行之"（王冰注《素问·五藏生成》）。心气充沛，心血充盈，则血行正常，肝有所藏；肝藏血充足，疏泄正常，有效进行血量调节，也有利于心行血机能的正常发挥。心血与肝血，基本上概括了全身之血液。相应地，全身血液亏虚也主要表现为心血虚、肝血虚以及心肝血虚证。此外，心血瘀阻可累及肝，肝血瘀阻亦可累及心，最终导致心肝血瘀的病理变化。精神情志方面，心藏神，主宰精神、意识、思维及情志活动。肝主疏泄，调畅气机，调节情志。二脏相互为用，共同维持正常的精神情志活动。心气充沛，心神健旺，有助于肝气疏泄，情志调畅；肝气疏泄正常，情志舒畅，亦有利于心神内守。病理上，心神不安与肝气郁结，心火亢盛与肝火亢逆，常可并存或相互引动。前者可出现以精神恍惚、情绪抑郁为主的病证；后者则出现以心烦失眠，急躁易怒为主的病证。

【胸痹可责心与肝】

黄政德认为胸痹心痛也可责心与肝。在胸痹心痛的发病过程中，情志不遂、过于劳累、饮食过饱、气候变化，常是本病的诱发因素。然在这四种病因中，情志因素居首位。临床实践中观察胸痹心痛患者，大多是因情志不遂而诱发或加重。正如《杂病源流犀烛·心病源流》中所云："七情之由作心痛"。此类患者在临床表现上除具有胸闷、胸痛的典型征候外，同时常兼见心痛卒然发生，缓解亦迅速，心痛乍轻乍重，时痛时止，窜痛不定等肝风内动之表现，以及心痛向两肋及肩背放射、善太息、心烦易怒、口干口苦、眩晕耳鸣、心悸惊惕、夜寐不安、嗳气呃逆、恶心呕吐、脉弦等肝郁气滞、肝火犯胃、肝阴不足、肝阳上亢、少阳瘀阻之证候。

四、肝与脾

肝与脾的关系，主要表现在疏泄与运化的相互为用、藏血与统血的相互协调关系。其一，饮食物消化方面：肝主疏泄，调畅气机，协调脾胃升降，并疏利胆汁于肠道，促进脾胃运化机能；脾气健运，水谷精微充足，气血生化有源，肝得以濡养而使肝气冲和条达，有利于疏泄机能的发挥。病理上，肝失疏泄，气机郁滞，易致脾失健运，形成精神抑郁，胸闷太息，纳呆腹胀，肠鸣泄泻等肝脾不调之证。脾失健运，也可影响肝失疏泄，导致土壅木郁之证。或因脾虚生湿化热，湿热郁蒸肝胆，胆热液泄，则可形成黄疸。血液运行方面，肝主藏血，调节血量；脾为气血生化之源，统摄血液。脾气健运，生血有源，统血有权，使肝有所藏；肝血充足，疏泄正常，血量得以有效调节，且能防止出血。肝脾相互协作，共同维持血液的正常运行。病理上，脾气虚弱，则血液生化无源而血虚；或统摄无权而出血，均可导致肝血不足。此外，肝不藏血也与脾不统血同时并见，临床称为藏统失司。

【结肠炎可责肝与脾】

中医古籍中没有“结肠炎”病名，其类似于“肠痹”“大肠胀”“泄泻”“痢疾”“肠澼”等。《灵枢·胀论》：“大肠胀者，肠鸣而痛濯濯，冬日重感于寒，则飧泄不化”；《圣济总录·诸痹门》：“《内经》曰，肠痹者，数饮而出不得……夫大肠者，传导之官，其所以传导者，皆冲和之气。今风寒湿三气乘虚客于肠间，则邪留而和气闭矣”；《临证指南医案》：“食进脘中难下，大便气塞不爽，肠中收痛，此为肠痹。”用轻苦微辛法治疗肠痹；《四圣心源》载：“痢家肝脾湿陷，脂血郁腐，法当燥湿疏木。”

黄政德结合临床，分析其病因大致为：正气虚弱、五志过极、饮食不洁等因素导致人体肠道的阴阳失和。其病机当责湿邪阻滞气机，大肠传导失司。反复发作，患者常有大便时结时溏，解之不爽，夹有黏液，腹胀腹痛，苔腻等症。直接病位在大肠，表象病机在湿邪为患。其次是多脏紊乱、阴阳失和。脾虚则泄泻，腑气不通则便秘，且多伴有肝气不舒、寒热错杂等症。治宜调理脏腑，平调阴阳。其正治当以治肝脾为先，一则理（补）脾气。《临证指南医案》：“食进脘中难下，大便气塞不爽，肠中收痛，此为肠痹。”大肠属胃家，与脾胃升降密切相关。脾气宜升则健，脾气虚则泄泻。二则舒（疏）肝气。《金匮要略》有训在先：“见肝之病，知肝传脾，当先实脾”。反之，见脾之病，知由肝传之。又“肝气逆则一身之气皆逆”，肝失疏泄，肠腑气逆，故浊气内滞，解之不爽。且病人多烦躁、脉弦为佐证。三则通腑气。宜承气辈，直达病所。调气又当审木郁、土郁。伤于木者，佐六磨、四逆；伤于土者，佐承气、四君。此外有伤于血者，加丹参、地榆，稍引入血分。如是，阴阳气血，燮理之方，在于反掌。至于治寒热，当记湿为阴邪，损伤阳气；湿气久郁化热。可用黄连清热配合吴茱萸温中，可在此基础上，寒温并用，以平为期。治湿则宜酌用多法治湿，如：黄连燥湿，茯苓渗湿，防风胜湿。正治肝脾的五行内涵无外乎“木旺乘土”和“土虚木乘”两大方面。黄政德认为肠痹病“木旺乘土”，重视从肝论治，疏肝健脾；“土虚木乘”要治本则在“培土、松土、施肥”。木可疏不可伐，伐之如伤生生之气，“肝欲散，急食辛以散之”。

五、肺与肝

肺与肝的关系，主要体现在人体气机升降的调节方面。“肝生于左，肺藏于右”（《素问·刺禁论》）是对肝肺气机升降特点的概括。肝气从左升发，肺气由右肃降。肝气以升发为宜，肺气以肃降为顺。肝升肺降，一升一降，升降协调，对全身气机的调畅，气血的调和，起着重要的调节作用，古人称为“龙虎回环”。肺气充足，肃降正常，有利于肝气的升发；肝气疏泄，升发条达，有利于肺气的肃降。可见肝升与肃降，既相互制约，又相互为用。病理上，肝郁化火，肝火上炎，肝升太过，可致肺失肃降，而出现咳嗽、胸痛、咯血等肝火犯肺证，阴阳学说称“左升太过，右降不及”，五行学说称“木火刑金”或“木旺侮金”。反之，肺失清肃，燥热内盛，也可以伤及肝阴，致肝阳亢逆，而出现头痛、易怒、胁肋胀痛等肺病及肝之候。

【结肠炎亦可责肺与肝】

黄政德认为临证遇到肝胃不和之肠痹，常可用疏肝和胃，左金制木之法治疗，每获良效。《灵枢·经脉》记载“肝足厥阴之脉……抵少腹，挟胃，属肝，络胆……其支者，复从肝，别贯膈，上注肺。”足厥阴肝经与手太阴肺经首尾相接，交于肺中，而肺与大肠相表里，这说明足厥阴肝经、手太阴肺与大肠在经络上相互关联。左升右降，对维持大肠的生理功能至关重要。《临证指南医案》曰：“但人身气机，合乎天地自然，肺气从右而降，肝气由左而升，肺病主降日迟，肝横司升日速。”肝木升于左，肺金降于右，肝气升发有利于肺气的宣降；肺气宣降有利于肝气的升发。营卫通达，气血周流，无不与肝之疏泄条达、肺之宣发肃降有关。

六、心与肾

心与肾的关系，主要表现为“心肾相交”，包括了水火既济、精神互用、君相安位等内容。水火既济方面，心居上属阳，在五行属火；肾居下属水，在五行属水。心火（阳）须下降于肾，使肾水不寒；肾水（阴）须上济于心，使心火不亢。肾无心火之温煦则水寒，心无肾阴之滋润则火炽。心与肾水火升降互济，维持了两脏之间生理机能的协调平衡。肾阴上济依赖肾阳的鼓动，心火下降依赖心阴的凉润。肾阴在肾阳的鼓动作用下化为肾气以上升济心，心火在心阴的凉润作用下化为心气以下行助肾。如《慎斋遗书》说：“心肾相交，全凭升降。而心气之降，由于肾气之升；肾气之升，又因心气之降。”《吴医汇讲》说：“水不升为病者，调肾之阳，阳气足，水气随之而升；火不降为病者，滋心之阴，阴气足，火气随之而降。则知水本阳，火本阴，坎中阳能升，离中阴能降故也。”精神互用方面，心藏神，肾藏精。精能化气生神，为气、神之基；神能统精驭气，为精、气之主。故积精可以全神，神全可以统驭精气。如《类证治裁·内景综要》说：“神生于气，气生于精，精化气，气化神。”《类经·摄生类》说：“虽神由精气而生，然所以统驭精气而运用之主者，则又在吾心之神。”君相安位方面，心为君火，肾为相火（命火）。君火在上，如日照当空，为一身之主宰；相火在下，为神明之臣辅。命火秘藏，禀命守位，则心阳充足；心阳充盛，则相火潜藏守位。君火相火，各安其位，则心肾上下相交济。心与肾之间水火、阴阳、精神的动态平衡失调，称为

"心肾不交"。主要表现为水不济火，肾阳虚于下而心火亢于上的阴虚火旺；或肾阳虚与心阳虚互为因果的心肾阳虚、水湿泛滥；或肾精与心神失调的精亏神逸的病理变化。

七、肝与肾

肝与肾的关系，主要表现在"肝肾同源"，又称"乙癸同源"（以天干配五行，肝属乙木，肾属癸水，故称）。包括精血同源、藏泄互用以及阴阳互资互制等内容。精血同源方面：肝藏血，肾藏精，精血同源于水谷精微，且能相互转化资生，故曰"精血同源"。《张氏医通》说："气不耗，归精于肾而为精；精不泄，归精于肝而化清血。"肾精肝血，荣则俱荣，损则俱损。病理上，肝血不足与肾精亏虚多可相互影响，以致出现头昏目眩、耳聋耳鸣、腰膝酸软等肝肾精血两亏之证。藏泄互用方面：肝主疏泄，肾主封藏，二者之间存在着相互制约、相互为用的关系。肝气疏泄可促使肾气开合有度，肾气闭藏可防肝气疏泄太过。疏泄与封藏相反相成，从而调节女子的月经来潮、排卵和男子的排精机能。病理上，肝肾藏泄失调，女子可见月经失调，月经量多或闭经，以及排卵障碍；男子可见阳痿、遗精、滑精或阳强不泄等症。阴阳互滋互制方面：肝肾阴阳之间存在着相互滋养和相互制约的联系。肾阴与肾阳为五脏阴阳之本，肾阴滋养肝阴，共同制约肝阳，则肝阳不亢。肾阳资助肝阳，共同温煦肝脉，可防肝脉塞滞。肝肾阴阳之间互制互用维持了肝肾之间的协调平衡。病理上，肾阴不足可累及肝阴；肝肾阴虚，阴不制阳，水不涵木，又易致肝阳上亢，可见眩晕、中风等。肾阳虚衰可累及肝阳；肝肾阳虚，阳不制阴，阴寒内盛，可见下焦虚寒，肝脉寒滞，出现少腹冷痛，阳痿精冷，宫寒不孕等。临床上常用“滋水涵木法”，即通过滋肾阴以养肝阴的治法，治疗肾阴亏损而肝阴不足，甚或肝阳上亢之证。

八、脾与肾

脾与肾的关系，主要表现在先天后天相互资生与津液代谢方面。先天后天相互资生方面：脾主运化，化生气血，为后天之本；肾主藏精，是生命之本源，为先天之本。脾主运化，是脾气及脾阴脾阳协同作用的结果，但有赖于肾气及肾阴肾阳的资助和调节；肾藏精及其化生的元气，亦赖脾运化的水谷精微的不断充养和培育。后天与先天，相互资生，相互促进。先天温养激发后天，后天补充培育先天。病理上，肾精不足与脾精不充，脾气虚弱与肾气虚亏，脾阳虚损与命门火衰等，常可相互影响，互为因果。两脏精虚多出现生长发育迟缓或未老先衰；两脏气虚多表现为腹胀便溏，或二便失禁，或虚喘乏力；脾肾阳虚多出现畏寒腹痛、腰膝僵冷、五更泄泻、完谷不化等虚寒性病证。津液代谢方面：脾运化水饮机能，须赖肾气蒸化及肾阳的温煦推动。肾主水，又赖脾气及脾阳的协助，即所谓“土能制水”。脾肾两脏相互协同，共同主司津液代谢的协调平衡。病理上，脾失健运，水湿内生，可发展至肾虚水泛；而肾虚气化失司、水湿内蕴也可影响脾的运化机能，最终均可导致尿少浮肿、腹胀便溏、畏寒肢冷等脾肾两虚，水湿内停之证。临床上常用“益火补土法”，即温肾阳以补脾阳的治法，治疗肾阳衰微而致脾阳不振之证。

九、肺与肾

肺与肾的关系，主要表现在津液代谢、呼吸运动及阴阳互资三个方面。津液代谢：肺主行水，为水之上源；肾为水脏而主水。肺气宣发，将津液向上向外布散；肺气肃降，将津液向下输送至肾，并将代谢后的浊液下输膀胱。而肺主行水的机能，又有赖于肾气及肾阴肾阳的促进与调节。二者协同维持着机体津液的正常输布与排泄。病理上，肺肾机能失调可致津液代谢障碍出现水肿，正如《素问·水热穴论》所说：“其本在肾，其末在肺，皆积水也。”呼吸运动：肺司呼吸，肾主纳气。呼吸运动由肺所主，亦需肾纳气机能的协助。肺气肃降，吸入清气并向下运行；肾气摄纳，将吸入的清气下纳于肾，以维持呼吸的深度。故云“肺为气之主，肾为气之根”（《景岳全书·杂证谟》）。病理上，肺气久虚、肃降失司与肾气不足、摄纳无权，往往互相影响，以致出现气短喘促，呼吸表浅，呼多吸少等肾不纳气的病理变化。阴阳互资：肺金为肾水之母，肺阴充足，下输于肾，使肾阴充盈；肾阴为诸阴之本，肾阴充盛，上滋于肺，使肺阴充足。肺阴不足与肾阴不足，既可同时并见，亦可互为因果，最终导致肺肾阴虚的内热之候。肾阳为诸阳之本，能资助肺阳，推动津液输布，则痰饮不生，咳喘不作。

老年久病痰饮喘咳，多属肺肾阳虚。张元素提出“滋其化源”，强调脏腑论治的重要性，其认为热燥于肺，肺阴亏竭，此时清肺除燥，则化源得复而水自生。此外，金为火制，火实则伤肺阴，又金水相生，肾水不足，故泻火实即补水之不足，此乃滋其化源之法。张元素在临床上也多用此法，如其善用黄芩泻肺火，以补膀胱之寒水不足，效如桴鼓。这也体现了该学说与脏腑辨证理论间的交融，对后世医家发挥阐释，以专题研究脏腑理论起到基础性作用。

十、脾与胃

脾与胃通过经脉的相互属络构成了表里关系。脾与胃同为气血生化之源，后天之本。脾与胃的关系，主要包括水谷纳运协调、气机升降相因、阴阳燥湿相济等，体现在生理联系和病理影响两方面。水谷纳运协调：胃主受纳、腐熟水谷，为脾主运化提供前提；脾主运化，消化水谷，转输精微，满足胃继续受纳的需要。两者密切合作，纳运协调，维持着饮食物的不断受纳、消化以及精微的不断吸收与转输过程。故《诸病源候论·脾胃诸病候》说：“脾胃二气相为表里，胃受谷而脾磨之，二气平调，则谷化而能食。”《景岳全书·脾胃》说：“胃司受纳，脾主运化，一运一纳，化生精气。”若脾失健运，可导致胃纳不振；而胃气失和，也可导致脾运失常；最终均可出现纳少脘痞、腹胀泄泻等脾胃纳运失调之证。气机升降相因：脾胃居于中焦，脾气主升而胃气主降，相反而相成。脾气升则肾气、肝气皆升，胃气降则心气、肺气皆降，故为脏腑气机上下升降的枢纽。脾气上升，将运化吸收的水谷精微向上输布，有助于胃气之通降；胃气通降，将受纳之水谷、食糜及食物残渣通降下行，也有助于脾气之升运。脾胃之气升降相因，既保证了饮食纳运的正常进行，又维护着内脏位置的相对恒定。病理上，若脾虚气陷，可导致胃失和降而上逆；而胃失和降，亦可影响脾气升运机能。两者均可产生脘腹坠胀、头晕目眩、泄泻不止、呕吐呃逆，或内脏下垂等候。即所谓“清气在下，则生飧泄，浊气在上，则生䐜胀”（《素问·阴阳应象大论》）。肝主疏泄，食气入胃，全赖肝木气以疏泄而水谷乃化，故叶天士云：“肝为起病之源，胃为传病之所”，“肝木肆横，胃土必伤”，尤其要重视左金丸提示的左金制木法，正如何梦瑶之《医碥》所说“木疏土而脾滞以行”“肝得金之敛降，则木无疏散之虑”。阴阳燥湿相济：脾为阴脏，主运化水饮，喜燥而恶湿；胃为阳腑，主通降下行，喜润而恶燥。故《临证指南医案·卷二》说：“太阴湿土，得阳始运，阳明燥土，得阴自安。以脾喜刚燥，胃喜柔润故也。”脾易生湿，得胃阳以制之，使脾不至于湿；胃易生燥，得脾阴以制之，使胃不至于燥。脾胃阴阳燥湿相济，是保证两者纳运、升降协调的必要条件。病理上，如湿困脾运，可导致胃纳不振；胃阴不足，亦可影响脾运机能；脾湿则其气不升，胃燥则其气不降，可见中满痞胀、排便异常等症。

【慢性咳嗽重视上下宣通、协调脏腑】

《灵枢·经脉》篇中云：“是主肺所生病者，咳，上气，喘渴，……为此诸病，盛则泻之，虚则补之，……”外感六淫，内伤脏腑，或导致肺脏气化失常，或导致肺脏经络气血运行紊乱，或导致肺脏气血凝滞不行，或导致肺气耗伤，其宣降功能失常，上逆而成咳嗽病。《黄帝内经》中关于咳嗽的论述，提出了“此皆聚于胃，关于肺”的论点。这是对于咳嗽病因病机的高度概括，明确了咳嗽的发生主于肺，但其机理不外乎外感六淫邪气犯肺和脏腑功能失调伤肺，进而导致肺气宣降失常，上冲咽喉致咳。

肺气主宣发与肃降的生理功能之间，是相互依存、相互制约的，二者相互协调，共同完成肺脏的各种生理功能。肺脏宣降功能失调是肺脏病理变化的基础。咳嗽主于肺，肺气失于宣降，则上逆而为咳嗽。首先，肺气宣降功能的正常，需要以脾胃提供足够的精微物质濡养为基础。其次，肺为气之主，脾胃为气机升降的枢纽，肺气宣降功能的正常运行，需要以脾胃斡旋气机的功能正常为依托。还有，肺气肃降与肝气升发所形成的龙虎回环，也是肺气宣降正常的必要条件。最后，肺脏在经络走行上，通过经脉、络脉及其连属部分与全身的脏腑器官形成一个相互联系的网络。任何一个部分偏离正常的生理状态时，均可通过传变，进而引起肺气的宣降功能失常，导致咳嗽的发生。这是《内经》从人体本身是一个统一的有机整体出发来论述咳嗽时的具体体现。这种从藏象理论出发，架构咳嗽理论的思维，是中医学“整体观念”思想的一个方面。

黄政德常用加味三拗汤治疗咳嗽，方中麻黄辛温，宣肺平喘、散寒通滞，临床用量常在6 ~ 10g，无论小儿成人都可加减使用。制约麻黄性味的药常配伍川贝母清热化痰止咳，用量同样须10g左右，杏仁降气止咳平喘，配伍甘草调和诸药，全方祛风解表，止咳平喘，配伍川贝母使得药性偏于平和，可用于风寒、风热及肺热咳嗽等症，与麻黄杏仁石膏汤方义相似。而慢性咳嗽日久，或痰饮水湿蓄积，或肝火犯肺，气机不畅，易郁而化热之势，配伍蝉蜕有“火郁发之”之意，蝉蜕既有疏散风热，利咽开音，又可治疗内外风邪致病，虫类药有走散轻清宣发之性，又可透解郁热，作为辅佐药不可或缺，符合肺“主宣发”的生理特性。这里也可以说明，临床治咳往往不单单治寒或热，而是调节阴阳，寒热共调。

第四节 调节气血

气属阳，无形而善动，主司温煦、推动作用；血属阴，有形而多静，具有营养、滋润等功效。两者均源于脾胃化生的水谷精微和肾中精气，生理上相互为用、互相资生，共同维系着人体生命活动。气与血的关系，通常概括为“气为血之帅，血为气之母”。

一、气为血之帅

（一）气能生血

气能生血是指气参与并促进血液的生成。具体表现在两个方面：一是营气能够化生血液，是血液生成的主要物质基础；二是从饮食物转化为水谷精微，水谷精微化生营气，营气和津液变化成红色的血液，以及肾精化血，包括津液这一血中液态成分的化生等，均离不开脾胃心肺肾等脏腑之气的气化作用。故气化作用是血液生成的动力。在临床治疗血虚时，常配合补气药，是取补气以生血之意。

（二）气能行血

气能行血是指气是推动血液在脉中循行的动力。具体来说，心气可以促进和加强心脏搏动而推动血行；肺气宣降敷布，助心行血；肝气调畅气机，气行则血行。因此血液必须依赖于气的推动方能运行不息，流布全身。若气虚推动无力或气机阻滞不畅，均可以导致血行迟缓而形成瘀血。若气行逆乱，又可以引起血随气逆。所以在临床上治疗血行失常，常配以行气、降气、升气的药。

（三）气能摄血

气能摄血是指其具有统摄血液在脉中运行，防止其溢出脉外的功能。这主要与脾气统摄血液的功能有关，是气的固摄作用的具体体现。如果脾气虚而固摄作用减弱，可出现多种出血病证。治疗时，常用补气摄血的方法。

二、血为气之母

（一）血能载气

血能载气是指血液是气的载体，气依附于血而运行，可防止其行散不收。由于气的活力极强、运动迅速，极易行而不止，散而不聚，所以必须依附于有形的血，才能正常地流通。临床上大出血的病人，往往气随之而脱，形成气随血脱证。

（二）血能养气

血能养气是指血液可以充养气，使气保持旺盛。各脏腑组织生理功能的维持，均依赖各脏腑组织之气推动、温煦、气化等作用的发挥，而这些均要耗气。血液循环流布于周身，能够不断地为气提供营养物质，使其持续地得到补充，保持充足调和，以维持生理活动。同时，与气生成有关的肺脾肾等脏，也需要得到血液的营养，方能维持气化功能正常。

气的失常主要包括两个方面，一是气的生成不足或耗损太多，导致气虚；二是气机失调，气的升降出入运动失常，主要表现为气滞、气逆、气陷、气闭、气脱。治疗时主要原则包括气虚则补、气滞则疏、气陷则升、气逆则降、气脱则固和气闭则开。血的失常也包括两个方面，一是血液生成不足或耗损太多引起血虚；二是血的运行失常，主要表现为血液运行迟滞导致血虚或血液妄行，溢出脉外而出血等。治疗时主要原则包括血虚则补、血脱则固、血瘀则行、血寒则温、血热则凉、出血则止等。气血失常，常有气滞血瘀、气虚血瘀、气不摄血、气血两虚、气随血脱等。调理气血时主要原则包括理气活血化瘀、益气活血化瘀、补气摄血、气血双补、益气固脱等。气血关系失调，常常表现为气血同病，应调整两者之间的关系，从而使气血关系恢复正常状态。气病治血，治气不治血，非其治也。气虚宜“精中求气”，气郁宜兼顾其耗阴血滞，气逆宜求于气血冲和，这是治疗气病的重要原则。血病治气，“气血俱要，而补气在补血之先，阴阳并需，而养阳在滋阴之上”（《医宗必读·水火阴阳论》）。治血必治气，气机调畅，血病始能痊愈。黄政德认为人之生以气血为本，人之病无不伤及气血。所以“治病之要诀，在明白气血”。“有因气病而及血者，先治其气；因血病而及气者，先治其血”（《医宗必读·辨治大法论》）。黄政德强调临证时应综观全局，调理阴阳，调和气血，则其病自愈。

第五节　调和营卫

一、营气与卫气

（一）营气

营气又名“荣气”，是运行于脉中，富有营养作用的气。营气可化生血液，是血液生成的主要物质，故常“营血”并称。营气和卫气相对而言，营气属阴，卫气属阳，故又称“营阴”。营气主要来自饮食，是由脾胃运化吸收的水谷精微中精纯柔和、富有营养的部分组成的。营气化生于脾胃，水谷之精气是生成营气的物质基础。营气入于血脉之中，循行上下，内则五脏六腑，外达皮肉肢节，周而复始，营周不休。营气的主要功能是化生血液和营养周身。营气富含营养成分，与津液相合，可化生为血液，所以营气是生成血液的主要物质基础。血液运行于全身，将营气输布于各脏腑经络等组织器官，发挥营养，维持其正常的生理功能。故《灵枢·邪客》曰："营气者，泌其津液，注之于脉，化以为血，以荣四末，内注五脏六腑。"营气充沛则机体得养；若营气亏虚，化生血液不足，可致血虚，可见面色不华、头晕目眩、舌淡、脉细等症。

（二）卫气

卫气是运行于脉外，具有保卫机体作用的气。卫气与营气相对而言，属性为阳，故又称"卫阳"。卫气的生成也主要来自饮食，由水谷精微中慓疾滑利部分所化生。因其性慓疾滑利，活动力强，流动迅速，故《素问·痹论》称："卫者，水谷之悍气也。"由于卫气具有很强的活力，故可不受脉道的约束，循行于脉外，布散于全身，外而皮肤腠理，但多以体表之布散而显其功。卫气的主要功能包括以下三个方面。一是护卫肌腠，防御外邪入侵。皮肤腠理是机体抗御外邪的重要屏障，肺气宣发卫气于体表，使肌腠固密，增强抵御外邪的能力。二是温养肌肉、皮毛及脏腑。卫气是产热的来源，其流布于体表乃至周身，对肌肉、皮毛和脏腑发挥着温养作用，使肌肉充实，皮肤润泽，脏腑功能正常发挥。三是调节腠理开合，控制汗液排泄，维持体温恒定。卫气布散于肌表，可以调节腠理汗孔开合，控制汗液的排泄，从而维持人体相对恒定的体温。若卫气虚则易感外邪，亦可致腠理开合失司，汗液排泄失常，而见自汗、多汗、恶风等症。

营气和卫气都来源于脾胃运化的水谷精微,但同源而异流，在阴阳属性、组成成分、分布及主要功能上都有一定区别。营气来源于水谷精微中的精纯柔和部分，属阴，行于脉中，化生血液以营养周身；卫气来源于水谷精微中的慓悍滑疾部分，属阳，行于脉外，能温养肌表、护卫人体、调控汗液排泄。具体来说,其“清者”,即水谷精微中最清纯、最精华的部分为营气，由于其性质清柔，故能行于血脉之中，其“气从太阴出，注予阳明”,依次循十二经脉、督、任,“下注肺中,复出太阴”(《灵枢·营气篇》)。一昼一夜五十周次，营周不休，并能“泌其津液,注之于脉,化以为血,以荣四末,内注五脏六腑”(《灵枢·邪客篇》)。而“浊者”，即水谷精微中刚悍的部分为卫气，《内经》中又称为“人气”“阳气”，由于其为“水谷之悍气也，其气慓疾滑利，不能入于脉也”（《素问·痹论篇》）。故在外能“行于四末、分肉、皮肤之间而不休”（《灵枢·邪客篇》，在脏腑能“熏于肓膜，散于胸腹”《素问·痹论篇》）。而且卫气在人体的循行具有一定的规律，“昼日行于阳二十五周，夜行于阴二十五周，周于五藏”（《灵枢·卫气行篇》），即白天行于体表，夜晚则行于内脏，与营气相合，共助五脏之精，以涵养五脏之神，神安则能寐。卫气这种有规律的行阳入阴，与自然界阳气的昼夜变化相一致，正如《素问·生气通天论》

所言："故阳气者，一日而主外，平旦人气生，日中而阳气隆，日西而阳气已虚，气门乃闭"，从而保证了人体正常的作息机制，即"气至阳而起，至阴而止"（《灵枢·营卫生会篇》），在生理上表现为白昼目张而寤，体表温热，机能旺盛，防御外邪能力亦较强，而夜晚则脏腑安和，目瞑而寐。

营卫虽然运行途径不同，但其"阴阳相随，外内相贯"（《灵枢·卫气篇》），"五十而复大会"，所以营卫的相互协调是保证卫气发挥正常生理功能的前提条件，"营卫之行，不失其常，故昼精而夜瞑"（《灵枢·营卫生会篇》）。因此，营气和卫气必须相互配合，协调互济，才能发挥各自正常的生理功能。

二、调和营卫

调和营卫是纠正营卫失和、解除风邪的方法。风邪自表而入，可引起营卫失和，其表现为头痛发热、汗出恶风、鼻鸣干呕、脉浮弱、苔白滑、口不渴等症。使用桂枝汤，可以纠正这种营卫失和的状态。方中主药桂枝解肌祛风，使风邪从卫外泄；辅药芍药敛阴和营，佐以生姜、大枣，协助桂枝、芍药调和营卫；甘草调和诸药。全力合成调和营卫的作用，以解除风邪。一般是指表证自汗的病理而言。表证自汗有两种情况：一是"卫弱营强"。因卫外的阳气虚弱，失去外固的能力，汗液自行溢出，临床表现为身不发热而时自汗出。一是"卫强营弱"，因阳气郁于肌表，内迫营阴而汗自出，临床表现为时发热而自汗，不发热则无汗。强与弱只是相对的。

黄政德临证用桂枝汤调和营卫收效甚好。桂枝汤是《伤寒论》的代表方之一，仲景方约 200 余首，其中用桂枝汤加减变化而出者，计有 28 方，约占 1/7。此方不仅用于外感风寒表虚证，且大量用于临床各科之无表证者。本方既是解表剂，又是和里剂，古代医家列桂枝汤为和剂祖方，称誉此方为仲景“群方之冠”。黄政德的临床实践也证明，桂枝汤功用既能调和营卫，又能燮理阴阳，与麻黄汤之专于发表，及三承气汤之专于攻里者不同。正因为它具有解表和里的功效，因此，可用于营卫失调、营卫不足及阴阳失调所导致的许多病症。

第三章 与时俱进的辨病与辨证相结合

黄政德结合长期临床实践认为，中医学中的“症”“证”“病”，三者既有联系又有区别，概念各不相同。“症”又称症状，是病人主观感觉到的异常感觉（症状）或某些病态改变和能被觉察到的客观表现（体征）。“证”又称证候，是中医学的特有概念，是中医学认识和治疗疾病的核心，反映的是疾病的本质，主要揭示病变当前的主要矛盾，其本质是对疾病处于某一阶段的各种临床表现，结合环境等因素进行分析、归纳和综合，从而对疾病发展阶段中的病因、病位、病性、病机、病势及邪正斗争强弱等方面情况的病理概括。“病”又称疾病，是在病因的作用下，机体邪正交争，阴阳失调，出现具有一定发展规律的演变过程，具体表现出若干特定的症状和各阶段的相应证候。其本质是对疾病全过程特点与发生、发展、变化规律的概括，体现疾病全过程的根本矛盾。

“病”与“证”的确定，都是以症状和体征为依据的，“证”将症状与疾病联系起来，揭示了症与病之间的内在联系。临床上，一病可以出现多证，一证可见于多病，即所谓“同病异证”“异病同证”。中医临床诊断包括证候诊断和疾病诊断两部分，既要辨病，又要辨证，必须掌握好病与证的关系。黄政德认为，“辨证”是分析、辨认疾病的证候，以脏腑、经络、病因、病机等基本理论为依据，通过对望、闻、问、切所获得的一系列症状，进行综合分析，辨明其病变部位、性质和邪正盛衰，从而全面又具体地判断疾病在一定阶段的特殊性质和主要矛盾并做出诊断的过程。“辨病”就是在中医理论指导下，根据疾病的主要表现和特征，综合分析四诊收集的临床资料，按照辨证所得，与多种相类似的疾病进行鉴别比较，把类似的疾病排除，从而确定疾病并对该疾病的特点和规律进行整体判断的思维过程。辨病也是确定疾病名的过程，病名代表着该具体病种的本质及特征。由于证的诊断较难体现疾病发生发展的演变规律，因而疾病诊断不能由证名代替；同时，由于中西医学的理论体系、文化背景等存在较大差异，因此也不能用西医病名代替中医病名。

审症—辨病—辨证，是一个诊断疾病不断深化的过程。黄政德认为，中医治病更注重的是证的异同，其次才是病的异同，证同治亦同，证异治亦异。临床中必须坚持辨证与辨病相结合的诊治思路，给以符合病情、切中病机的恰当病名和证名，才能使诊断更加全面、准确且高度概括，从而实现治疗的针对性，同病异治，异病同治。

第一节　认识发病的基本规律

中医认为，机体与外部环境之间，机体各组织结构之间，机体内部各种功能活动之间，都处于和谐、协调、“阴阳匀平”的平衡状态，如果由于各种内外因素的作用，这种平衡状态受到破坏，机体不能发挥正常的生理功能，则发生疾病。每一种疾病都有各自的本质与规律，其病因可查、病机可纠、规律可循、治法可依、预后可测，根据疾病演变发展的一般规律，把握全局，有利于认识疾病的本质和辨证论治。

一、影响发病的内外因素

中医强调天人合一、万物一体，人、自然、社会是一个有机整体，整个世界处于一种高度和谐和协调之中，即所谓“天人合一”观。中医学把人体内脏和体表各部组织、器官看成是一个有机的整体，同时认为四时气候、地土方宜、周围环境等因素对人体生理病理有不同程度的影响，既强调人体内部的统一性，又重视机体与外界环境的统一性。一般认为，疾病的发生形式、轻重缓急、病证属性、演变转归等，往往受到体质、精神情志、行为习惯、正气、邪气、时令气候、地域因素的影响或制约。

（一）体质

疾病的发生、发展与变化，与机体的体质强弱有密切关系。个体的体质特征，往往决定其对某些外邪的易感性及某些疾病的易罹倾向，同时也决定疾病的发展过程。《医宗金鉴》云："人感邪气虽一，因其形脏不同，或从寒化，或从热化，或从虚化，或从实化，故多端不齐也。"临床上常可见到肥人多痰湿，瘦人多火热，阳气素虚者易患寒病；阴气素衰者，易患热病等。不同体质的人，对相同的致病因素或疾病的耐受性也有所不同。如正气较强之人感受寒邪，可出现发热、头痛、恶寒等郁邪于肌表的太阳证；而阳气素虚之人感受寒邪，则出现不发热但恶寒、四肢逆冷、下利清谷的邪陷三阴证。同一种致病因素作用于不同的体质，其发病也不同，决定了病情从体质而变化，谓之从化。感受外邪之后，由于体质的特殊性，其发病病理性质及疾病发展变化也有不同的趋势。《医宗金鉴·订正伤寒论注》曰："盖以人之形有厚薄，气有盛衰，脏有寒热，所受之邪，每从其人之脏气而化，故生病各异也。"如同为感受风寒邪气，阳热体质者多从阳化热，而阴寒体质则易于从阴化寒。

（二）精神情志

情志是机体对外界刺激的客观反应，人的身心健康和疾病的发生有着密切关系。精神状态受情志因素影响，人的精神状态对正气的盛衰有很大影响，情志舒畅，精神愉快，气机畅通，气血调和，脏腑功能协调，则正气旺盛，邪气难于入侵；若情志不畅，精神异常，气机逆乱，阴阳气血失调，脏腑功能异常，则正气减弱而易于发病。精神情志通过影响脏腑的生理功能而发病，是内伤疾病的重要因素。精神情志状态不同，其发病缓急、病变的证候类型、疾病发展过程也不尽一致。一般来说，兴奋性精神状态多致实证，抑郁性精神状态易致虚证，兼夹错杂之证亦常发生。过于激烈的、持久的情志活动往往引起脏腑功能紊乱、气血突然逆乱而易于引起急性发病，如五志过极，心火暴盛致眩晕、心痛、中风、癫狂等疾病发生；长期忧思不解、所愿不遂，久悲失志、情怀抑郁，影响脏腑气血的生理功能，常致气结不行，出现噎膈、郁病、心悸等病证，常起病缓慢。如长期处于紧张的精神状态下，可使阴精损耗，以致肝阳偏亢，心火偏旺，出现头痛、眩晕、心悸、失眠等病症。

（三）行为习惯

《素问·上古天真论》云："食饮有节，起居有常，不妄作劳，故能形与神俱，而尽终其天年。"不良的行为习惯、不良的生活方式是内科疾病发病的重要因素，例如嗜食肥甘厚味，加上贪逸少动，容易发生胸痹心痛；不吃早餐，或长时间紧张工作，就容易发生胆胀、胃脘痛；性生活不节或不洁，可导致阳痿、早泄；长期过量吸烟与肺癌发病有关等。

（四）正气

疾病的过程就是"正气"和"邪气"相互作用的结果。中医所指的"正气"，实际上是维护人体健康的脏腑生理功能的动力和抵抗病邪的抗病能力，它包括了人体卫外功能、免疫功能、调节功能以及各种代偿功能等。人体正气是抵御外邪、防病健身和促进机体康复的最根本的要素，正气不足是机体功能失调产生疾病的根本原因。正气旺盛是人体阴阳协调、气血充盈、脏腑经络功能正常、卫外固密的象征，可保持体内阴阳平衡，更好地适应外在变化，正气虚弱则精神不振，多病早衰。《素问遗篇·刺法论》说："正气存内，邪不可干"，《素问·评热病论》说："邪之所凑，其气必虚"。正气充沛，虽有外邪侵犯，也能抵抗，而使机体免于生病，患病后亦能较快地康复。

（五）邪气

邪气是绝大多数内科疾病发生的重要条件，有时甚至是发病的决定因素，并直接影响所发病证的病理属性、发病形式和发病部位。一般来说，阳邪易导致实热证，阴邪易致虚寒证，湿热致病常致热证，寒邪致病常致寒证。感受风燥暑热，或食物中毒，或强烈的精神情志刺激，可使气血顿生逆乱，故发病较急；而饮食失调、情志抑郁、劳倦过度等，大多逐渐引起脏腑气血失和，所以一般发病较缓慢；外感寒湿之邪，因其性质属阴而沉滞，故发病也多缓慢。不同的病邪致病，其首发病位也各不相同。《灵枢·百病始生》云："清湿袭虚，则病起于下；风雨袭虚，则病起于上""忧思伤心，重寒伤肺，忿怒伤肝；醉以入房，汗出当风，则伤脾；用力过度，若入房汗出浴，则伤肾"。六淫之邪，病多从皮毛而入，其发病多在肌表；情志致病、饮食所伤，发病多从气血和脏腑开始。

（六）时令气候

自然界时令气候的变化可以影响机体的调节和适应能力，影响正气的盛衰。脏腑、经络之气，在不同时令又各有盛衰，人对不同气候的适应能力也有所差异，并产生相应的生理变化，故人在不同季节有不同的易感之邪和易患之病。《素问·宝命全形论》云："人能应四时者，天地为之父母。"疾病的发生及其演变，与年、季、月、日、时的阴阳盛衰消长变化和五行生克规律有着一定的内在联系。一年四时气候呈现出春温、夏热、秋燥、冬寒的节律性变化，因而人体也就相应地发生了适应性的变化，人体气血阴阳运动不仅随着季节气候的变化而变化，而且也随着昼夜的变化发生节律性的变化。《素问·生气通天论》曰："阳气者，一日而主外，平旦人气生，日中而阳气隆，日西而阳气已虚，气门乃闭。"说明人体的阳气，随着昼夜阳气的朝始生、午最盛、夕始弱、夜半衰的波动而出现规律性波动。《素问·金匮真言论》又云："春善病鼽衄，仲夏善病胸胁，长夏善病洞泄寒中，秋善病风疟，冬善病痹厥。"此外，某些慢性宿疾，如痹证、哮喘等，往往在气候剧变或季节更替时发作或加剧。

（七）地域环境

地域环境包括地质水土、地域性气候和人文地理、风俗习惯等，地理环境不同，形成了生理上、体质上的不同特点，不同地域的自然环境可使某些疾病的发病率不同。生长有南北，地势有高低，体质有阴阳，奉养有膏粱藜藿之殊，受病亦有深浅之异、地域不同，其气候特点、水土性质、物产及人们生活习俗的差异，对疾病的发生有着重要影响，甚则形成地域性的常见病和多发病。内科疾病的发病与地域有密切的关系，如北方高寒地区，气候寒冷，多病痹痛、哮喘等病；南方湖泊地区，气候炎热多雨，多病湿热、温病；久居潮湿之地，易患风湿、湿阻等病证；生活居处潮湿阴暗或空气秽浊，易感寒湿或秽浊之邪。此外，不良的生活习惯，生活无规律，作息无常，以及个人和环境卫生不佳等，都会影响人体的正气而使人体易患疾病。

二、发病的传变途径

中医学以阴阳五行学说来阐明人体脏腑组织之间的协调完整性，以及机体与外界环境的统一关系，从而形成了独具特点的中医学整体观念。根据以五脏为中心的脏象学说，中医把局部病变同机体全身状况联系起来，从机体内部脏腑经络之间的相互联系和制约关系来探讨疾病的发展和转变，形成了注重整体联系的病理观。在疾病的发生发展过程中，致病因素引起的各种病理性损害与人体正气抗损害的反应相互斗争，贯穿于疾病发展过程的始终，矛盾双方斗争力量的对比，决定着疾病发展的方向和结局。

中医学用五行生克乘侮理论来解释脏腑之间病理上的相互影响以及疾病的传变规律。黄政德认为，临床必须动态地认识疾病的发生发展。疾病发生以后，不会停留在一种状态，而是要发生传变。五脏相通，移皆有次，疾病发生时，各脏腑病变按一定规律互相影响。疾病传变规律除伤寒按六经、温病按卫气营血或三焦、内伤杂病按脏腑病机规律传变外，还存在“久病入络”“久病入血”“久病及肾”等传变规律。疾病发生以后，病理性质也会发生转化，如寒热转化、虚实转化、阴阳转化；疾病的转归有病情好转、痊愈或迁延、加重、死亡等多种形式。疾病的传变、转化、转归等病理变化，同样取决于正气与邪气之间的相互作用，一般规律是正能胜邪，疾病由里出表、由阴转阳、由虚转实、由重转轻，向着痊愈的方向转变；若正不胜邪，疾病则由表入里、由阳转阴、由实转虚、由轻转重，向着迁延不愈甚至死亡的方向发展。

三、发病的类型

在发病过程中，由于邪气性质的不同、感邪轻重的差异、病位深浅的差别以及个体体质和正气强弱不一，其发病类型也有区别。发病类型大致有卒发、伏发、徐发、继发、合病与并病、复发等。

（一）卒发

又称顿发，即感而即发，急暴突然之意。一般多见感邪较甚、情志过激、疫气致病、毒物所伤、急性外伤等，均可直接而迅速致病。

（二）伏发

伏而后发，指某些病邪传入人体后，不及时发病而潜伏于内，经一段时间后，或在一定诱因作用下才发病。有些外感性疾病，也常需经过一定的潜伏期，如“伏气温病”“伏暑”等均属此类。

（三）徐发

又称缓发，即徐缓发病。徐发亦与致病因素的种类、性质及其致病作用，以及体质因素等密切相关。以外感性病因而言，寒湿邪气，其性属阴，凝滞、黏滞、重着，病多缓起。正气已虚者，机体反应性低下，虽感外邪，常可徐缓起病。思虑过度、忧思不解、房事不节、嗜酒成癖、嗜食膏粱厚味等内伤致病，常呈现出渐进性病理改变。

（四）继发

指在原发疾病的基础上继续发生新的病证。继发病必然以原发病为前提，二者之间有着密切的病理联系。

（五）合病与并病

凡两经或三经的病证同时出现者，称之为合病；若一经病证未罢又出现另一经病证者，则称为并病。合病与并病的区别，主要在于发病时间上的差异，即合病为同时并见，并病则依次出现。合病多见于病邪较盛之时。由于邪盛，可同时侵犯两经，如伤寒之太阳与少阳合病、太阳与阳明合病等，甚则有太阳、阳明与少阳之三阳合病者。并病多体现于病位传变之中，病位的传变是指病变过程中病变部位发生了相对转移的现象，并且原始病位的病变依然存在。在不同类别的疾病中，病位的传变也很复杂，即病有一定之传变，有无定之传变。所谓一定之传变，多表现出传变的规律，如六经、卫气营血、三焦传变规律等；所谓无定之传变，是指在上述一般规律之外的病后增病，即可视为并发病症，如胃脘痛可并发大量出血、腹痛、厥脱、反胃等。

（六）复发

又称“复病”，是重新发作的疾病。复病其临床表现类似初病，但又不仅是原有病理过程的再现，而是因诱发因素作用于旧疾之宿根，机体遭受到再一次的病理性损害而旧病复发。复发的次数愈多，静止期的恢复就愈不完全，预后也就愈差，并常可遗留下后遗症。所谓后遗症，是主病在好转或痊愈过程中未能恢复的机体损害，是与主病有着因果联系的疾病过程。邪未尽除、正虚未复或新感病邪、饮食不慎，用药不当，过于劳累等,均可伤正助邪,使正气更虚,余邪复炽,引起疾病复发。

复发的诱因主要有复感新邪、食复、劳复、药复等，疾病进入静止期，余邪势衰，正亦薄弱，复感新邪势必助邪伤正，使病变再度活跃。此外，气候因素、精神因素、地域因素等也可成为复发的因素，如哮病或久病咳喘引起的“肺胀”，多在气候转变的季节或寒冬复发；眩晕、失眠、脏躁、癫狂以及某些月经不调病症的复发与加重，往往与情志刺激有关。由于病邪性质不同，人体正气盛衰各异，疾病复发常可见疾病少愈即复发、休止与复发交替和急性发作与慢性缓解期交替等常见类型。治疗中应注意祛邪务尽，避免诱因，扶助正气，清除宿根，尽量减少疾病复发。

第二节　抓住疾病的基本病机

病机，又称病理，是指疾病发生、发展及其变化的机理，包括病因、病性、证候、脏腑气血虚实的变化及其机理，它揭示了疾病发生、发展与转归的本质特点及其基本规律。基本病机，是指疾病过程中病理变化的一般规律及其基本原理。疾病过程是一个不断运动变化的过程，一切病理变化都是阴阳矛盾运动失去平衡协调，出现阴阳偏胜偏衰的结果。黄政德认为，邪正消长盛衰形成病机的虚实变化，阴阳消长失衡往往决定病性的寒热变化，而气血津液失常、气机失调则是疾病病理变化的具体表现。尽管疾病的种类繁多，临床征象错综复杂，千变万化，各种疾病、各个症状都有其各自的机理，但从整体来说，总不外乎属于邪正盛衰、阴阳失调、气血失常、气机紊乱等病机变化。

一、邪正消长盛衰形成了病机的虚实变化

中医发病学认为，疾病是人体正常生理功能在某种程度上的破坏，疾病的过程就是邪正斗争的过程。在人体的生命活动中，一方面正气发挥着它维持人体正常生理机能的作用，另一方面，人体也无时无刻不在受着邪气的侵袭，二者不断发生斗争，也不断取得平衡和统一，保证了人体的健康。因此，

疾病的发生，决定于正气和邪气双方斗争的结果。中医发病学既强调人体正气在发病上的决定作用，又不排除邪气的重要作用，并且认为邪气在一定条件下也可以起决定性作用。

邪气与正气的斗争贯穿于疾病过程的始终，两者互相联系又相互斗争，是推动疾病发展的动力。邪气与正气的斗争以及它们之间的力量对比常常影响着疾病的发展方向和转归。黄政德在重视邪气对疾病发生的重要作用同时，更重视正气在疾病发生中的主要作用。

（一）重视正气在发病中的主导作用

黄政德非常重视正气，强调正气在邪正斗争中的主导作用。在一般情况下，若人体脏腑功能正常，气血充盈，卫外固密，常足以抗御邪气的侵袭，病邪便难以侵入，即使邪气侵入，亦能祛邪外出。因此，一般不易发病，即使发病也较轻浅易愈。当正气不足时，或邪气的致病能力超过正气抗病能力的限度时，邪正之间的力量对比表现为邪盛正衰，正气无力抗邪，感邪后又不能及时祛邪外出，更无力尽快修复病邪对机体造成的损伤，及时调节紊乱的机能活动，于是发生疾病。邪正斗争的胜负，决定发病与不发病，邪气侵入人体以后，究竟是否发病、停留于何处而为病以及病变的程度，均取决于人体各部分正气之强弱。无论外感六淫，还是内伤七情、饮食劳逸，在正气旺盛、生理功能正常的情况下，不会导致人体发病；只有在正气虚弱，人体功能活动不能适应诸因素的变化时，才会成为致病因素，使人发病。

（二）重视邪气在发病中的病理作用

疾病发生以后，其病理变化与感邪的性质、轻重，以及邪气作用的部位有密切关系。黄政德认为，感受阳邪，阳偏盛，易致实热证；感受阴邪，阴偏盛，易致实寒证。如火为阳邪，心火炽盛则现面赤舌疮、心烦失眠、小便短赤等实热之证；而寒为阴邪，寒邪直中，伤及脾胃，则现吐泻清稀、脘腹冷痛、小便清长等阴寒之候。疾病的轻重，除体质因素外，决定于感邪的轻重，邪轻则病轻，邪重则病重。例如，同一风邪袭人，因感邪轻重不一，其病则有伤寒和伤风之异，邪甚而深者为伤寒，邪轻而浅者为伤风。病邪侵犯人体的部位不同，临床表现也不尽一致。如寒客肌表经脉，则头身四肢疼痛；寒邪犯肺，则咳嗽喘促、痰液稀白等。

（三）邪正斗争的胜负决定发病与否

正气和邪气是相互对抗、相互矛盾的两个方面。正气与邪气不断地进行斗争，疾病的发生决定于正气和邪气双方斗争的结果。正气和邪气是决定疾病能否发生的基本因素，邪正斗争决定疾病发生发展的过程。发病以后，由于正气强弱的差异、病邪性质不同和感邪轻重，以及所在部位浅深，从而产生不同的病证。“邪气盛则实，精气夺则虚”，在疾病的发展变化过程中，正气和邪气的力量对比不是固定不变的，机体的抗病能力与致病邪气之间相互斗争中所发生的盛衰变化，不仅关系着疾病的发生、发展和转归，而且也影响着病证的虚实变化。在正邪斗争过程中，随着体内邪正的消长盛衰而形成了病机的虚实变化。在疾病的发生和发展过程中，病机的虚和实，都只是相对的而不是绝对的。正盛则邪退，邪盛则正衰。由实转虚、因虚致实和虚中夹实、实中夹虚等虚实错杂，乃至“至虚有盛候”的真虚假实和“大实有羸状”的真实假虚病理变化，常常是疾病发展过程中的必然趋势。

因此，黄政德认为，在临床上绝不能静止地、绝对地对待虚实病机变化，必须以运动的、相对的观点来分析虚实病机，全面分析疾病的现象，才能揭示病机的真正本质。

二、阴阳消长失衡决定了病性的寒热变化

阴阳失调，是机体阴阳消长失去平衡的统称，是指机体在疾病过程中，由于致病因素的作用，导致机体的阴阳消长失去相对平衡所出现的阴不制阳、阳不制阴的病理变化。阴阳失调又是脏腑、经络、气血、营卫等相互关系失调，以及表里出入、上下升降等气机运动失常的概括。阴阳失调的病机，是用阴和阳之间存在着的相互制约、相互消长、互根互用和相互转化关系的基础理论，来阐释、分析、综合机体一切病理现象的机理。阴阳失调的各种病机，并不是固定不变的，而是随着病情进退和邪正盛衰等情况的变化而变化的。

阴阳失调的病机，其主要表现在阴阳偏盛偏衰、阴阳互损、阴阳格拒、阴阳转化以及阴阳亡失等一系列病理变化，其中阴阳偏盛偏衰是各种疾病最基本的病理变化，这种变化通过疾病性质的寒热而表现出来。其表现形式主要有阳盛、阴盛、阳虚、

阴虚四种。

（一）“阳盛则热，阴盛则寒”是阳偏盛和阴偏盛病机的特点

前者其病属热属实，后者其病属寒属实。阳以热、动、燥为其特点，故阳气偏盛产生热性病变，以及燥、动之象，出现发热、烦躁、舌红苔黄、脉数等，故曰“阳盛则热”。由于阳的一方偏盛会导致阴的一方相对偏衰，所以除上述临床表现外，同时还会出现口渴、小便短少、大便干燥等阳盛伤阴、阴液不足的症状，故称“阳盛则阴病”，但矛盾的主要方面在于阳盛。阴盛则寒的病机特点，多表现为阴盛而阳未虚的实寒证。阴以寒、静、湿为其特点，故阴偏盛产生的寒性病变以及湿、静之象，表现为形寒、肢冷、喜暖、口淡不渴、苔白、脉迟等，故曰“阴盛则寒”。由于阴的一方偏盛，常常耗伤阳气导致阳的一方偏衰，从而出现恶寒、腹痛、溲清便溏等。这种阳气偏衰的表现是由于阴盛所引起的，又称“阴盛则阳病”。

（二）“阳虚则寒，阴虚则热”是阳偏虚和阴偏虚病机的特点

阴阳偏衰，是人体阴精或阳气亏虚所引起的病理变化。阳气亏虚，阳不制阴，使阴相对偏亢，形成“阳虚则寒”的虚寒证。反之，阴精亏损，阴不制阳，使阳相对偏亢，从而形成“阴虚则热”的虚热证。在阴或阳任何一方虚损的前提下，病变发展影响到相对的一方，形成阴阳两虚的病理变化，称阴阳互损。阴损及阳，系指由于阴液亏损，累及阳气，使阳气生化不足或

无所依附而耗散，从而在阴虚的基础上又导致了阳虚，形成了以阴虚为主的阴阳两虚的病理变化。阳损及阴，系指由于阳气虚损，无阳则阴无以生，累及阴液的生化不足，从而在阳虚的基础上又导致了阴虚，形成了以阳虚为主的阴阳两虚的病理变化。

此外，阴盛至极或阳盛至极而壅遏于内，使阴气与阳气或阳气与阴气相互阻隔不通的病理变化谓之阴阳格拒。阴寒过盛，阳气被格拒于外，出现内真寒外假热的一种病理变化，谓之阴盛格阳。阳盛已极，阻拒阴气于外，出现内真热外假寒的一种病理变化，谓之阳盛格阴。在疾病发展过程中，阴阳失调还可表现为阴阳的相互转化。疾病的本质本为阳气偏盛，但当阳气亢盛到一定程度时，就会向阴的方向转化，疾病的本质即由阳转化为阴，疾病的性质由热转化为寒，病理上称之为“重阳必阴”。疾病的本质为阴气偏盛，但当阴气亢盛到一定程度，就会向阳的方向转化。疾病的本质即由阴转化为阳，疾病的性质则由寒转化为热，病理上称之为“重阴必阳”。机体的阴液或阳气突然大量亡失，导致生命垂危的一种病理变化，谓之阴阳亡失，包括亡阴和亡阳。亡阴和亡阳，在病机和临床征象等方面，虽然有所不同，但由于机体的阴和阳存在着互根互用的关系。阴亡，则阳无所依附而浮越；阳亡，则阴无以化生而耗竭。故亡阴可以迅速导致亡阳，亡阳也可继而出现亡阴，最终导致“阴阳离决、精气乃绝”，生命活动终止而死亡。

三、气血津液失常、气机失调是疾病病理变化的具体表现

气血是人体脏腑、经络等一切组织器官进行生理活动的物质基础，而气血的生成与运行又有赖于脏腑生理机能的正常。因此，在病理上，脏腑发病必然会影响到全身的气血，而气血的病变也必然影响到脏腑，气血的病理变化总是通过脏腑生理机能的异常而反映出来。

当气的运动出现异常变化，升降出入之间失去协调平衡时，概称为“气机失调”。气的病变，包括气的生成不足或耗散太过，气的运行失常以及气的生理功能减退等。由于气的运动形式是多种多样的，所以气机失调也有多种表现。如气的运行受阻而不畅通时，称作“气机不畅”；气流通不畅，郁滞不通的病理状态，称作“气滞”；气升之太过，或降之不及，以脏腑之气逆上为特征的一种病理状态，称作“气逆”；气的上升不足或下降太过，以气虚升举无力而下陷为特征的一种病理状态，称作“气陷”；气机闭阻，外出严重障碍，以致清窍闭塞出现昏厥的病理状态，称作“气闭”；气不内守，大量向外亡失，以致机能突然衰竭的病理状态，称作“气脱”；气脱与亡阳、亡阴在病机和临床表现方面多有相同之处，病机都属气的大量脱失，临床上都可见因气脱失而致虚衰不固及机能严重衰竭的表现，但亡阳是阳气突然大量脱失，当见冷汗淋漓、四肢厥冷等寒象；亡阴是阴气突然大量脱失，当出现大汗而皮肤尚温、烦躁、脉数疾等热性征象。若无明显寒象或热象，但见气虚不固及机能衰竭的上述表现，则称为气脱。因此，气脱若偏向阳

气的暴脱，则为亡阳；若偏向阴气的大脱，则为亡阴。掌握这些运动失常的状态和机理有助于确立多种“气机失调”病变的治疗法则。

血的生理功能异常，主要表现为血液生成不足或耗损太过、血液运行失常，以及血液濡养功能减退等方面，常表现为血虚、血瘀、血热和出血等。

气和血的关系极为密切，生理上相互依存，相互为用，病理上也相互影响而致气血同病。气对于血，具有推动、温煦、化生、统摄的作用，故气的虚衰和升降出入异常，必然影响及血。如气虚血无以生化，血必因之而虚少；气虚则推动、温煦血液的功能减弱，血必因之而凝滞；气虚统摄功能减弱，则血必因之外溢而出血；气滞则血必因之而瘀阻；气机逆乱血必随气上逆或下陷，甚则上为吐衄，下为便血、崩漏。另一方面，血对于气具有濡养和运载作用，在血液虚亏和血行失常时，也必然影响及气。如血虚则气亦随之而衰，血瘀则气亦随之而郁滞，血脱则气无所依而脱逸。气血关系失调，主要表现为气滞血瘀、气不摄血、气随血脱、气血两虚和气血不荣经脉等。

津液的正常代谢，是维持体内津液的正常生成、输布和排泄之间相对衡定的基本条件。津液代谢失常，与肺脾肾的关系更为密切。肺、脾、肾等脏腑中，任何一脏或任何一种生理功能的异常，均能导致津液的代谢失常，形成体内津液不足，或是津液在体内潴留，从而水湿停聚、内生水湿或痰饮。津血同源，由于津液亏乏或枯竭，必然导致阴血亏乏，出现血燥虚热内生或血燥生风等津枯血燥的病理改变。若津液耗损，使血液减少而血行郁滞不畅，从而发生血瘀之变，终致津亏血瘀。气与津液也相互依附、相互为用。津液的代谢，有赖于气的升降出入运动；气有固摄和气化作用，可以控制和调节津液的生成与排泄。气也要依附于津液而存在，如人体津液大量丢失，气失其依附而随之形成气随液脱的危重状态。津液与气血之间关系失调，临床主要表现为水停气阻、气随液脱、津枯血燥及津亏血瘀等。

尽管病机内容十分丰富而复杂，但只要深刻地掌握了基本病机，其他病机也就迎刃而解。综上所述，黄政德结合长期临床认为，病因辨证、气血津液辨证、经络辨证、脏腑辨证、六经辨证、卫气营血辨证、三焦辨证等辨证方法，在临床应用中应该灵活运用，互为补充。总之，中医强调治病要因时、因地、因人制宜，要从整体出发，全面了解和分析病情，不但要注重病变的局部情况、病变所在脏腑的病理变化，而且更要注重病变脏腑与其他脏腑的关系，把握整体阴阳气血失调的情况，从协调整体阴阳、气血、脏腑平衡关系出发，扶正祛邪，通过整体作用于局部，从而达到消除病邪、治愈疾病的目的。

第三节　探索疾病的基本治法

治法，是在一定治则指导下制定的针对疾病与证的具体治疗大法、治疗方法和治疗措施。其中治疗大法是针对某一类相同病机的证而确立的，如汗、吐、下、和、温、清、补、消八法。它是指导制方的理论依据，是辨证论治的重要环节，是联接病机与方药的桥梁。治法是治疗疾病的基本方法，是治则的具体化，任何治法从属于一定的治则。下面就从治则谈起：

一、治则的含义

"治则"一词首见于明·李中梓的《内经知要》。《辞海》揭示治则为治疗疾病的总则；1986 年首届中医治则研讨会指出："中医治则是在中医理论指导下制定的，是对保持健康、祛除疾病和恢复健康具有普遍指导意义的防病治病规律"；《中医基础理论》教材将其定义为治疗疾病时所必须遵循的基本原则，具体包括辨证论治、治病求本、标本缓急、标本同治和三因制宜。治则是治疗疾病时所必须遵循的法则，又称"治之大则"。治则是在整体观念和辨证论治理论指导下，根据四诊（望、闻、问、切）所获得的客观资料，在对疾病进行全面的分析、综合与判断的基础上，而制定出来的对临床立法、处方、遣药具有普遍指导意义的治疗规律。

二、治则与治法的关系

治则是适用于所有疾病，是治疗疾病时所必须遵循的基本原则，而治法适应于某一特定患者和某一特定疾病，是在治则指导下制定的治疗疾病的具体方法，它从属于一定治疗原则。

例如，各种疾病从邪正关系来说，不外乎邪正斗争、消长、盛衰的变化。因此，在治疗上，扶正祛邪就成为治疗的基本原则。在这一总的原则指导下，根据具体情况所采取的益气、养血、滋阴、补阳等方法，就是扶正的具体方法，而发汗、吐下等方法，则是祛邪的具体方法。

三、治则内容

（一）扶正祛邪

扶正：扶正是培补正气以愈病的治疗原则，就是使用扶助正气的药物，或其他疗法，并配合适当的营养和功能锻炼等辅助方法，以增强体质，提高机体的抗病力，从而驱逐邪气，以达到战胜疾病、恢复健康的目的。该法适用于以正虚为主，而邪气不盛的虚证。如气虚、阳虚证，宜采取补气、壮阳法治疗；阴虚、血虚证，宜采取滋阴、养血法治疗。

祛邪：祛邪是消除病邪以愈病的治疗原则，就是利用驱除邪气的药物，或其他疗法，以祛除病邪，达到邪去正复，恢复健康的目的。所谓“实者泻之”就是这一原则的具体应用。该法适用于以邪实为主，而正未虚衰的实证。临床上常用的汗法、吐法、下法、清热、利湿、消导、行气、活血等法，都是在这一原则指导下，根据邪气的不同情况制定的。

先补后攻：即先扶正后祛邪。适用于正虚邪实的虚实错杂证而正气虚衰不耐攻的情况。此时先祛邪更伤正气，必须先用补法扶正，使正气渐渐恢复到能承受攻伐时再攻其邪。

先攻后补：即先祛邪后扶正。适用于虽然邪盛正虚，但正气尚能耐攻，或同时扶正反会助邪的病证。此时应遵循先祛其邪，邪气衰退，后扶其正气的原则。如瘀血所致的崩漏证，瘀血不去，则崩漏难止，故应先用活血祛瘀法，然后再用补血法。

攻补兼施：即扶正与祛邪并用。适用于正虚邪实，但二者均不甚重的病证。具体运用时必须区别正虚邪实的主次关系，灵活运用。如以正虚为主要矛盾，单纯用补法又恋邪，单纯攻邪又易伤正，此时则应以扶正为主兼祛邪。

（二）标本先后

标本先后的概念：标即枝末、树梢，非根本之谓；本即草木之根本，根基。从邪正关系来说，人体的正气为本，致病的邪气为标；从病因与症状的关系来说，病因为本，症状为标；从疾病先后来说，旧病为本，新病为标，先病为本，后病为标；从疾病的部位来说，病在内在下为本，病在外在上为标。可见，标本不是绝对的，而是相对的，有条件的。针对临床病证中标本主次的不同，而采取“急则治标，缓则治本”的法则，以达到治病求本的目的，此即所谓标本先后的基本治则。标本理论对于正确分析病情，辨别病证的主次、本末、轻重、缓急，予以正确的治疗，具有重要的指导意义。

关于标本理论在治疗上的应用，一般来说，凡病势发展缓慢的，当从本治；发病急剧的，首先治标；标本俱急的，又当标本同治。总之，临床上必须以“动”的观点来处理疾病，善于抓住主要矛盾，借以确定治疗的先后缓急。故曰：“谨察间甚，以意调之。间者并行，甚则独行”（《素问·标本病传论》）。

（三）正治与反治

正治，就是逆其证候性质而治的一种治疗法则，故又称“逆治”。正治是临床最常用的一种治疗法则。适用于疾病的本质和现象相一致的病证。由于疾病的性质有寒热虚实之别，所以正治法就有寒者热之，热者寒之，虚者补之，实者泻之之分。反治，是顺从疾病假象而治的一种治疗法则。即采用方药或措施的性质顺从疾病的假象，与疾病的假象相一致，故又称“从治”。究其实质，是在治病求本法则指导下，针对疾病的本质而进行治疗的方法，故仍然是“治病求本”。适用于疾病的征象与本质不完全一致的病证。用于临床，一般具有以下几种：热因热用、寒因寒用、塞因塞用、通因通用等。

正治与反治，都是针对疾病的本质而治的，同属于治病求本的范畴。但是，正治与反治的概念有别，并且，就各自采用的方药的性质、效用与疾病的本质、现象间的关系而言，方法上有逆从之分。此外，它们的适用病证有别：病变本质与临床表现相符者，采用正治；病变本质与临床表现的属性不完全一致者，则适于用反治。由于在临床上，大多数疾病的本质与其征象的属性是相一致的，因而，正治是最常用的一种治疗法则。

（四）调整阴阳

调整阴阳，是针对机体阴阳偏盛偏衰的变化，采取损其有余、补其不足的原则，使阴阳恢复于相对的平衡状态。从根本上讲，人体患病是阴阳间协调平衡遭到破坏，出现了偏盛偏衰的结果，故调整阴阳，“以平为期”是中医治疗疾病的根本法则。临床主要应用包括：①损其有余：又称损其偏盛，是指阴或阳的一方偏盛有余的病证，应当用“实则泻之”的方法来治疗，具体包括抑其阳盛、损其阴盛两个方面。②补其不足：是指对于阴阳偏衰的病证，采用“虚则补之”的方法予以治疗的原则。病有阴虚、阳虚、阴阳两虚之分，其治则有滋阴、补阳、阴阳双补之别。具体包括：阳病治阴，阴病治阳；阳中求阴，阴中求阳；阴阳双补等。

（五）调和气血

人之生以气血为本，人之病无不伤及气血。所以，《医林改错》有“治病之要诀，在明白气血”之说。所谓调和气血，是根据气和血的不足及其各自功能的异常，以及气血互用的功能失常等病理变化，采取“有余泻之，不足补之”的原则，使气顺血和，气血协调。它是中医治疗疾病的重要原则，适于气血失调之候，气属阳，血属阴。气血的生成与运行，又依赖于脏腑经络的正常生理活动，所以调和气血又须与燮理阴阳、调整脏腑密切结合起来。气之与血，两相维附，气为主，血为辅，气为橐龠，血如波澜，故“有因气病而及血者，先治其气；因血病而及气者，先治其血”（《医宗必读·辨治大法论》）。临证时应综观全局，燮理阴阳，俾阴平阳秘，气调血和，则其病自愈。

黄政德认为，“治病之要诀，在明气血”（《医林改错》），所谓调和气血，是根据气和血的不足及其各自功能的异常，以及气血互用的功能失常等病理变化，采取“有余泻之，不足补之”的原则，使气顺血和、气血协调。它是中医治疗疾病的重要原则，适用于气血失调之证。具体原则表现如下：①气病治则。包括气虚则补、气滞则疏、气陷则升、气逆则降、气脱则固和气闭则开。②血病治则。包括血虚则补、血脱则固、血瘀则行、血寒则温、血热则凉、出血则止等。黄政德认为，血瘀则行在诸多疾病治疗中应用最广。血瘀是指血液运行迟缓或不流畅的病理状态。瘀者行之，总以祛瘀为要，祛又称消瘀，在具体运用活血化瘀时，应注意以下原则：辨证精确，活血化瘀虽是治瘀血证的总则，但血有轻重缓急之分，故活血化瘀又有和血行瘀、活血化瘀、破血逐瘀之别。掌握药性，一是血瘀之因有寒热之分，“血受寒则凝结成块”“血受热则煎熬成块”（《医林改错》）。因此，要根据药物之寒热温凉分别选用。二是活血化瘀药物除具有通行血脉、调畅血气、祛瘀除滞的共同功效外，每味药还可兼有行气、养血、凉血、止血、消癥、通络、利水、疗伤、消痈等不同作用。三是某些活血化瘀药物，对疾病或病变部位具有敏感性。如消癥除痞之三棱、莪术，治疗肿块之黄药子、刘寄奴，瘀血在上部用川芎，瘀血在下部用牛膝，血在心用郁金，瘀血在肝用泽兰等。掌握这些药性，选药组方可恰到好处。熟悉配伍，血往往是由多种原因引起的，所以活血化瘀必须根据辨证的结果，视具体情况配合其他疗法，才能充分发挥它的功效。临床常用的配位有理气行气、补气益气、补血养血、止血消癥、凉血温经、清热解毒等。③气血同病治则。气血关系失调，常常表现为气血同病，应调整两者之间的关系，从而使气血关系恢复正常状态。气病治血：治气不治血，非其治也。气虚宜“精中求气”，气郁宜兼顾其耗阴血滞，气逆宜求于气血冲和，这是治疗气病的重要原则。血病治气，“气血俱要，而补气在补血之先，阴阳并需，而养阳在滋阴之上”（《医宗必读·水火阴阳论》）。治血必治气，气机调畅，血病始能痊愈。

（六）调整脏腑

人体是一个有机的整体，脏与脏、脏与腑、腑与腑之间，生理上相互协调，相互为用，在病理上也相互影响。一脏有病可影响他脏，他脏有病也可影响本脏。因此，调整脏腑就是在治疗脏腑病变时，既要考虑一脏一腑之阴阳气血失调，更要注意调整各脏腑之间的关系，使之重新恢复平衡状态。这是调整脏腑的基本原则。临床应用具体如下：①调整脏腑的阴阳气血，由于阴阳气血失调是脏腑病理改变的基础，故调整脏腑阴阳气血是调整脏腑的基本原则。②顺应脏腑的生理特性：五脏藏精气而不泻，六腑传化物而不藏。脏腑的阴阳五行属性、气机升降出入规律、四时通应，以及喜恶在志等生理特性不同，故调整脏腑须顺应脏腑之特性而治。③协调脏腑之间的关系，具体包括，根据五行生克制化规律调节：其治则主要有“补母”与“泻子”两个方面。滋水涵木、培土生金、益火补土、生金滋水等从属于“虚则补其母”；肝实泻心、心实泻胃等从属于“实则泻其子”。根据五脏互藏理论调节，五行互藏，五行配五脏，而五脏互藏。一脏统五脏，五脏统一脏。人体任何生理功能既受五脏共同调节，又有主从之分。就呼吸功能而言，肺主呼吸，但肺主出气，肾主纳气，肝调畅气机，使之升降相宜，脾主运化水谷精微，参与生成宗气；心主血脉而藏神，血为气母，心血给气以营养，心神又为呼吸调节之主宰。故五脏均参与呼吸的调节，其中尤以肺脾肾为要。所以，呼吸功能失调，常重在调治肺脾肾三脏。根据脏腑相合关系调节：人体脏与腑的配合，体现了阴阳、表里相应的关系。脏行气于腑，腑输精于脏。生理上彼此协调，病理上又相互影响，互相传变。因此，治疗脏腑病变，除了直接治疗本脏本腑之外，还可以根据脏腑相合理论，或脏病治腑，或腑病治脏，或脏腑同治。

黄政德对调整脏腑原则的应用大多体现在脏腑的补泻，认为脏腑补泻的治则，有直接对某脏腑进行补泻，如肺病直接补肺、泻肺的治法；也有间接对脏腑进行补泻，如心病采用补肝、泻肺的治法。间接补泻法，是充分利用脏腑间的生克表里、阴阳消长等相互联系、相互影响的机理对脏腑进行补泻。大体有“虚则补其母，实则泻其子”、壮水制阳、益火消阴、泻表安里、开里通表和清里润表等治则。

1. 虚则补其母，实则泻其子。“虚则补其母”是指当某脏虚衰时，除直接补益该脏外，应注意补益其母脏，使母能生子，该脏得到尽快的恢复。如肺气不足，经常感冒、汗出、咳嗽等，除直接补肺外，亦重视补脾，使土能生金，则肺虚能尽快得到康复。“实则泻其子”是指某脏之病，因子实引起时，除直接泻该脏外，泻其子脏也是重要的治法。如肝火偏盛，影响肾的封藏功能，而致遗精梦泄，在治疗上就应清泻肝火之实，使肝火得平，则肾的封藏功能也就恢复了，遗精梦泄可随之而愈。

2. 壮水制阳，益火消阴。壮水制阳是指采用滋阴壮水的方法治疗一般寒凉治法不能控制的阳亢证，适用于因肾阴不足不能制阳引起的一系列阳亢证。如头晕目眩、舌燥喉痛、虚火牙痛等症，非因阳亢实证须用咸寒之品如六味地黄丸之属滋肾水以制虚阳。滋水涵木以抑肝阳上亢的治法也是由此治则派生的。益火消阴是指采用补益命门之火的方法治疗一般温热治法不能控制的阴寒证，适用于肾之真阳不足所引起的阳虚内寒证，如畏寒怯冷、腰痛腿软、小腹拘急、小便清长或夜尿多、水肿等症，非因一般生冷寒凉所致的寒实证，须用温补肾阳之剂如金匮肾气丸之属益火之源以消阴翳才能控制此类阴寒虚证。

3. 泻表安里，开里通表，清里润表。这是将脏腑的表里关系运用于治疗上的治则，适用于脏与腑之间表里俱病的情况。如肺与大肠互为表里，当阳明实热、大便燥结而致肺气壅阻时，只从肺治很难见效，就可采用凉膈散泻表（大肠）而安里（肺）；又如肺气壅阻不宣，致大便燥结者，只从大肠施治，亦难见效，在治疗上可采用瓜蒌桂枝汤加减以开里（肺）通表（大肠）；再如肺阴虚而生燥，津液被耗所致大便秘结，在治疗上就可采用二冬汤加减以清里（肺）润表（大肠）。

四、治法内容

治法，指在辨证的基础上，对疾病采取适当的治疗方法。

治则是治疗疾病的总则，它指导治法；治法是治疗疾病的基本方法，是治则的具体化，任何治法从属于一定的治则。下面根据黄政德临证治法思想进行如下阐述：

（一）调整脏腑的治法

人体是一个有机的整体，生理上相互为用，病理上相互影响。一脏有病可影响他脏，他脏有病也可影响本脏。因此，调整脏腑就是在治疗脏腑病变时，既要考虑脏腑之阴阳气血失调，更要注意调整各脏腑之间的关系，使之重新恢复平衡状态，这是调整脏腑的基本原则。如滋水涵木法：当肾阴亏损而肝阴不足，甚或肝阳上亢之证，常滋肾阴以养肝阴的治法，又称滋肾养肝法、滋补肝肾法。培土生金法：脾气虚衰，生气无源，以致肺气虚弱之证，或者肺气虚衰，兼见脾运不健者，运用健脾生气以补益肺气的治法。金水相生法：肺虚不能输布津液以滋肾，或肾阴不足，精气不能上滋于肺，而致肺肾阴虚者，可以运用滋养肺（金）肾（水）的治疗方法。

（二）扶正与祛邪的治法

即扶助机体正气和祛除致病邪气的理论和方法，使用补益正气的方药以提高机体抵抗力，战胜疾病，恢复健康，适用于以正虚为主的病证。临证可根据病情，分别运用益气、养血、滋阴、助阳等治疗方法。祛邪使用祛除邪气的方药或其他手段以祛除病邪，达到邪去正复的方法，适用于以邪盛为主的病证。临证可根据病情，分别运用解表、攻下、清解、消导等方法，或采用针灸、推拿、气功、食疗、形体锻炼等手段。当病情比较简单、正虚或邪盛比较突出时，可单独使用扶正或祛邪的治疗方法。

但黄政德认为，在临诊过程中，邪正虚实常混杂出现，病情较复杂，这就要求扶正祛邪在运用上要掌握好以下原则：①攻补应用合理，即扶正用于虚证，祛邪用于实证；②把握先后主次：对虚实错杂证，应根据虚实的主次与缓急，决定扶正祛邪运用的先后与主次；扶正不留邪，祛邪不伤正。如：①针对以正虚为主，兼有留邪的病证，当采用扶正兼祛邪之法，治宜以补气、养血、滋阴、助阳等法扶正为主，清热、解表、消食、泻下等法为辅。②针对以邪盛为主，兼有正虚的病证，当采用祛邪兼扶正之法，以攻逐病邪为主，补益扶正为辅。③针对邪盛而正气过虚之证，可以采用先扶正后祛邪的方法，此时若先祛邪则更伤正气，只有先扶正增强体质，再祛邪才较安全有效。④针对虽有正气羸弱，但邪气更盛的病证，扶正反而更助长邪气，或使邪气更不易祛除时，可先行祛邪，然后再扶正。总之，扶正祛邪法的应用，应知常达变，灵活运用，据具体情况而选择不同的用法。

（三）调整阴阳的治法

所谓调整阴阳，是针对机体阴阳偏盛偏衰的变化，采取损其有余、补其不足的原则，使阴阳恢复于相对的平衡状态。黄政德认为，从根本上讲，人体患病是阴阳间协调平衡遭到破坏，出现了偏盛偏衰的结果，故调整阴阳是中医治疗疾病的根本法则。

根据“实则泻之，虚则补之”的原则，调整阴阳之法又可分为损其有余和补其不足两大方面，下面结合黄政德临证经验简要阐述如下：①损其有余，即“实则泻之”，适用于人体阴阳中任何一方偏盛有余的实证。针对“阳胜则热”的实热证，据阴阳对立制约原理，当泻其阳盛，宜用寒凉药物以泻其偏盛之阳热，此即“热者寒之”之意。另外，黄政德强调，若在阳偏盛的同时，由于“阳胜则阴病”，每易导致阴气的亏减，此时不宜单纯地清其阳热，而须兼顾阴气的不足，即清热的同时，配以滋阴之品，即祛邪为主兼以扶正。针对“阴胜则寒”的实寒证，当损其阴盛，宜用温热药物以消解其偏盛之阴寒，此即“寒者热之”之意。同时强调，若在阴偏盛的同时，由于“阴胜则阳病”，每易导致阳气的不足，此时不宜单纯地温散其寒，还须兼顾阳气的不足，即在散寒的同时，配以扶阳之品，同样是祛邪为主兼以扶正之法。②后者补其不足，即“虚则补之”，适用于人体阴阳中任何一方虚损不足的病证。调补阴阳，又有根据阴阳相互制约原理的阴阳互制来调补阴阳及根据阴阳互根原理的阴阳互济来调补阴阳，阴阳两虚者则宜阴阳并补。如当阴虚不足以制阳而致阳气相对偏亢的虚热证时，治宜滋阴以抑阳，取“壮水之主，以制阳光”之意。当阳虚不足以制阴而致阴气相对偏盛的虚寒证时，治宜扶阳以抑阴，取“益火之源，以消阴翳”之意。针对阴阳偏衰的虚热及虚寒病证，应采用阴阳互济的方法，即张介宾所提出的阴中求阳与阳中求阴的治法，具体来讲，即据阴阳互根的原理，补阳时适当佐以补阴药谓之阴中求阳，补阴时适当佐以补阳药谓之阳中求阴。其意是使阴阳互生互济，不但能增强疗效，同时亦能限制纯补阳或纯补阴时药物的偏性及副作用。

第四节 拟定疾病的基本方药

临床上运用中药，要严格遵循药物的配伍规律，既不能将数味中药简单地罗列，也不能无重点、无组织地见症用药，而是需要在中医辨证论治理论指导下，密切结合临床四诊等有关资料，经过辨证、立法、择方、选药，全面考虑，综合分析，深入推敲，最后完成方剂的制定。只有在方剂制定以后，才能把辨证论治实施于临床。因此，方药的制定不仅反映了辨证论治水平的高低，同时也决定着临床治疗的效果。历代医家对方剂都十分重视，把方剂看成是辨证论治过程中非常重要的环节，认为方剂是理、法、方、药密切融合在一起的产物，是治疗大法的终极体现。下面结合黄政德的长期临床经验及遣方用药规律，谈谈在临床实践中对遣方用药的认识。

一、方剂制定过程中应遵循的规律及原则

在临床实践中，经过详细诊断，正确辨证，确立治法，到最后遣方用药，我们一般有两种选择：一是选用现有的成方；二是根据具体情况制定新方剂。选用成方是方剂的使用问题，

而制定新方是方剂的制定问题。现在首先来讨论方剂制定过程中应遵循的基本原则。

（一）“依法统方”原则

“方从法出，法随证立”，中医证法方药之间存在着高度的内在统一性和极为密切的逻辑关系。一般来说，在诊断时运用中医理论确定主证，完成“辨证”以后，就要进行“论治”。论治首先是“立法”（确定用何种治法），然后要根据立法的要求来遣方用药。前人把这种方法称做“依法统方”。可见方剂是在立法的基础上制定的，离开立法的方剂就成了无源之水，无根之木，遣方用药就无从谈起。历代医家经过长期的临床实践，创立了一些基本治法，如汗、吐、下、补、清等。又根据具体情况衍化出许多具体的治法，例如汗法中有辛温发汗、辛凉发汗、滋阴发汗等；下法中有急下、缓下、润下等；补法有峻补、缓补、温补、凉补、补心、补肺、补脾、补肾……此不详举。而且还可以将各法互相配合，灵活运用以应对各种复杂疾病，由此也衍生出了众多的方剂来适应复杂的临床证候。综上可知，方剂的制定，必须以立法为基础。

（二）“君臣佐使”原则

在辨证审因，确立治法以后，就要根据病情，选择合适的药物，酌定剂量，按照一定的组方原则配伍组合成方剂。重要的是在具体制定方剂的过程中，一定要遵循君臣佐使的制方原则。因为方剂的组成决不是机械的药物堆砌或简单的药效相加。《素问·至真要大论》指出：“主病之谓君，佐君之谓臣，应臣之谓使”。首先确定了“君臣佐使”的方剂制定原则。张仲景《伤寒杂病论》中的314首方剂，约2/3体现了这一组方原则。后世《千金要方》和《外台秘要》中诸多有效方剂的组成也都配伍严谨，主从有序，大都遵从或符合“君臣佐使”这一制方原则。现在，随着方剂实验研究的深入，进一步揭示了“君臣佐使”组方原则的科学内涵。当前各版本的《方剂学》教材，也均将“君臣佐使”作为方剂的组成原则，并将其上升到指导研究方剂配伍理论与方法的高度。可见“君臣佐使”是我们临床组方选药时必须遵守的基本原则。应该指出，方剂一方面是以治法作为组方选药的基础，另一方面也是治法的具体体现。此外，方剂是由具体的药物组成的，是对单味中药的组合应用。因此，中医的各项治则，如正治反治，标本缓急，以及中药的性味归经，升降浮沉等理论，应在方剂的具体制定过程中有所体现。

（三）“辨证论治”原则

辨证施治是中医诊断疾病的基本原则。辨证施治时，首先是采用望、闻、问、切等方法，搜集患者现有证候和病史等有关材料，再运用中医理论认识疾病、确定诊断，然后根据诊断，拟定治法，依法立方，随证遣药，进行治疗。由此可见，辨证施治是理、法、方、药在临床上的具体运用。在辨证施治中，辨证是运用中医理论，分析四诊所获得的感性认识，然后使感性认识上升到理性认识，明确疾病本质，掌握疾病的变化规律。施治是根据辨证的结果，拟定相应的治疗方法，遣方用药，解决疾病的治疗问题。

1. 辨证施治，治病求本，因病制宜。黄政德认为，治病求本是辨证施治中的一个根本原则，也就是说治病要抓住疾病的本质，切忌片面盲目施治，在了解疾病症状和病情的基础上，通过综合、分析和推理，透过现象，找出疾病本质，针对本质施治。如咳嗽是临床常见的病证，但是引起咳嗽的原因很多，有外感咳嗽、痰湿咳嗽、肝火犯肺咳嗽、肺虚咳嗽等，所以治疗咳嗽，不能见咳止咳，而必须治病求本。对于外感咳嗽者，治宜疏散外邪，宣通肺气；湿痰犯肺咳嗽者，治宜健脾燥湿，化痰止咳；肝火犯肺而咳者，治宜清泻肝火，润肺化痰；肺虚咳嗽者，治宜补肺宁咳。只有正确的治法指导处方用药，才能取得治病的效果。

2. 同病异治，异病同治，合理用药。相同的疾病，病因不同，症状和机体反应不同，需用不同的治法；同一疾病，在不同阶段，机体病变不同，也需用不同的方法治疗，这叫做同病异治。如感冒有风寒和风热的不同，治疗时就有辛温解表和辛凉解表之分，羚羊解毒片有疏风、清热解毒功效，治疗外感风热效果好，用于外感风寒则会加重病情；川贝止咳糖浆治疗风寒感冒咳嗽有效，若用于肺热咳嗽则会加重病情。又如同是哮喘病，寒证用散寒平喘，虚证用补虚平喘。不同的疾病，虽各有特殊性，但审其病机相同，即可采用相同的治法，这叫做异病同治。如久泻、久痢、脱肛、子宫脱垂等病，临床表现虽然不同，若都是中气下陷所致，都可用补中益气法治疗。

3. 缓则治本，急则治标，标本兼治。用标本的理论分析病情和确定治疗的轻重缓急，也是中医辨证施治的原则。标本在不同的疾病中，或者在疾病不同的阶段中，有其不同的情况。缓者治标是说病势缓和的慢性病，应把正气、病因、旧病、内脏等本的方面作为治疗的重点，而其他标的方面居于次要地位。如肾虚腰痛，肾虚是本、腰痛是标，治疗时应抓住肾虚这个本，腰痛的症状就会消失。又如肾阳虚不能化气行水，以致水液停蓄而成水肿之证。水肿是标，肾阳虚才是本，抓住肾阳虚这个本，投以温阳化气之方，使肾阳得温，气化复常，水肿也就可以逐渐消退。当疾病的标象出现严重迫急的情况，甚至足以危及生命时，就应当把标当作治疗的重点，这便是急则治标的意思。如脾肾两虚所致的腹腔积液，脾肾两虚为本，腹腔积液为标，若腹腔积液严重，腹胀满不能卧，呼吸急促，二便不利，就应先予以逐水治标，使腹腔积液暂消，然后再从本治。采取标本同时的治法，称为标本兼治。这一原则的运用范围很广，虽然形式上是标本兼顾，其实仍然有所侧重。

4. 病有浅深，治法有别，用药各异。一般地说，病在皮毛、肌腠部位为病势浅，属于表证；病在脏腑、血脉、骨髓的部位为病势深，属于里证。病变部位不同，病理改变不同，临床证候不同，因而治疗方法也应不同，根据病变部位的浅深，予以相宜的遣方用药，也是临床上辨证施治的一个重要的原则。病在肌肤的表证，一般是六淫外邪所致外感病的初起阶段，病变特点为外邪袭表，肺气失宣，病情尚属轻浅，此时人体内部脏腑功能一般尚未发生严重的障碍，可用解表祛邪之方剂。病位深在于里的病证使脏腑功能失调而成里证，里证的治疗绝不同于病位在肌表的初期阶段，必须根据里证的寒热虚实情况，给以相应的方剂治疗。

综上所述，黄政德认为，辨证施治是审证求因，针对病因施治的一种辨证方法。病邪的性质不同，在体内引起的病变也不同，所以治疗的方法也就不同，处方用药也就不同，只有科学继承和发扬祖国医学的基本理论，才能收到预期的治疗效果。

二、临床运用方剂时应注意的几个问题

黄政德认为，在临床实践过程中，除了根据具体情况制定新方剂以外，更多的情况下是选择使用现有的方剂。一般来讲，前人的方剂皆为医学理论精华和临床宝贵经验密切结合的智慧结晶，是我们的宝贵财富。许多方剂组织严谨，配伍巧妙，直到今天依法使用仍有良效。在临床运用时，我们不仅要选方恰当，而且也要进行适当的变化，以符合辨证论治的要求。重点要注意以下几个问题。

（一）方证合宜，谨守病机

中医治疗学的精髓是辨证论治，其具体内容可概括为理、法、方、药。理就是病理病机，是立法的根据。治疗疾病就是根据立法的要求来选择合适的方剂。因此辨证是否准确，决定了立法的正确性；而法的确立也决定了选方是否恰当。

可见“理”贯穿法、方、药的始终。从另一个角度讲，我们只有在精确理解了方剂的主治病证，治法依据，药物配伍特点等方义的情况下，才能做到选方精当。也就是说，我们一方面要准确地辨证，另一方面要准确地选方，二者有机结合方能体现“理”。因此，谨守病机才能做到方证合宜，才能收到比较好的临床效果。例如，对于“头痛，发热，恶寒，无汗，脉浮紧”的患者，辨证为风寒表实证，从辛温解表立法。而麻黄汤主治风寒表实，治法依据（或功效）就是辛温解表。所以，选用麻黄汤正是方证相宜，而贯穿两者的结合点，是“风寒束表”这一基本病机。

（二）随证化裁，灵活变通

疾病的临床表现是千变万化的，同一种疾病，在不同阶段会表现为不同的证。同时，患者体质差异或其他疾病的影响，以及治疗因素的干预等，也会使证的表现多样化。而相对来说，方剂的数量，尤其具体到某个医生能掌握的方剂数量是有限的，以有限之“方”来对应无限之“证”，就很难做到方证相符了。因此，必须灵活化裁，以适应证的变化。只有这样才可真正体现辨证论治的精神实质。至于变化的方法，不外乎药味的增减变化以及用量的调整，或者是剂型用法的改变。历代医家对此非常重视，提出“用药之巧，莫过于加减”“量乃汉方不传之秘”等。我们认识到只有采取适当的变化才能对应不同的病证，才能做到方证合宜，从而收到较好的治疗效果。而变化的尺度就是随证化裁，证同治同，证变方变，换句话说就是“有是证用是药”。对此前人积累了丰富的经验，焦树德教授将其归纳为“加、减、裁、采、穿、合、化”七法。由上可知，丰富的中药学知识，是我们恰当地化裁方剂的基础，应当将各种药物的性味归经、升降浮沉特性以及配伍禁忌、毒副作用等了然于胸。

（三）审时度势，三因制宜

三因制宜是中医的基本治则，在临床的遣方用药上最能得到全面的体现。这是因为遣方用药是辨证论治过程中最终环节，反映或代表了辨证论治的结果。因此，因人、因时、因地制宜，根据季节、地区以及人的体质、年龄等制定适宜的治疗方法，选择适当方剂，使用合适的药物是我们临床工作中应该恪守的原则。例如春夏季节，阳气升发，人体腠理疏松开泄，即使患了外感风寒，亦不宜过用辛温发散，以免开泄太过，耗伤气阴；而秋冬季节，阴盛阳衰，阳气敛藏，腠理致密，此时若非大热，应慎用寒凉，以防苦寒伤阳。三因制宜的实质就是具体问题具体分析，要求我们认清矛盾的特殊性，从而知常达变，有效地解决问题。

（四）关于剂型选择、煎服方法、饮食宜忌问题

无论是经方还是时方，对于上述问题都有比较具体的要求。临床用药，除了最常用的汤剂以外，还有丸、散、膏、丹、酒等许多剂型。根据证情的变化需要改变剂型时，处方应适当增减药物的用量。例如，生石决明、生赭石、生石膏一类质重的药物，在汤剂中往往用量较重，如将原方由汤剂改为

丸剂时，则可适当减轻其用量。对于方剂的煎服方法，饮食宜忌，《伤寒论》中有很好的范例。如桂枝汤方后注云："右五味，（㕮）咀三味，以水七升，微火煮取三升，去滓，适寒温，服一升。服已须臾，啜热稀粥一升余，以助药力。温覆令一时许，遍身（漐漐）微似有汗者益佳，不可令如水流漓，病必不除。若一服汗出病瘥，停后服，不必尽剂。若不汗，更服，依前法。又不汗，后服小促其间，半日许令三服尽。若病重者，一日一夜服，周时观之，服一剂尽，病证犹在者，更作服。若汗不出者，乃服至二三剂。禁生冷、黏滑、肉面、五辛、酒酪、臭恶等物。"

三、黄政德拟定方药经验举隅

（一）滋水涵木法——一贯煎

黄政德认为，在五行中，水与木是相生的关系，水为木之母，肾水为肝木之母，滋水即能涵木，以柔肝木刚悍之性。"'滋水涵木'适用于肾阴不足、水不涵木所致的肝阳上亢证。在清代名医魏玉璜《续名医类案》中的名方'一贯煎'中，重用滋肾养阴的生地黄为君药，且用麦冬、北沙参等滋阴养血药，佐一味川楝子以疏肝理气，滋阴补肾、补肝疏肝相结合。以上诸药，既调肝木之横逆，顺其条达之性，又寓滋水涵木之意，为'滋水涵木'之代表方。"

（二）培土生金法——参苓白术散

在五行中，"土"与"金"是相生的关系。土为金之母，脾土为肺金之母。脾主运化，若脾虚不运，水湿内停，聚而为痰为饮，上犯于肺，可见咳喘等肺系病证。黄政德认为，“补脾气以益肺气的方法，适应于脾气虚弱，不能资助肺的肺脾气虚证，或主要因肺气虚而引起的肺脾两虚证，如仅从肺脏论治，则咳喘难止或虽止而易复发，此时当培土生金。譬如参苓白术散，方中以四君子汤补脾胃之气为主药，配以甘淡之白扁豆、薏苡仁、山药，甘涩之莲子，辅助白术健脾，又能渗湿而止泻，加辛温芳香之砂仁醒脾，佐四君子汤使脾胃运化，令上下气机贯通，吐泻可止。桔梗一味为手太阴肺经引经药，配入本方，如舟楫载药上行，达于上焦以益肺。肺为水之上源，肺气宣通则水道通利而湿有去路，从而也可用治肺气虚之久咳痰多，为培土生金法的代表方。”

（三）泻南补北法——虎潜丸、大补阴丸

在五行中，火与水是相克的关系。针对肾阴不足、心火偏亢的心肾不交证，宜泻心火、补肾水，“泻南”即为泻心火，“补北”也称补肾水，“泻南补北”可制约人体水火之平衡。黄政德认为，“早在元代，朱丹溪在《丹溪心法》中用‘泻南补北法’来治疗痿证，创立了虎潜丸、大补阴丸，对后世影响很大。此外，针对伴有焦虑抑郁情绪的失眠患者，在遣方用药时，可用黄连、黄芩清泻心火、泻热除烦，阿胶滋肾阴、补肾水，百合、合欢皮、远志养心安神，刺五加、柴胡调畅情志等，合用使心肾交合，水升火降，也是泻南补北、滋阴降火的典型方，对治疗肾阴不足、心火偏亢之心肾不交之证有较好的疗效。”

（四）培土制水法——真武汤

在五行中，土与水是相克的关系。脾土主运化水湿；肾主水，调节人体水液代谢。若对于因脾肾阳虚导致的水肿，遣方用药不宜过度攻伐“水邪”，否则更伤正气，宜健脾以制约“水邪”，即“培土制水”。“温运脾阳或健脾温肾法治疗寒湿，适应于脾虚不运或脾肾阳虚，水湿泛滥而致的水肿胀满之证。此类水肿由脾不制水所致，如真武汤是治疗脾肾阳虚、水湿泛溢的基础方。方中以大辛大热的附子为君药，温肾助阳，以化气行水，兼暖脾土，以温运水湿。臣以茯苓、白术健脾利湿，淡渗利水，使水气从小便而出。佐以生姜之温散，既助附子以温阳祛寒，又伍茯苓、白术以散水湿；其用白芍者，乃一药三用，一者利小便以行水气，一者柔肝以止腹痛，一者敛阴舒筋以止筋惕肉，还可防止附子燥热伤阴，此方治当以温肾为主，兼顾健脾，是培土制水法的代表。”

（五）益气活血法——加味丹参饮

在长期临床实践过程中，黄政德认为，许多现代疾病的病机多与气虚血瘀相关，尤其是心肌疾病。基于临床实际，黄政德根据清代陈念祖《时方歌括》中的丹参饮，并结合自身长期的临床经验，化裁拟定加味丹参饮，该方由丹参、红花、檀香、黄芪、赤芍、生地黄、川芎、当归等中药组成。方中丹参、黄芪为君药且重用，以益气活血；辅以赤芍、红花、当归、川芎活血化瘀，全方共奏益气活血、通络止痛之功。

XIABIAN

下编

MINGYI JINGYAN JINGCUI BIAN

名医经验精粹编

第一章　心　病

第一节　心　悸

心悸是指由于体虚、劳倦、情志、外邪、药食不当所引起的以痰浊、水饮、瘀血、邪毒阻滞心脉，致心神失养或心神受扰，从而导致出现自觉心中悸动不安，甚则不能自主症状的一类病证。心悸可分为惊悸和怔忡：惊悸，多与情志有关，常由骤遇惊恐、悲痛过极、忧思恼怒或精神紧张而诱发，多呈阵发性，病情较轻，多可自行缓解。怔忡则多由久病体虚，心神失养所致，无情绪波动时亦可发生，常持续心悸，心中惕惕，不能自已，病情较重，无法自行缓解。常伴有胸闷、气短、失眠、健忘、眩晕等症状。多由劳累、情志刺激、感受外邪及药食不当而诱发，亦可无明显诱因或安静时发病。

心悸的病机可以归纳为心之气血阴阳亏虚，心失所养或邪扰心神，心神不宁。本病病位在心，与肺、肝、脾、肾密切相关。心之气血阴阳亏虚或邪扰心神可导致心悸；若邪毒犯肺，肺失宣肃，内舍于心，亦可致心悸；或肝失疏泄，气滞血瘀，心血不行，亦可致心悸；或脾失健运，痰湿内生，蒙蔽心神，亦可致心悸；若肾水亏虚，不能上制心火，心肾不交，亦可致心悸。其病性分虚实两方面，常相互兼夹或转化。虚者为气、血、阴、阳亏虚，心失所养；实者多由水饮上泛、瘀血内阻、痰火扰心、邪毒犯心，气血运行不畅所致。实证日久，伤及正气，可兼见气、血、阴、阳之亏虚；虚证也可因虚致实，导致虚实夹杂之证候，如阴虚兼痰热或血瘀、阳虚夹水饮、痰湿等。若病程日久，阴损及阳，或阳损及阴，可出现阴阳俱损之候。若起病急骤，或慢性起病而见短时间内恶化，心阳暴脱，则可出现厥脱等危候。

黄政德治疗心悸，以益气养阴活血为其基本治法，主方多以加味丹参饮（丹参、檀香、生地黄、当归、川芎、赤芍、红花、黄芪等）加减化裁。加味丹参饮乃黄政德根据清·陈修园《时方歌括》丹参饮结合临床实践化裁而来，原书云："心腹诸痛有妙方，丹参为主义当详，檀砂佐使皆遵法，入咽咸知效验彰。"丹参味苦微寒，归心、肝经，活血祛瘀止痛而不伤气血，兼凉血养血、除烦安神，故为君药。檀、砂二药温中行气止痛为佐使，辅助丹参活血祛瘀行气止痛。此三味药，性味平和，气血双调，重在化瘀，使瘀化气畅痛自止。修园创立此方，兼顾气血阴阳，用"治心胃诸痛，服热药而不效者"，黄政德认为加味丹参饮主要用于治心悸，病位在心不在胃，故去原方砂仁，加川芎、赤芍、当归、黄芪等通补气血之药。黄芪补气培元，扶助心气，通调血脉，辅以川芎、赤芍加强活血祛瘀之功，生地黄、当归养阴活血通经，扶正濡养治本，适当选择白芍、西洋参等养阴药物。诸药合用，祛邪不伤正，扶正不碍邪，用药精妙，配伍得当，攻补兼施，为治疗心悸之良方。

黄政德临证用药特色：黄政德辨治心悸擅长根据病情的轻重缓急，症状变化，以本方为基础灵活加减化裁，以心悸胸闷为主症，出现气短、口渴、失眠等气阴两虚症状者，常用加味丹参饮合炙甘草汤加减化裁；若见胸部憋闷、痞塞不舒、咳嗽吐痰，甚或喘息，舌黯苔厚腻，脉弦滑等痰瘀互结症状突出者，常用瓜蒌薤白半夏汤合加味丹参饮加减化裁。若兼心血不足，常减燥烈之川芎，加养血安神之龙眼肉；若出现下肢浮肿，常加牛膝、泽泻利水下行；若心烦不寐，常加浮小麦、大枣取甘麦大枣汤之意；若见心慌，易受惊吓，常加煅牡蛎、煅龙骨、龙齿、茯神；若兼纳食欠佳，常加炒麦芽、白扁豆、淮山；若兼有痰少难咳，常加蒲公英、瓜蒌仁、前胡等。

案一：气阴两虚证

李某，男，70岁，郴州市，2012年6月4日初诊。主诉：活动后胸闷、心悸、头晕10余年。现病史：患者诉胸闷、心悸、头晕多年，积极治疗效果一般。余无明显异常。2012年5月14日入住资兴市中医院，西医诊断：①冠心病；②高血压病。经扩冠、抗凝、抗血小板聚集、降脂降压等处理，临床症状有所改善。现症见：凌晨3、4点常发胸闷、气短，伴心悸、头晕、双下肢乏力、走路不稳，口干，纳可，二便调，乏力，舌淡苔少，脉虚。

西医诊断：慢性胃炎。

中医诊断：心悸。

辨证：气阴两虚证。

治法：益气养阴活血。

处方：加味丹参饮合炙甘草汤加减。

炙甘草25g，当归10g，桂枝10g，厚朴10g，瓜蒌15g，红花5g，丹参15g，川芎10g，五味子5g，酸枣仁10g，龙眼肉15g，西洋参15g，玄参10g。

7剂，水煎服。嘱饮食清淡，忌食肥甘厚味辛辣之品。

2012年7月9日二诊：病史同前，服药后症状有所缓解，停药后复发，现头晕较甚，无头痛，活动后加重，伴欲呕，走路不稳。凌晨胸闷心慌，偶伴胸痛，纳可，二便正常。舌苔黄厚，脉弦。考虑患者肝经有热，宜清热疏肝。停药复发，胸闷心慌，胸痛，考虑久病入络，酌情配伍祛风通络之品，主方仍以加味丹参饮益气活血养阴。方药如下：

川芎15g，薏苡仁20g，羌活10g，牛膝20g，丹参15g红花10g黄芩6g柴胡10g，生地黄15g，甘草3g，茯苓10g。

14剂，水煎服，1日分2次口服。嘱饮食清淡，忌食肥甘厚味辛辣之品。

服药后诸症明显减轻，随访半年，病情稳定。

病案分析：黄政德认为，冠心病属于中医“心悸”“胸痹心痛”“真心痛”等范畴，其病位在心，涉及脾、肝、肾，以脏腑虚损、气血阴阳不足为本，以气滞、血瘀、痰浊和寒凝等为标，同时黄政德临床观察到现代人生活节奏过快，工作劳累，终日少动，饮食作息规律紊乱，易导致冠心病患者胸闷胸痛长期、反复发作。且性情多偏烦躁，易自汗，五心烦热，心悸气短失眠，舌质红黯，苔少，脉细数。因此黄政德认为本病又以气虚、阴虚最为突出，气阴两虚、瘀血痹阻则是冠心病的重要病机，因此黄政德根据冠心病患者常见病因病机，结合中医脏象、气血理论及多年临床实践，认为益气养阴活血为冠心病的重要治法。辨证以心气亏虚证最多，后依次为气阴两虚证、心阳亏虚证。本案患者症见心悸伴胸闷气短、头晕、双下肢乏力、走路不稳，口干，舌淡苔少脉虚。初诊为气阴两虚证，治宜益气养阴活血，方以加味丹参饮合炙甘草汤加减化裁。二诊停药复发，症见胸闷、心慌、胸痛，考虑久病入络，故配伍祛风通络之品如薏苡仁、羌活等加强活血化瘀通络之功，舌苔由苔少转为黄厚苔，脉由虚转为弦，气血来复而肝经有热，故加柴胡、黄芩清热疏肝。主方仍以加味丹参饮益气活血养阴。黄政德运用益气养阴活血贯穿该病治疗之始终，又以加味丹参饮为基础灵活加减化裁，体现了重视益气养阴活血与辨证论治加减的学术思想，正印证了仲景有云“随证治之”。

案二：气滞血瘀证

刘某平，女，60岁，2019年10月26日就诊。主诉：胸闷、心悸伴阵发性胸痛半月余。现症见：患者诉10月7日左右感冒后出现心悸，胸闷，偶有胸痛，伴头晕目眩，视物旋转，胁下有胀痛、刺痛感，时时太息，大便溏结不调，性格急躁易怒，夜不易入睡，气促不明显，二便调，纳一般，舌淡，苔薄黄，舌下络脉迂曲，脉弦。心电图示：①窦性心律；② V5、V6导联T波改变。

西医诊断：冠心病，稳定型心绞痛。

中医诊断：心悸。

辨证：气滞血瘀证。

治法：行气活血，通阳清热。

处方：加味丹参饮合四物汤加减。

丹参15g，厚朴15g，瓜蒌仁10g，薤白10g，生地15g，当归15g，川芎10g，赤芍10g，蒲黄10g，黄芪15g，白芍10g。

14剂，水煎服，1日分2次口服。嘱清淡饮食。

后随访，患者病情已好转，服药后竟未复发，后再无来诊。

病案分析：心悸，简称悸，其重症为怔忡。指不因惊吓而自心跳不宁，难以自主的疾患。《伤寒明理论卷中·悸》："悸者，心忪是也，筑筑惕惕然动，怔怔忪忪，不能自安者是矣。"心悸之证，多由气血虚弱、痰饮内停、气郁血瘀等原因所致。加味丹参饮为黄政德常用方，方中以丹参为君药，重用以活血祛瘀；并辅以赤芍、红花活血化瘀，当归、生地能养血活血通经；川芎理气活血止痛，檀香行气散寒止痛，使气行则血和，血和则气畅。全方共奏行气活血，化瘀止痛之功，为黄政德临床治疗心悸的基础方。而此患者基本病机为气滞血瘀，心血瘀阻，心失所养，心神不宁，故见心悸，夜不易入睡。肺居胸中，主气，司呼吸，血为气之府，血瘀则气滞，故见胸闷。气血凝滞不通，胸阳被遏，故偶有胸痛；气滞不甚严重，故气促不明显。血瘀气滞易郁久化热，故舌淡，苔薄黄，舌下络脉迂曲，脉弦。法当行气活血，通阳清热。故方以加味丹参饮合四物汤加减。因患者有胸闷之症，故加赤芍以清热凉血，活血祛瘀，白芍酸敛，以防胸阳不通；配以丹参、蒲黄加强清热活血消瘀之效；瓜蒌仁豁痰宽胸，薤白通阳散结。《灵枢·五味》篇有“心病宜食薤”之说；厚朴行气除满，再配以黄芪补气升阳。黄政德强调，治疗心病时须注重祛瘀生新，如《金匮要略》云：“干血不去，则足以留新血而灌溉不周。”《血证论》又云：“凡血证总以去瘀为要”。可见祛瘀生新的重要性。无论是痰湿还是气滞，都会导致血脉瘀滞不通，“瘀血不去，新血不生”。因此可加用丹参、川芎、当归等活血化瘀之品以“祛瘀血，生新血”。此外，活血化瘀时可随症加用行气导滞之品，如伴脘腹胀满加木香、厚朴；伴积滞内停、大便不通加枳实；伴心腹冷痛加檀香等，取“气行则血行”之义。诸法合用，不可偏废，方有良效。

案三：心脾两虚证

熊某梅，女，52岁，2019年9月24日就诊。主诉：胸闷、心慌半年余。现症见：胸闷心慌，手足冰凉，汗多，动则为甚，畏冷，以颈部明显，口干，纳寐可，小便黄，大便调，舌红苔黄燥，脉弦。查肝胆胰脾B超示：①脂肪肝；②胆囊炎合并炎性息肉声像；③右肾泥沙结石声像；④胃窦胃炎声像；⑤胃黏膜脱垂声像；⑥胃窦部近幽门处低无回声，提示小囊肿可能。24小时ECG示：①窦性心律；②频发房性早搏。

西医诊断：①心律失常，房性早搏；②慢性胆囊炎；③肾结石；④慢性胃炎。

中医诊断：心悸。

辨证：心脾两虚证。

治法：益气养阴，疏肝健脾。

处方：甘麦大枣汤合归脾汤加减。

浮小麦10g，丹参15g，生地10g，当归10g，麦冬10g，酸枣仁10g，合欢花10g，陈皮9g，远志10g，白术10g，防风10g，蝉蜕5g，地肤子10g，蔓荆子10g，大枣3枚，炙甘草5g。

14剂，水煎服，1日分2次口服。

患者诉服药后胸闷心慌大减，服至10剂时诸症悉愈，服完14剂，后无复发。

病案分析：心悸是因外感或内伤，致气血阴阳亏虚，心失所养；或痰饮瘀血阻滞，心脉不畅，引起以心中急剧跳动，惊慌不安，甚则不能自主为主要临床表现的一种病证。《内经》虽无心悸或惊悸、怔忡之病名，但有类似症状记载，如《素问·举痛论》："惊则心无所依，神无所归，虑无所定，故气乱矣。"

并认为其病因有宗气外泄，心脉不通，突受惊恐，复感外邪等，并对心悸脉象的变化有深刻认识。《素问·三部九候论》说："参伍不调者病"，最早记载脉律不齐是疾病的表现。《素问·平人气象论》说："脉绝不至曰死，乍疏乍数曰死。"最早认识到心悸时严重脉律失常与疾病预后的关系。汉代张仲景在《伤寒论》及《金匮要略》中以惊悸、心动悸、心下悸等为病证名，认为其主要病因有惊扰、水饮、虚损及汗后受邪等，记载了心悸时表现的结、代、促脉及其区别，提出了基本治则及炙甘草汤等治疗心悸的常用方剂。宋代《济生方·惊悸怔仲健忘门》率先提出怔仲病名，对惊悸、怔仲的病因病机、变证、治法作了较为详细的记述。《丹溪心法·惊悸怔忡》中提出心悸当"责之虚与痰"的理论。明代《医学正传·惊悸怔忡健忘证》对惊悸、怔忡的区别与联系有详尽的描述。《景岳全书·怔忡惊恐》认为怔忡由阴虚劳损所致，且"虚微动亦微，虚甚动亦甚"，在治疗与护理上主张"速宜节欲节劳，切戒酒色"；"速宜养气养精，滋培根本"。清代《医林改错》论述了瘀血内阻导致心悸怔忡，记载了用血府逐瘀汤治疗心悸每多获效。心悸虚证由脏腑气血阴阳亏虚、心神失养所致者，治当补益气血，调理阴阳，以求气血调畅，阴平阳秘，并配合应用养心安神之品，促进脏腑功能的恢复。心悸实证常因于痰饮、瘀血等所致，治当化痰、涤饮、活血化瘀，并配合应用重镇安神之品，以求邪去正安，心神得宁。临床上心悸表现为虚实夹杂时，当根据虚实之多少，攻补兼施，或以攻邪为主，或以扶正为主。本次医案中病人胸闷，心慌半年余，伴手足冰凉，汗多，动则为甚，畏冷，颈部明显，纳寐可，口干，小便黄，大便调，舌红苔黄燥，脉弦，辨为心脾两虚证。患者胸闷心慌心悸，为心之正气不足之象，故时发心悸；又其手足冰凉，畏寒，汗多，动辄为甚，考虑阳气亏虚失于固摄与温煦，而“汗为心之液”，汗出过多常易耗伤心之阴血，加剧心悸，故心悸汗出，动辄尤甚。而此病人又可见口干，小便黄，舌红苔黄燥，脉弦，疑为肝郁。追问病史，患者诉平素常由于琐事郁怒不已，又无处宣泄，久积于心，经常自觉悲伤不已，时时欲哭。肝气主升，具有木的冲和条达、伸展舒畅之性能，并主疏泄，性喜条达而恶抑郁，患者郁怒久积于心，伤及心肝脾三脏，故在胸闷心慌汗多的基础上见舌红苔黄燥，脉弦。治宜益气养阴，疏肝健脾，方选甘麦大枣汤合归脾汤加减。“妇人脏躁，喜悲伤欲哭，象如神灵所作，数欠伸，甘麦大枣汤主之”。甘麦大枣汤为治脏躁之代表方，其具甘润滋脾、养心宁神、和中缓急之功，症见悲伤欲哭、心中烦乱、眠艰不安而不能自主，甚则言行失常、呵欠频作、舌淡苔少、脉细微数，现代常用于治疗神经官能症、癔病、抑郁症、更年期综合征、神经衰弱及失眠等症。本方用药极其平淡，然辨证准确，此三物之用则常能大建奇功。而归脾汤多见心悸怔忡，健忘失眠，盗汗，体倦食少，面色萎黄，舌淡，苔薄白，脉细弱等心脾气血两虚之证。黄政德以甘麦大枣汤合归脾汤加减，酌加合欢皮、地肤子、蔓荆子等药，独辟蹊径，共奏益气养阴，疏肝健脾之功。今之心悸病人，症状往往并非单一，故应视患者情况，灵活组方加减，但总要分清虚实，勿犯“虚虚实实”之戒。

第二节 胸痹心痛

胸痹心痛是由于正气亏虚，饮食、情志、寒邪等所引起的以痰浊、瘀血、气滞、寒凝痹阻心脉，以膻中或左胸部发作性憋闷、疼痛为主要临床表现的一种病证。轻者偶发短暂轻微的胸部沉闷或隐痛，或为发作性膻中或左胸不适感；重者疼痛剧烈，或呈压榨样绞痛。常伴有心悸，气短，呼吸不畅，甚则喘促，惊恐不安，面色苍白，冷汗自出等。多由劳累、饱餐、寒冷及情绪激动而诱发，亦可无明显诱因或安静时发病。

胸痹心痛的病机关键在于外邪或内伤引起心脉痹阻，其病位在心，与肝、脾、肾三脏功能失调有密切关系。因心主血脉的正常功能，有赖于肝主疏泄，脾主运化，肾藏精主水等功能正常，若肝失疏泄或疏泄太过，则可出现气滞血瘀，阻滞心中，发为胸痹心痛；若脾失健运，则津液不布，遂聚为痰，蒙蔽胸中，常痰瘀互结，心脉痹阻，不通则痛，发为胸痹；若肾气亏虚，精血渐衰，阳气亏于下，水饮上泛于心，或肾阴亏虚不能上济于心，心阴耗伤，失于濡养而成胸痹。胸痹心痛其病性有虚实两方面，常常为本虚标实，虚实夹杂，虚者多见气虚、阳虚、阴虚、血虚，尤以气虚、阳虚多见；实者不外气滞、寒凝、痰浊、血瘀，并可交互为患，其中又以血瘀、痰浊多见。但虚实两方面均以心脉痹阻不畅，不通则痛为病机关键。发作期以标实表现为主，血瘀、痰浊为突出，缓解期主要有心、脾、肾气血阴阳之亏虚，其中又以心气虚、心阳虚最为常见。以上病因病机可同时并存，交互为患，病情进一步发展，可见下述病变：瘀血闭阻心脉，心胸猝然大痛，而发为真心痛；心阳阻遏，心气不足，鼓动无力，而表现为心动悸，脉结代，甚至脉微欲绝；心肾阳衰，水邪泛滥，凌心射肺而为咳喘、水肿，多为病情深重的表现，要注意结合有关疾病相互参照，辨证论治。

黄政德临证注重辨证论治，病证结合，且强调发作期以标实为主，“急则治其标”，常见痰阻心脉证、气滞血瘀证和心血瘀阻证；缓解期以本虚为主，常见气阴两虚证。须标本兼治，且要做到补虚勿忘邪实，祛实勿忘本虚。而胸痹心痛病机总属于心脉痹阻，故黄政德在临床实践中常常加味丹参饮以治疗胸痹心痛属痰瘀互阻证，并获得良好临床疗效。加味丹参饮乃黄政德根据清·陈修园《时方歌括》丹参饮结合临床实践化裁而来，原书云：“心腹诸痛有妙方，丹参为主义当详，檀砂佐使皆遵法，入咽咸知效验彰”。黄政德根据病人临床症状进行加减，化裁为加味丹参饮（丹参、檀香、生地黄、当归、川芎、赤芍、红花、黄芪等）。其重用丹参，一味丹参，功同四物，能补能攻，其归手少阴心经、手厥阴心包经和足厥阴肝经，善走血分。檀香味辛，性温，无毒。主入脾、胃、肺经。长于理气，和胃，主要用于治心腹疼痛，噎膈呕吐，胸膈不舒。其味辛能散能走，且温能通，故行气止痛，解胸中气结而除心痹。砂仁性温，味辛，具温脾暖肾之功，且下气止痛、宽胸膈、疏气滞、除呕逆、增食欲、止冷泻、开胃、化滞、消食的辛香沁脾，和中祛滞功效，可治疗腹痛胀满、肠鸣泄泻痛等症。全瓜蒌清热涤痰，宽胸散结，用于胸痹心痛，配伍丹参化痰开结，解胸痹，止心痛。当归补血，活血，止痛，主血虚诸证，配丹参一温一凉，共奏活血去瘀，活中兼补，养血通脉之功。

黄政德老师用药特色：若心动悸，脉结代，加炙甘草汤，如生地、大枣、阿胶、麻子仁、桂枝、麦冬等；若失眠多梦，盗汗自汗，加酸枣仁汤，如酸枣仁、茯神、柏子仁、远志、五味子等；若遇天寒变化，冷痛不止，加苓甘五味姜辛汤，如茯苓、甘草、干姜、细辛、五味子、半夏、杏仁、桂枝、薤白等；若胸闷窒塞，气短欲绝，加参七散如人参、三七粉、香附、西红花等；若胸闷、胃脘不适，食后心痛，加小陷胸汤，重用瓜蒌等；若大便秘结，加麻子仁丸，如麻子仁、大黄、枳实、杏仁等。

案一：心血瘀阻证

周某清，中年男性，长沙本地人，2013 年 5 月 6 日初诊。主诉：左胸闷痛 20 天。患者于 20 天前无明显诱因出现左胸闷痛难忍，甚则牵引连及左臂疼痛，稍事活动则症状加重，休息不能缓解。曾于 4 月 18 日去旺旺医院检查，运动平板试验示阳性，恢复期室性早搏 2 次；又赴湘雅医院附属二院进一步检查，心脏彩超示：高血压所致心脏改变。患者既往未发现高血压病病史，故来就诊寻求中医治疗。现症见：晨起左胸闷痛，牵引至左臂疼痛，近2日病情加重，寐不安，纳尚可，二便尚调。舌淡红苔薄黄，脉弦略涩。本院肝胆胰脾心脏彩超示：①轻度脂肪肝声像；②左房稍大；③主动脉弹性减退；④左室顺应性降低。ECG示：正常心电图。

西医诊断：不稳定性心绞痛。

中医诊断：胸痹心痛。

辨证：心血瘀阻。

治法：活血化瘀，通脉止痛。

处方：加味丹参饮加减。

丹参10g，蒲黄10g，檀香10g，川芎10g，当归10g，红花5g，白芍10g，田三七10g，厚朴10g，甘草3g。

12剂，水煎服，1日分2次口服。嘱清淡饮食。

2013年5月20日二诊：患者服上药后症状较前明显好转，左胸稍闷痛已能忍受，但仍牵引左臂疼痛，活动后症状仍有些许加重，纳寐尚可，二便调。药已既效，效不更方，患者舌苔仍黄，前方加滋阴凉血生地一味再进14剂。

2013年9月9日三诊：患者症状明显改善，已停药，前来续方，现活动后胸闷气促少发，偶伴胸痛，持续时间较短，休息后可缓解，纳寐可，二便调。舌淡，脉细。现调补疏通为主，前方继进14剂以善后。

病案分析：本例属心血瘀阻之实证，加味丹参饮是化瘀行气止痛之良方。本例体现了重视调理气机的思想，认为气通则阳气畅、气达则瘀血去、气畅则痰饮散、气顺则痹结开。故在选用丹参、蒲黄、红花以行血外，根据病情而适当选用檀香、川芎、厚朴等行气理气之品，总以宽胸散结、调畅气机为要。诸药配伍，故有良效。患者年过半百，胸痹心痛多发于中老年人，以脏腑虚损、阴阳气血失调为本，以六淫七情之气滞、血瘀、痰浊、寒凝等造成脉络痹阻不通为标，心气不足，鼓动无力，血行滞涩，瘀阻脉络，心脉不畅，"不通则痛"，发为胸痹心痛；其劳则耗气，故常在劳累、活动后反复出现并加重。舌苔薄黄，脉弦略涩均为心血瘀阻之征。

案二：痰瘀互结证

李某，女，64岁，2012年3月19日初诊。主诉：反复阵发性胸痛4年余，加重10月余。患者既往有脑出血、冠心病、心力衰竭病史。2011年9月外院ECG示：①窦性心律；②完全性左束支传导阻滞；③继发性加原发性ST-T改变。现症见：阵发性胸闷，活动后气促，持物不稳，双腿乏力，易感冒，纳寐可，二便调，舌黯苔薄白，脉细数，BP：130/50mmHg。

西医诊断：①冠心病，不稳定型心绞痛；②慢性心力衰竭；③脑出血后遗症期。

中医诊断：胸痹心痛。

辨证： 痰瘀互结证。

治法：养阴活血，化痰祛瘀。

处方：加味丹参饮合瓜蒌薤白半夏汤加减。

瓜蒌15g，法半夏10g，炙甘草15g，桂枝10g，茯苓15g，白术10g，当归10g，五味子5g，赤芍10g，檀香10g，丹参15g。

7剂，水煎服，1日分2次口服。嘱清淡饮食。

2012年3月26日二诊：患者服药后症状大有好转，现症见：心前区疼痛，活动后加重，咳嗽，咳少量白色泡沫痰，夜间盗汗，口干，纳可，夜寐不安，二便调。前方效佳，加薤白10g理气宽胸。继予14剂，水煎服。后随访病情稳定。

病案分析：冠心病心绞痛包括稳定型心绞痛和不稳定型心绞痛，按其症状应属于中医学“胸痹心痛”范畴。年老体衰，饮食不节，情志内伤等都可导致本病的发生。关于病机，后世多推崇张仲景在《金匮要略·胸痹心痛短气病脉证治》中的观点：“夫脉当取太过不及，阳微阴弦，即胸痹而痛，所以然者，责其极虚也。今阳虚知在上焦，所以胸痹、心痛者，以其阴弦故也。”其概括本病的病机为“阳微阴弦”，阐发了胸痹心痛属上焦阳虚，阴邪上乘，胸阳闭塞，不通则痛的病机实质。黄政德根据冠心病患者常出现的病因病机，结合中医脏象、气血理论及自己临床实践，倡导益气养阴活血为冠心病的基本治疗原则。本案患者主诉为反复阵发性胸痛4余年，加重10余月阵发性胸闷。查其脑出血后时有胸痛，考虑为瘀血阻络。而兼见活动后气促，持物不稳，双腿乏力，易感冒，纳寐可，二便调，舌苔薄白，考虑为阳气亏虚，失于固摄，而脉细数为阴血亏虚之兆。此外，患者有咳嗽咳痰，痰多质稀，疑为痰瘀互结之证。故辨为胸痹心痛心阴亏损，痰瘀互结证。治宜养阴活血，化痰祛瘀，方以加味丹参饮合瓜蒌薤白半夏汤加减化裁，而心阴已亏，温燥之药虽能温通心脉，但易劫伤心阴，故去薤白、川芎、红花者，恐药性温烈行散太过，耗伤心阴也。

案三：气滞血瘀证

王某，男，70岁，2012年6月4日初诊。主诉：活动后胸闷胸痛10余年。患者活动后胸闷胸痛已10余年，2012年5月14日于当地医院诊断为：①冠心病，不稳定型心绞痛；②高血压病3级，极高危。经扩冠、抗凝、抗血小板聚集、降脂降压等处理，临床症状改善不明显。现症见：活动后胸闷胸痛，刺痛为主，伴胸胁胀满，纳可，二便正常。舌黯苔黄厚，脉弦。ECG示：①窦性心律；②V2 ~ V4导联ST–T改变。血生化：心肌酶谱正常。

西医诊断：①冠心病，不稳定型心绞痛；②高血压病3级，极高危。

中医诊断：胸痹心痛。

辨证：气滞血瘀证。

治法：行气化瘀，通脉止痛，解郁除热。

处方：加味丹参饮加减。

丹参15g，川芎15g，红花10g，生地黄15g，当归10g，柴胡10g，薏苡仁20g，牛膝20g，黄芩6g，甘草3g。

7剂，水煎服，1日分2次口服。嘱清淡饮食。

2017年7月9日二诊：患者服药后症状明显缓解，但停药后复发，活动后出现胸部刺痛，气短乏力，头晕，口干，夜寐欠安，纳可，二便调。舌红苔少，脉弦细。辨证为气阴两虚证，治宜益气养阴、活血通络，方用炙甘草汤合加味丹参饮加减：

炙甘草25g，西洋参15g，桂枝10g，生地黄15g，玄参10g，丹参15g，当归10g，红花5g，川芎10g，五味子5g，酸枣仁10g，厚朴10g。

14剂，水煎服，一日分2次口服。

服药后症状明显缓解，遂未再次前来就诊。

病案分析：沈金鳌在《杂病源流犀烛·心痛源流》中云："夫心主诸阳，又主阴血，故因邪而阳气郁则痛，阳虚而邪盛者亦痛，因邪而阴血凝注者痛，阴虚而邪盛者亦痛。"阐释本病的病机为本虚标实之证。黄政德认为本虚多为气阴两虚，标实多责之痰凝、血瘀、气滞，其原因多与现代人生活节奏过快，工作劳累，终日少动，饮食作息规律紊乱相关。工作劳累而少动之人体质多见气虚气滞，"气为血之帅"，气虚则推动无力而致血瘀；随着生活水平提高，人多食肥甘厚腻，致脾胃受损，运化失常，痰浊内生，阻滞脉道；脾为湿困，生化不足，或年老体衰肾虚不荣，致心血不足而见阴虚诸症。本案患者以胸部闷痛、刺痛为主，且胸胁胀满，脉弦，为气滞血瘀之象。因患者病程日久，瘀滞化热，可见舌苔黄厚。血与气关系密切，不可须臾相离，气行则血行，气滞则血凝，故予加味丹参饮活血化瘀，加柴胡行气除胀，并助血行。因有郁热之象，加清热燥湿之黄连、胜湿清热之薏苡仁、引火下行之牛膝，从上中下三焦清热解郁。二诊时虽诸症皆有好转，但仍有胸部刺痛之瘀血未尽之象，另见气短乏力、头晕口干、夜寐欠安，结合舌脉可辨证为气阴两虚证，多为胸痹心痛久病之后的表现；因痰瘀久滞，郁而化热，耗伤气血精液。治宜益气养阴，活血通络，处方之以炙甘草汤合加味丹参饮。加味丹参饮是黄政德治疗胸痹心痛的常用方剂，十分切合胸痹心痛病“心脉痹阻”的病机。而炙甘草汤则是《伤寒论》治疗“心动悸、脉结代”的名方。其证是由伤寒汗、吐、下或失血后，或杂病阴血不足，阳气不振所致。阴血不足，血脉无以充盈，加之阳气不振，无力鼓动血脉，脉气不相接续，故脉结代；阴血不足，心体失养，或心阳虚弱，不能温养心脉，故心动悸。治宜滋心阴，养心血，益心气，温心阳，以复脉定悸。黄政德取两方相合而加减，方中重用炙甘草甘温益气，通经脉，利血气，缓急养心；以西洋参易人参，合生地黄气阴双补，生津止渴，并可防桂枝辛香走窜太过；五味子益气生津除烦，虚烦不寐加酸枣仁宁心安神，阴虚烦渴加玄参滋阴降火；加味丹参饮活血通络，祛瘀生新。全方既可甘温，益气养阴，又可辛香，活血通络，温而不燥，滋而不腻，故而取效。

上述三个医案均以益气活血养阴为基本治法，基本方为加味丹参饮，根据患者的不同临床表现，四诊合参，分别加以通络止痛、化痰利气、宣郁泄热等治法，故提示我们，胸痹心痛病虽以益气活血养阴为治疗大法，但临证时尚需根据具体证候灵活加减化裁，方可有的放矢。

第三节　不　寐

不寐是指由于情志、饮食、劳逸、体虚所引起的以肝郁、痰热内扰心神，致阴盛阳衰，阴阳失交，导致心神失养或心神不安，从而表现为睡眠障碍的一类病证，其轻者入睡困难，或寐而不酣，极易惊醒，或睡眠不深，时寐时醒，醒后难以入眠，重者彻夜不能寐，常伴有头昏头痛、心悸健忘、心烦、神疲乏力等。不寐多呈持续性，若由于一时情志影响或生活环境改变而引发的暂时性失眠不属于病态，年老之人少寐而早醒，亦多属生理状态。

不寐多由情志失调、劳逸过度、饮食不节、久病体虚而引起，临床上无明显诱因亦可发病。不寐的病因较多，但其病机不外乎阳胜阴衰，阴阳失交。若阳胜不得入阴，则见阳胜伤阴之候，如心烦易怒，不寐多梦，伴口燥咽干，口苦，便秘，溲赤等，可由肝经火盛而耗伤心之阴血，从而肝火扰心，发为不寐；若阴虚不能纳阳，则可见心烦失眠，五心烦热，心悸心慌，眠浅难寐等阴虚火旺之象，阴虚久病渐生火热，则更亦伤及阴血，久而久之，阴阳俱损。本病病位在心，与肝、脾、肾密切相关。肝藏魂，其魂随寐而出入游返于内外，若肝被邪热所扰，气机不发，则魂不入肝，反张于外，神不安居而致不寐；若思虑伤脾，脾气血亏虚，则生化无源，水谷精微无以上奉于心，心失所养而发为不寐；若肾精亏虚，不能上承于心，心气无以下交于肾，则阴阳失调，发为不寐。不寐的病理性质分虚实两端。肝郁化火，或痰热内扰心神，多属实证。虚证多见于心脾两虚，气血不足，或由心胆气虚，或由心肾不交，水火不济，心神失养，渐成不寐。值得注意的是，久病可表现为虚实兼夹，或为瘀血所致。不寐常可发生病机转化，如肝郁化火，火热耗伤心之阴血，则由实转虚；心脾两虚者，食伤脾胃，气血不足则运化失司，导致食积内停，而见虚实夹杂；若饮食服温燥药太过，易致阴虚火旺；属心肾不交者，可进一步发展为心火独亢，肾水更虚之证。

黄政德辨治失眠依据中医“天人相应”理论和阴阳理论，在辨证上强调阴阳平衡，五脏相关，在用药上灵活运用经方，选用甘麦大枣汤、酸枣仁汤等随证化裁，在临床疗效较好。甘麦大枣汤出自《金匮要略》，张仲景创该方治疗脏躁一证，类似现代之癔病，是神经官能症中的一种类型，多见于中老年妇女，男女均可发病，其证见“喜悲伤欲哭，象如神灵所作，数欠伸”。本方所治证系因忧思过度，心阴受损，肝气失和所致，《素问·藏气法时论篇》中说：“脾欲缓，急食甘以缓之，用苦泻之，甘补之”，甘麦大枣汤以甘入脾，养脾气，以调脾之情志变化来调节、平定异常的情绪变化。清代徐彬曰：“小麦能和肝阴之客热，而养心液，且有消烦利溲止汗之功，故以为君；甘草泻心火而和胃，故以为臣；大枣调胃，而利其上壅之燥，故以为佐。盖病本于血，必为血主，肝之子也，心火泻而土气和，则胃气下达。肺脏润，肝气调，燥止而病自除也。补脾气者，火为土之母，心得所养，则火能生土也。”故本方主要作用于心脾两脏，且与肝、肺相关，临床上适宜于思郁损伤心脾之失眠。

黄政德临证用药特色：黄政德根据阴阳失合病机，判断不寐多从调理心肝脾论治，常以金匮甘麦大枣汤为主方进行加减，并根据失眠患者情况对该方灵活化裁应用。若兼心气虚酌加黄芪、党参、太子参等；若心脾血虚较重酌加归脾汤；若肝血不足，虚热内扰明显酌加酸枣仁汤；若顽固失眠酌加珍珠母、龙齿、磁石、龙骨、牡蛎等以重镇安神潜阳。

案一：心脾两虚证

彭某，女，35岁，2014年3月24日初诊。主诉：失眠4年。患者诉4年来因思虑太过致睡眠较差。现症见：难以入睡，易惊醒，多梦，心情易烦躁，时有头痛，纳可，口干，大便干结，2日1行，小便可，舌淡苔少，舌下络脉迂曲，脉弦涩。

西医诊断：失眠。

中医诊断：不寐。

辨证：心脾两虚证。

治法：养心补脾，解郁安神。

处方：甘麦大枣汤加减。

浮小麦10g，炙甘草10g，大枣9枚，酸枣仁15g，五味子5g，郁金10g，薄荷5g，当归10g，白术10g，龙齿30g（先煎）。

14剂，水煎服，日1剂，分2次早晚服用。

2014年4月17日二诊：患者诉服药2周后诸症状明显改善，但仍有多梦、眠浅，舌淡苔少，脉缓。予以益气养血，养心安神之归脾汤调理以收全功。

黄芪30g，白术10g，当归10g，白茯苓10g，龙眼肉10g，远志10g，酸枣仁10g，党参15g，木香10g，炙甘草6g。

14剂，水煎服，日1剂，分2次早晚服用。

病案分析：不寐在《黄帝内经》中称为“不得卧”“目不瞑”，认为是邪气客于脏腑，卫气行于阳，不能入阴所致。张仲景首创甘麦大枣汤、黄连阿胶汤及酸枣仁汤，一直沿用至今。宋·许叔微在《普济本事方》中论述了肝经血虚，魂不守舍，影响心神不安而发生不寐的病机。黄政德认为失眠是一种常见的生理心理疾患，失眠多与现代人过于焦虑有关，因为现代人来自工作、学习、生活的压力，以及难以适应快节奏的现代生活，直接导致本病的发生，其中情志致病占首要地位。黄政德根据前人理论结合自己临床实践归总失眠的病机主要是阴阳失交，五脏失调，其中尤以心脾肝三脏密切相关。黄政德认为，卫气昼行于阳经，阳气盛则瞑；夜行于阴经，阴气盛则寐，如机体阴阳失调，阴盛阳虚，阳不入阴，神不守舍，心神不安则出现失眠。在病位上，黄政德尤为重视心脾肝三脏。由于肝藏魂，其魂随寐而出入游返于内外，如肝被邪热所扰，气机不发，则魂不入肝，反张于外，神不安居而致不寐。《类证治裁·不寐》云："思虑伤脾，脾血亏虚，经年不寐。"本案初诊询问起病原因，是由于思虑太过损伤心脾而致失眠，故治疗以甘麦大枣汤养心补脾安神为主；入睡困难且易惊醒是心肺气虚的表现，故加五味子敛肺气养肺阴，龙齿重镇安神以定魄；多梦由肝血不足引起，"女子以肝为先天"，肝血不足则魂失所养，故见寐中多梦，取酸枣仁汤之意，以酸枣仁补肝血养心神，加当归养血活血，使得新血得养，瘀血得化，用少量薄荷取其芳香辛散，疏肝解郁，加白术以健脾以益血之源；心烦躁，大便干结是心火郁于内的表现，故加郁金清心活血，行气解郁。诸药合用，共奏养心补脾、解郁安神之功。二诊诸症皆有缓解，而仍有多梦、眠浅，查舌淡苔少，脉缓，郁火已发而见久病之气血两虚之象。其多梦眠浅，应为思虑太多、耗伤气血所致，阴血亏虚，无以镇摄心阳，故见眠浅多梦；而舌淡苔少，脉已由弦变缓，为肝经郁火已去，气血亏虚之象显露，故以益气养血、养心安神之归脾汤善后，以收全功。黄政德诊疗期间再三叮嘱患者，莫要思虑太多，宜调畅情志，方能断根，可见情志致病，最为无形，故医师诊形体之病同时要缓解患者的心理负担，减轻患者的忧虑。

案二：心肝血虚证

徐某，女，汉族，53 岁，2013 年 7 月 1 日初诊。主诉：反复失眠 3 个月。患者诉近 3 个月来睡眠欠佳，每晚难以入睡，极易惊醒，多梦，偶右耳耳鸣，血压曾有升高，自服谷维素，维生素 B_1 后，血压恢复平稳。纳可，二便调。舌暗苔薄白，脉弦无力。

西医诊断：失眠。

中医诊断：不寐。

辨证：心肝血虚。

治法：补肝养心，安神定志。

处方：甘麦大枣汤合酸枣仁汤加减。

炙甘草 10g，大枣 10g，浮小麦 10g，五味子 5g，酸枣仁 15g，龙齿 30g（先煎），茯神 10g，麦冬 10g，丹参 15g。

14 剂，水煎服，日 1 剂，分 2 次早晚服用。

2013 年 12 月 23 日二诊，患者诉失眠已明显好转，口干，小便黄，情绪紧张时尿频，无尿痛，血压升高，口服谷维素、维生素 B 族后可缓解，纳一般，大便可，舌黯苔薄黄，脉细数。患者失眠好转而见口干，尿色深，舌苔薄黄，脉细数，考虑病情迁延，心之阴血受损，治宜滋阴泄火，养心安神，予当归六黄汤加减：

当归 10g，熟地黄 20g，生地黄 15g，黄柏 10g，知母 10g，川楝子 10g，泽泻 10g，山茱萸 15g，甘草 3g。

7 剂，水煎服，日 1 剂，分 2 次早晚服用。服药后基本痊愈，随访 6 月未见复发。

病案分析：本案患者失眠伴有血压升高，《灵枢·营卫生会》中有云："老者之气血衰，其肌肉枯，气道涩，五脏之气相搏，其营气衰少而卫气内伐，故昼不精，夜不瞑。"患者已过七七之年，天癸竭，精血衰少，易致失眠，多梦耳鸣均为精血虚所致，舌暗，脉弦无力是肝血虚之象，难以入睡，极易惊醒为肝胆之气血不足之象，故辨为不寐心肝血虚证。本案治疗以补心阴，养心血，安心神为主，佐以五味子、酸枣仁、麦冬敛肺养阴安神，龙齿镇心定魄安神，茯神补养心脾阴血安神，丹参养血安神。约经过半年患者前来复诊，入睡困难、易惊醒症状已得到明显改善，口干，舌苔薄黄，脉细数为阴虚火旺之象，证型已变，"同病异治"，改变处方，以当归六黄汤滋阴降火，养阴安神为主。金元四大家称当归六黄汤为"治盗汗之圣药"，黄政德运用此方治疗失眠，去黄芪以防气盛动血，去苦寒之黄芩、黄连以防再清实火伤阴，加川楝子、泽泻清肝经之热，山茱萸、知母养肝阴，甘草调和诸药，可谓"异病同治"。甘麦大枣汤不仅在临床疗效上收到了非常好的效果。且现代药理研究发现，其在镇静、催眠、抗惊厥、促进离体平滑肌收缩等方面具有优势，且无毒副作用。该方是古今医家临床常用的治疗情志病的代表经方之一，对于亚健康失眠及情志原因导致的失眠具有显著的临床疗效。

案三：心胆气虚证

李某，女，28岁，2014年3月17日初诊。主诉：失眠2年余。现症见：夜卧多梦，极易惊醒，神志恍惚，终日心中惕惕，不能自主，性格多愁善感，气短自汗，倦怠乏力，月经量多，口干烦躁，纳差，舌淡苔白，脉弦细。

西医诊断：失眠。

中医诊断：不寐。

辨证：心胆气虚证。

治法：益气镇惊，安神定志。

处方：甘麦大枣汤加减。

浮小麦20g，炙甘草9g，大枣12g，夜交藤15g，百合9g，丹参9g，黄芪15g，生地15g，当归9g。

7剂，水煎服，日1剂，分2次早晚服用。

2014年3月26日二诊：患者诉服药后诸症悉减，睡眠大有好转，多梦渐除，然心中忧思烦闷感犹存，善太息。考虑患者性格多愁善感，心中常有忧思，故睡眠好转而太息、忧虑犹存，治宜补养心脾，解郁安神，方选甘麦大枣汤合四逆散加减：

生甘草9g，浮小麦20g，大枣15g，柴胡9g，枳实9g，白芍15g，淡豆豉15g，栀子9g，百合12g，生地黄15g，远志6g。

7剂，水煎服，日1剂，分2次早晚服用。

2014年4月5日三诊：患者诉心中忧虑感大减，夜寐梦减少，睡眠畅，精神可。原方已效，继续守方7剂，以收全功。

病案分析：失眠在中医学中称为“不寐”。“不寐”的病名首见于《难经·四十六难》。古代文献中也被称之为“不得卧”“不得眠”“目不瞑”等；《金匮要略》《景岳全书》等医学著作中均有记载。《难经·四十六难》认为老人“卧而不寐”，是因“气血衰，肌肉不滑，荣卫之道涩。”而《灵枢·大惑论》中认为“目不瞑”的病机是因“卫气不得入阴，常留于阳。留于阳则阳气满，阳气满则阳跷盛，不得入于阴则阴气虚，故目不瞑矣。”隋·巢元方认为不寐的主要病机是因脏腑功能失调，营卫不和，卫阳不入阴所致。明·张介宾认为不寐是因气血及脏腑功能的失调，或痰热的影响而致，并明确指出虚实为不寐的辨证纲要；并在不寐的论治及用药方面也作了详细的阐述，如“若精血虚耗，兼痰气内蓄，而怔忡夜卧不安者，秘传酸枣仁汤；痰盛者，十味温胆汤。”在治疗上，汉·张仲景在《伤寒论·辨少阴病脉证并治》中曰：“少阴病，得之二三日以上，心中烦，不得卧，黄连阿胶汤主之。”其在《金匮要略·血痹虚劳病脉证并治》篇中曰：“虚劳虚烦不得眠，酸枣仁汤主之。”这一治法、方剂延用至今。因此，内脏的调治是治疗不寐的着重点，例如疏肝解郁、调补心脾、和胃化痰等。本案患者初诊失眠2年有余，观其人夜卧多梦，极易惊醒，神志恍惚，终日心中惕惕，不能自主，性格多愁善感，为心胆气虚之象。戴人曰：“胆者，敢也，惊怕则胆伤矣。盖肝胆实则易怒而勇敢，肝胆虚则善恐而不敢也。”此外，该患者气短自汗，倦怠乏力，月经量多，口干烦躁，纳差，舌淡苔白，脉弦细，兼见阴血阳气亏虚之象，故治宜益气镇惊，安神定志，方选甘麦大枣汤加减，而酌加生地、黄芪、当归等补气阴血之品。甘麦大枣汤可补养心脾，兼以柔肝，取“肝苦急，急食甘以缓之”，根据患者症状加减，故能速效。二诊患者诉诸症悉减，而太息忧虑仍存，考虑为肝郁不舒，治宜疏肝解郁，补养心神，故方选甘麦大枣汤合四逆散加减，酌加百合、生地、栀子、淡豆豉，取仲景“百合地黄汤”“栀子豉汤”之意，更加远志解郁安神，化痰定惊，交通心肾，暗合阴阳不交之不寐病机。诸药合用，共奏补养心脾、解郁安神之功。

上述三个医案患者均为女性，由此可看出，在临床不寐患者女性居多，多与现代生活节奏过快，生活压力过大所致，但应注意，男性病人不寐的发病率也在逐渐升高。失眠不仅与心神相关，而且与肝、脾、肺、肾五脏相关。五脏可以涵养五神，如果五脏功能失调，神机失养即可导致本病，故临床诊疗过程中，既要注意调护五脏阴阳，又要适当缓解患者心理压力，适当运用“以情胜情”的方式治疗不寐。

第二章　肺　病

第一节　喘　证

慢性喘息性支气管炎、各型肺炎、心源性哮喘、支气管扩张等疾病出现以喘息气促为主的临床表现时，属于中医喘证范畴。喘分虚实，古有明训，但仍需分清表里寒热、脏腑阴阳。实喘多由邪客肺金，致其治节无权，宣肃不利，肺气郁闭，痰浊内生，阻塞气道，而见喘促胸闷；虚喘为肾衰失其摄纳，根本不固，喘促日久，气息短促，呼多吸少，动则尤甚，气不得续。肾阳虚衰，水气不化，上凌心肺，损及心阳。阳虚卫表不固，则易汗出，机体失于温煦，则四末不温，面唇青紫，久则阳损及阴，阴不敛阳，阳气浮越，则面红烦躁，痰黏难咯。

喘证的病因很复杂，外邪袭肺、饮食不当、情志失调、劳欲久病等均可引发喘证。《素问》载："皮毛者，肺之合也，皮毛先受邪气，邪气以从其合也。其寒饮食入胃，从肺脉上至于肺，则肺寒，肺寒则外内合邪，因而客之，则为肺咳。"肺为娇脏，不耐寒热，上通鼻窍，外合皮毛，故外邪最易伤肺；肺为相傅之官，主一身之气，司呼吸，主宣发肃降。若寒邪闭肺，肺气不利，宣降失司，可引起喘证；若饮食不当，如过食肥甘厚味，或嗜酒伤中，致使脾失健运，痰浊内生，亦可使肺气受阻，肃降失常；若情志失调，忧思气结，气失疏泄，上逆于肺，肺气不得肃降，气逆则喘；若肾阳衰弱，肾不主水，水邪上犯，肺气上逆，心阳不振，亦可致喘。

治则治法方面，黄政德认为肺为人体之藩篱，肺气郁滞多由寒温失宜、宣散不及所致，认为治肺“辛宣则通，微苦则降”，重在恢复肺气之出入，使水饮循常道而走，不至积湿成痰，湿痰阻肺。其认为喘证之治，重点在于肺肾虚实四字。具体说来，喘之由于邪客于肺，上焦气壅，呼吸不利，气盛脉实，滑数有力，皆实候也，治以疏利为要。肺感风寒致喘，常用三拗汤；肺寒夹饮，脉浮，则宜小青龙汤；肺热痰火证明显，则用麻杏石甘汤；肺气不降，浮肿而喘，则可以麻黄汤加桑白皮、茯苓皮之类；水病喘满，则常以温阳利水法，用真武汤合四苓散；湿痰壅遏，喘闷、咳嗽痰多，黄政德主张消导之法，行气燥湿，俾其速散，气行则病可愈。痰涎壅盛者加苡仁、瓜蒌皮、桑白皮祛痰，痰黄加鱼腥草、金荞麦、黄芩、矮地茶清热，咳甚加白前、前胡、紫菀、枇杷叶止咳，咽喉不利加薄荷、紫苏梗利咽，咽干口燥加玄参、麦冬、石斛、玉竹润燥，咽痒加荆芥、防风、蝉蜕祛风，胸闷加枳壳、瓜蒌理气宽胸。

案一：风寒客肺证

严某，女，30岁，2012年6月25日就诊。主诉：咳嗽、气喘半月余。患者半月前出现咽痒咳嗽、气喘，痰多，咯白色泡沫痰，自服止咳药效果不佳，畏寒无汗。纳寐可，大便通畅。月经量时多时少，色暗，有血块。舌淡，脉浮。

西医诊断：急性支气管炎。

中医诊断：喘证。

辨证：寒邪客肺证。

治法：发汗解表，宣肺平喘。

处方：三拗汤加减。

麻黄10g，杏仁10g，蝉蜕5g，生姜9g，紫苏叶10g，前胡10g，桔梗10g，甘草3g。

3剂，每日1剂，水煎去沫服。1周后随访，诸症已平。

病案分析：喘证最常因风寒之邪侵袭，肺失宣降，肺气上逆而引发病证。《医学心悟》所谓："假如风寒外客而喘者，散之"。现代人夏季多喜贪凉，使用空调受寒导致喘证者甚众，黄政德临证时多使用三拗汤加减化裁治疗喘证，随证应变，用药轻灵，临床颇有效验。黄政德在门诊时经常引柯韵伯之论述："麻黄中空外直，宛如毛窍骨节，故能去骨节之风寒，从毛窍而出，为卫分发散风寒之品；杏仁为心果，温能助心散寒，苦能清肺下气，为上焦逐邪定喘之品；甘草甘平，外拒风寒，内和气血，为中宫安内攘外之品"，三药合用以助温肺散寒之功。其中麻黄历来被尊为"外感第一药"，麻黄入肺，肺主通调水道，麻黄通过宣发肺气，来调节津液输布，使风水得驱，水饮得散。其用于风寒表证，并不受“一日太阳，二日阳明，三日少阳”之说的约束，且即使无恶寒发热表证者，只要是痰饮内伏，咯痰清稀者皆可使用，因其目的不在发表而在温肺散寒，煎煮时应将其上沫去除，以免使人烦。至于杏仁，《长沙药解》载：“杏仁味甘、苦，入手太阴肺经。降冲逆而开痹塞，泻壅阻而平喘嗽，消皮腠之浮肿，润肺肠之枯燥，最利胸膈，兼通经络。”提示杏仁甘苦，入肺经，善降气平喘，止咳化痰，又可润肺，为肺家之要药。咳喘者，无论新久、寒热皆可使用。与麻黄相伍，可助麻黄宣肺平喘。

案二：痰热郁肺证

胡某，男， 56 岁，2012 年 10 月 29 日就诊。主诉：反复咳嗽 2 年余，伴胸闷喘促 10 余天。患者诉 2 年来反复咳嗽，劳累后喘促，咯少量黄黏痰，自服药物治疗，效果不明显。半个月前感冒后喘促加重。现症见：咳嗽，咯黄痰，痰不易咯出，甚则喘促，咽痒即咳，稍感胸闷，纳可，夜寐欠安，小便调，大便干结。舌红苔黄，脉滑。既往史：既往有高血压病史 2 年余，自服降压药治疗，平素监测血压状况良好。

西医诊断：慢性支气管炎急性发作。

中医诊断：喘证。

辨证：痰热郁肺证。

治法：清热化痰，宣肺平喘。

处方： 蒌贝二陈汤加减。

瓜蒌仁 10g，川贝母 10g，法半夏 10g，陈皮 10g，甘草 3g，炙麻黄 10g，杏仁 10g，蝉蜕 5g。

7 剂，每日 1 剂，水煎服。1 月后随访，服药 5 剂后，诸症即缓解。

病案分析： 肺之宣降失常，其朝百脉功能受损，不能输布津液，致津液内停，聚而为痰，阻塞气道，发为喘证，病久则郁而化热，临床可见痰色黄难以咯出，大便干结等热象。黄政德认为治疗喘证重在祛邪，注重及时应用祛痰清热药物。仲景所谓："病痰饮者，当以温药和之"。祛湿痰需温阳，气化水液，升腾归于肺，给邪以出路，如法半夏、陈皮等，而针对痰热郁肺之证，仍需加用清热化痰之品，如瓜蒌、川贝等。同时，黄政德善用中医取类比象之法，独辟蹊径，倡导风能胜湿之理论，对于咽痒即咳等凡风邪袭肺致痰盛者，多伍以荆芥、防风、蝉蜕等风药疏风消痰，每获良效。

案三：肾不纳气证

周某，男，60 岁，2013 年 5 月 13 日就诊。主诉：反复喘促 10 年。现病史：患者近 10 年来活动后喘息，伴咳嗽，咯少量白色黏稠痰，难以咯出，劳累或爬坡则感气促。近 1 个月来嗜睡，流清涕，全身乏力，双下肢怕冷，反复口舌生疮，纳少，食欲欠佳，寐欠安，易惊醒，小便黄，大便干。舌淡苔灰暗，脉细小。

西医诊断：慢性喘息性支气管炎急性发作。

中医诊断：喘证。

辨证：肾不纳气证。

治法：温肾敛肺，化痰平喘。

处方：交泰丸合三拗汤加味。

肉桂 5g，黄连 3g，麻黄 5g，杏仁 10g，大黄 10g，熟地 10g，五味子 5g，桔梗 10g，矮地茶 15g，甘草 3g，前胡 10g。

5 剂，每日 1 剂，水煎服。

病案分析：黄政德辨治喘证，谨守病机。该患者上焦痰阻邪实，下焦肾阳虚衰。清涤上焦，药选麻黄、苦杏仁、桔梗；温敛下焦首推肉桂、五味子。在上焦肺先受邪，痰湿阻遏于肺则肺气郁闭，肺失宣降则发咳喘；肺肾之金水相关，肺为气之主，肾为气之根，喘咳日久，肺气耗伤，延及肾水，气失摄纳则气短喘促，身动即喘。喘证患者无不为痰壅络阻于上，元精内夺于下，肺肾同病，虚实相因诚为其必然也。久病入络，穷必归肾，予交泰丸，补肾填纳、化痰和营，寓泻实于补虚之中，辅通络于化痰之内；补虚泻实各得其宜，上下同治互不相格，在扶正祛邪之中，旨在恢复肺之气道通畅，络脉流运，使治节宣肃复司，痰饮能消，咳喘自平。

第二节 肺 胀

肺胀是由多种慢性肺系疾病反复发作，导致肺脾肾三脏虚损，致使痰瘀阻结，肺气壅滞，临床以咳、痰、喘、满为主要表现的病证。《内经》曰："肺胀者，虚满而喘咳"。肺胀较之咳嗽、喘证、哮病之病势更笃。《诸病源候论》言："邪伏则气静，邪动则气奔上"，可见，古人已认识到该病的症状有轻有重，即"邪伏"和"邪动"两个阶段，西医慢性阻塞性肺疾病急性加重期及缓解期之学说与其不谋而合。

肺胀多因肺部疾病迁延失治，如久咳、久喘、久哮等逐步发展而来，外感六淫可诱发本病。因此，本病多因久病肺虚，痰瘀阻滞，又复感外邪而加重。黄政德认为肺胀病者反复发作，虚证为多，若遇急性发作，虽多见痰热、外寒，但多为本虚标实证，治疗不可攻伐太过。而对于缓解期患者，治疗多用扶正益气之法，防止由邪伏转为邪动，减少患者急性加重次数，遏制病情进展。

黄政德认为，肺气虚弱是导致肺胀的首要条件，外邪侵袭则是诱发本病发作的外部因素。情志、饮食等因素，通过影响机体卫气营血及脏腑功能，也可导致肺部病理性改变，从而导致肺失宣降，发为肺胀，因此可将本病病机归纳为肺气亏虚，日久延及脾、肾，终致三脏亏虚，痰瘀交结阻肺。肺胀发作时的“咳、喘”之症均是由于气机的升降出入异常引起的。脏腑气机升降，各司其职，如肾主纳气、肝主升发、脾主升清、胃主降浊，气机失调则百病生。脏腑的气机升降运动，应是升中有降、降中寓升，和谐统一。某一环节的异常均能导致气机失常，则水津失布，必致津液停蓄而生痰。

黄政德认为，在肺胀发作期，化痰与理气是肺胀治疗的关键，而治痰应以治气为先。故针对肺胀患者的“咳、痰、喘”等症状，若能从整体出发，调畅气机，使脏腑之气升降恢复正常，则症状多能得到缓解。黄政德常选用麻黄、厚朴温肺降气，配合白前、前胡等降气止咳之品，伍以桔梗，既能引药入肺，又能与降气之品升降相因，使肺的宣发肃降功能复于常态，而桑白皮、枇杷叶、杏仁等药，既能降气平喘，又兼以润肺止咳，使肺降则气顺。肺胀为慢性病程，患者常常情绪低落抑郁，气机不畅，则痰湿内蕴，因此黄政德常加柴胡、郁金、厚朴、香附等疏肝理气之品。俾肝舒则气畅，气畅则痰消。若肝阳上亢者，则遣地龙、僵蚕，既能平肝息风，又能清肺平喘，缓解气道痉挛。

肺胀缓解期黄政德仍强调以脏腑辨证为中心，谨守病机。肺阴虚为主者，常用南沙参、麦冬、百合等清热养阴，清疏肺胃。对于腠理不固者，则重用黄芪，再加白术、防风组成玉屏风散，内可补气，外可固表，预防为先。根据五行母子相生的理论，脾为肺之母，久病肺虚，子盗母气，亦会出现脾虚的症状，临证常见脘腹胀满、食欲不振、便溏等脾胃功能不足的表现。同时，脾为生痰之源，肺为贮痰之器，脾运化水湿的功能失调必然导致脾虚湿胜、湿聚成痰，使咳痰量增多，如此形成恶性循环。中医应用培土生金、补脾益肺法可使症状改善。黄芪、白术配伍，兼顾表里内外，调和气血，标本兼治。《本草汇言》云："黄芪，补正气而敛汗"，《药性赋》中记载：白术"可升可降，阳也"。《药鉴》"利水道，有除湿之功；强脾胃，有进食之效"。临床上两药合用，可达到补中固表的作用。《石室秘录》指出，治疗肺系疾病，若正治难以达到目的，应转而治疗脾病，如果脾气得以滋养，则土可生金，肺病自愈。此为肺脾气虚者根据培土生金之法治愈的理论渊源。临床上脾气亏虚明显者，多加用党参、白术以健运脾气；肺脾两虚者，临证常选用人参、黄芪、茯苓、甘草等补益肺脾之气；对于脾胃气虚的患者，黄政德常选用四君子汤为基础方，加木香、苍术等，调畅气机，以达到补而不滞、脾胃升降复常的目的；咳嗽痰多者，加二陈汤理气化痰；脾虚食滞者，用鸡内金、神曲等健脾消食，以恢复脾胃运化。胃主通降，以降为和，若胃失和降，上逆于肺，黄政德常用和胃降逆法，辅以宣肺，使胃气下顺而不致犯肺，肺气宣发而咳止，临证多选用旋覆代赭汤加减；若肝气犯胃者，黄政德擅用左金丸加减。此外，疾病日久，母病及子，肺病及肾，便会出现肾不纳气的表现，不仅表现为喘息气促，还包括其他一些肺肾亏虚的全身表现，如头晕眼花、视物不清、腰膝酸软等，这在现代慢阻肺老年病患中亦较为常见，应用中医补益肺肾之法亦可改善症状。肾气虚衰者，用六味地黄丸加减，补肾滋阴，纳气平喘。《类证治裁》有云：“肺为气之主，肾为气之根。肺主出气，肾主纳气，阴阳相交，呼吸乃和。”黄政德认为，慢阻肺患者特别是老年人，多见“上实下虚”之候，肾气虚衰则水不归元，聚而为痰，痰浊壅肺，则见喘咳痰多。黄政德多用苏子降气汤，再加之沉香、五味子，既能温补下元，纳气平喘，又能补肺降气，祛痰止咳。

与此同时，黄政德向来倡导未病先防，经常建议肺胀患者在缓解期行肺康复锻炼，尤其推崇传统功法八段锦。关于肺康复的描述，黄政德认为古代典籍中已有相应记载，陶弘景《养性延命录》中载：“凡行气，以鼻纳气，以口吐气，微而行之命曰长息”。与如今的缩唇呼吸、腹式呼吸的肺康复方法非常相似。《黄帝内经》曰：“肺心有邪，其气留于两肘；肝有邪，其气留于两腋；脾有邪，其气留于两髀；肾有邪，其气留于两腘”。八段锦之口诀“两手托天理三焦，左右开弓似射雕，调理脾胃需单举，五劳七伤往后瞧，摇头摆尾去心火，两手攀足固肾腰，攒拳怒目增气力，背后七颠百病消”生动形象，方便记忆，其动作编排精炼，以五脏为中心，以气血津液为物质基础，通过舒展拉伸动作、刺激经络腧穴达到治疗的目的，强调调形、调息、调心，通过练习使身心融为一体，讲究天人合一，重视呼吸吐纳，符合中医“阴平阳秘，精神乃治”的理论，达到“气”与“力”的和谐统一，对于强身健体、防病调气不无裨益。针对肾阳虚衰型肺胀，基于《黄帝内经》“春夏养阳”的经典理论，黄政德力荐采取冬病夏治的穴位贴敷疗法，不但可以扶助人体阳气，帮助驱散内伏之寒湿邪气，而且还可以鼓舞正气，增强机体抗病能力，患者每每获益良多。

案一：肝火犯肺证

陈某，男，65岁，2013年4月8日初诊。主诉：气促5年余。患者于5年前开始出现反复气促，于冬季发作，并逐年加重，曾于外院完善肺功能检查，提示“中度阻塞性肺通气功能障碍”，胸部CT提示“肺气肿”。现症见：喘咳气促，劳累或感冒后症状加重，纳一般，进食后胃胀，寐少，大便稀溏，日解4次，小便正常，平素急躁易怒。舌淡红苔黄厚，脉弦滑。

中医诊断：肺胀。

西医诊断：慢性阻塞性肺疾病急性加重期。

辨证：肝火犯肺。

治法：疏肝理气，宣肺化痰。

处方：柴芩温胆汤加减。

柴胡10g，黄芩10g，瓜蒌仁10g，川贝母10g，前胡10g，紫苏子15g，矮地茶15g，厚朴10g，麻黄5g，甘草3g。

10剂，每日1剂，水煎服。

2013年4月19日二诊：患者诉服上药后，憋闷气促明显缓解。大便每日1～2次。舌淡红苔腻，脉弦。予前方去黄芩、麻黄，加香附10g、郁金10g疏肝理气，续方以10剂善后。

病案分析：黄政德认为，肺胀治疗要分加重期与缓解期不同。加重期重在治标，缓解期重在治本。本证患者初诊在加重期，可见喘咳气促，故以肃降肺气，清热化痰为主，以柴芩温胆汤为主方。方中柴胡疏肝行气，黄芩、瓜蒌、贝母清热化痰，厚朴宽胸除满，前胡下气祛痰，矮地茶止咳化痰。表邪未尽，予少量麻黄微发其汗。诸药合用，标本内外兼顾，上下并治，使气降痰消，则喘咳自平。黄政德特意指出，白前与前胡虽药效相似，然白前以止咳为长，前胡以降气为长，临床应区别应用。二诊患者症状已明显缓解，故加香附、郁金以增强疏肝理气之功以治本。

案二：风寒袭肺证

王某，女，59岁，2012年10月29日初诊。主诉：咳喘5年余，加重3天。患者5年前出现反复咳喘，于外院诊断为“慢性阻塞性肺疾病”，使用吸入剂治疗，效果一般，每逢感冒咳嗽加重，甚则喘促明显，咯痰较多。3天前受凉感冒后咳喘气促，畏寒无发热。现症见：咳嗽，咯白稀痰，时有喘促，活动后加重。舌淡苔白，脉浮。

中医诊断：肺胀。

西医诊断：慢性阻塞性肺疾病急性加重期。

辨证：风寒袭肺。

治法：疏风宣肺，化痰平喘。

处方：三拗汤加味。

麻黄10g，杏仁10g，蝉蜕5g，防风10g，前胡10g，浙贝母10g，云苓15g，甘草3g，桔梗10g。

7 剂，每日 1 剂，水煎服。

2012 年 11 月 8 日二诊：服上药后症状有所缓解。现仍有气促，咳嗽，咳白痰，晨起尤甚，喉痒，纳寐可，二便调，舌淡，脉弦细。方药：黄芪 10g，麻黄 10g，杏仁 10g，蝉蜕 6g，桔梗 10g，苏子 15g，矮地茶 30g，甘草 3g，川贝 10g。

7 剂，每日 1 剂，水煎服。

2012 年 11 月 15 日三诊：服上药后症状明显缓解。咯少量白色泡沫痰，活动耐量增加，易疲惫，纳寐可，二便调。舌淡苔薄白，脉细。风寒邪气已除，痰湿渐化，病程迁延，正气不足，肺肾气虚。方药调整为：蜜炙麻黄 10g，杏仁 10g，蝉蜕 5g，细辛 3g，白参 15g，葶苈子 10g，桑白皮 10g，诃子 10g，前胡 10g，当归 10g，甘草 3g，五味子 5g。7 剂。嘱加强锻炼，适寒温，调饮食，方保无虞。

病案分析：肺胀的病位在肺，肺主气，司呼吸，合皮毛，开窍于鼻，为娇脏。肺胀的发生多是因久病肺虚，卫外不固，复受六淫外邪乘袭所致，在其急性加重期，风邪为外邪致病的先导，易侵袭肺系，导致肺失宣肃，故临床治疗本病时常以疏风祛邪为原则。风药是中药里较为特殊的一类具有类似“风”性的特殊药物，药性论所谓“酸咸无升，甘辛无降”，其辛散轻灵，质轻上浮，不仅能升阳，梳理“水之上源”，使津液、糟粕各行常道，调中益气，振奋人体气化功能，更偏行于肌表，可宣肺利气；其质轻可托邪外出，使邪有出路，肺气宣畅，并条达人体升发之气，调畅人体气机运行，可内可外，能上能下，不仅长于发表祛邪，而且善于调达气机开发郁结，更能引药入经。黄政德在肺胀加重期善用防风、荆芥、白前、桔梗、前胡等风药，宣散气机，推动气化，起到四两拨千斤之功效。“风为百病之长”，风邪袭卫，正气不能卫外，寒、暑、燥、湿诸邪随之而来，并相互兼夹侵袭致病。因此，在治疗风邪的同时，黄政德亦兼顾对四时寒、热、燥、湿等邪气治疗，因时因地治宜，考虑周全。

案三：宿痰伏肺，肺失宣肃，肺肾阳虚

单某，女，62岁，2013年12月2日初诊。主诉：反复咳喘8年。患者诉从小体弱，容易感冒，近些年每逢秋冬季节，必然会受寒感冒，并诱发咳喘。此次又因降温，咳喘加重近1月，经住院治疗效果并不明显。现症见：咳嗽不已，喘促气急甚则难以平卧，有憋闷窒息之感。咽痒咳大量白色黏液痰。夜寐难安。畏寒肢冷，下肢轻微浮肿。不欲饮食，小便量少，大便尚可，舌淡胖，苔厚腻，脉滑。

中医诊断：肺胀。

辨证：宿痰伏肺，肺失宣肃。

治法：温肺化痰，肃肺降气。

处方：三拗汤加减。

炙麻黄9g，杏仁10g，蝉蜕10g，黄芪30g，党参15g，熟地黄15g，白术15g，全瓜蒌10g，竹茹10g，川芎10g，枳壳10g，丹参10g，甘草6g。

5剂，每日1剂，水煎服。

二诊（2013年12月7日）：患者诉上药服用5剂药后咳、痰、喘均明显缓解，小便量增加。原方加紫菀10g、胆南星6g增强理气化痰之力，续服5剂。

三诊（2013年12月12日）：病情明显缓解，仅晨起咳嗽咳痰，舌淡胖，苔白，脉沉细弱。外邪已解，本虚显露，上方去麻黄、蝉蜕，加补骨脂10g、淫羊藿10g培补肺肾。继服1个月余，诸症俱平。

病案分析：该患者主症为咳、痰、喘、满，结合多年反复发作病史，诊断为肺胀。其基本病机是，体虚反复感邪，肺肾俱损，黄政德治疗本病，仍然遵循“急则治其标，缓则治其本”的基本法则。一诊时表邪为主，咳喘急促，痰多壅肺，甚至不能平卧，故用三拗汤为基础，温肺化痰、宣肺止咳。因患者体虚，黄芪、党参、白术等药等寓玉屏风散、四君子汤之意，益肺健脾，固表培元，扶正祛邪。久病必瘀，用川芎、丹参化瘀血以助理肺气。诸药相伍，升降调和，标本兼顾，故症状迅速缓解。

第三节 咳 嗽

咳嗽是指肺失宣降，肺气上逆，发出咳声，或咳吐痰液的一种肺系病证。明代医家张景岳将其分为外感及内伤两大类，切合临床实际，为后世广为采用。西医学中上呼吸道感染、急慢性支气管炎、支气管扩张、肺炎等疾病所见之咳嗽，均可参照本病辨证论治。

肺为娇脏，主一身之气。针对外感咳嗽，黄政德重视宣透法，认为邪气未清则投之养阴润肺或敛肺止咳之品，可使邪气恋肺，迁延不愈甚至滋生变证。治咳不用麻黄，非其治也。重在取其宣发之能，不能留有一分客邪。外邪既出，咳嗽方能平息。内伤咳嗽黄政德重视肺脾同调。李东垣有云：“善治病者，惟在调和脾胃。”肺与脾为子母关系，脾胃为气机升降之枢。脾胃功能失调，导致气机逆乱，变证丛生。脾为生痰之源，肺为贮痰之器，脾虚聚湿生痰，痰生于脾而贮于肺，痰浊阻肺，清肃失令，咳嗽难平。培土可杜生痰之源，契合病机，疗效肯定。

《素问》曰：“五脏六腑皆令人咳，非独肺也”。黄政德认为治疗咳嗽要审因论治，切忌见咳治肺、见咳止咳。首先须辨明外感与内伤。外感咳嗽病因为外感六淫之邪；内伤咳嗽病因为饮食、情志等内伤因素致脏腑功能失调。无论是外感咳嗽还是内伤咳嗽，均是病邪引起肺气失于宣肃，迫气上逆，发而为病。具体来讲，其病因病机主要有外邪犯肺、内外合邪、脏病传肺几方面。若是寒邪客肺，肺失宣降，可见咳嗽伴有发热、无汗、恶寒、鼻塞流清涕等症状，黄政德常选用三拗汤，临床多有验案。现在临床很多医生治疗咳嗽伴有发热，多喜用寒凉清肺之法，因过用寒凉之误，使不少患者陷入久咳不愈的困境。黄政德特意强调，发热并非全为感受热邪，临床所见大部分患者恰恰是因感受了寒邪，郁闭肌表而发热，若过用寒凉，会导致患者咳嗽加重，故临证之时要注意辨证。若为外感引动伏饮，内外合邪，偏寒者，可用射干麻黄汤或小青龙汤；风热咳嗽者，方用桑菊饮加清热祛风药；若为脏病传肺，五脏之咳，须辨明相关脏腑：属于肝火上炎，木火刑金者，用青黛散；由心火、肺火上炎者，用清燥救肺汤；若脾生痰而郁肺者，从脾论治，方用二陈汤。

此外，黄政德认为咳嗽多由肺气不宣与腑气不通所致。临证时强调以“上下宣通”理论治疗咳嗽，疗效显著。基于肺与大肠相表里之理论，二者不但脏腑相关，表里相通，而且功能相应，病变相传，因此，黄政德审因论治，提出相应的治疗原则：①宣肺通腑：肺气肃降，运动协调有序，气机条畅，则有利于促进大肠的传导，大肠传导正常，糟粕下行，亦有利于肺气的肃降。当肺失肃降，肺气上逆发为咳嗽，因气机升降失调，腑之为病，导致大肠传导失司，则可出现便秘等症，因此，黄政德认为在治疗上应肃肺通腑，常用宣白承气汤。生大黄泻热通便，杏仁降气止咳，瓜蒌皮润肺化痰，诸药同用，使肺气宣降，腑气畅通，痰热得清，咳嗽可止，反之腑气通畅，又有利于肺气之肃降。②泻肺通腑：“肺主行水”，肺气的宣发肃降运动推动和调节全身水液代谢的输布和排泄。肺失宣发，肺气行水功能失常，导致水液不能正常输布，聚而为痰，水饮蕴积肺中，阻塞气道，肺失宣降，则发为咳嗽，气机升降失调，在大肠则发为便秘，也可无明显肠道症状。此时，黄政德强调在治疗上应泻肺通腑，常用方为葶苈大枣泻肺汤。葶苈子辛苦寒，清泻肺热，配以大枣甘温安中，并缓和药性，使水饮自去，肺气得开，腑气得通，气机调畅则咳嗽可止。③润肺通腑：肺为娇脏，亦为清虚之脏，轻清肃静，不耐邪气之侵，肺与秋同属于五行之金，喜润恶燥，秋季易出现肺燥之证。肺主通调水道，因肺燥而致气机升降失常，津液输布运动失调，导致大肠失润，临床可见咳嗽，咳痰，痰少而黏，鼻咽干燥，大便干结等症状。黄政德强调在治疗上应润肺清热、理气化痰。方选贝母瓜蒌散加减，其中贝母、瓜蒌相须为用，一君一臣，具有润肺清热、化痰止咳之功；天花粉润肺生津；瓜蒌亦可润肠通便；桔梗宣肺化痰，引药上行，配伍橘红理气化痰；茯苓健脾渗湿而祛痰；若大便干燥甚，则可加火麻仁、柏子仁、当归等润肠通便。④益气（养阴）通腑：肺主一身之气，肺呼吸功能正常，则有利于宗气的生成，而宗气关系着一身之气的盛衰，当肺呼吸失常，不仅致宗气受损，还可致一身之气不足，即所谓气虚，肺气虚势必导致肺宣发肃降功能失职，在上肺气不降则发为咳嗽，在下则导致大肠传导功能受限，而出现便秘等症，临床上可见患者咳嗽，少气不足以息，声低气怯，咳声短促，大便干结，舌质红苔少等症。黄政德认为在治疗上应益气养阴、泻热通便，主方为新加黄龙汤。以人参补正气，麦冬、元参养阴增液，细生地清热养阴，当归养血通便。

案一：风痰恋肺证

刘某，女，55岁，2015年3月9日初诊。主诉：咳嗽半月。患者诉半月来反复咳嗽，咽痒，甚则感胸痛，夜晚尤甚，整夜不能入睡，甚则小便不能控制。心电图显示：大致正常心电图。尿常规、血常规未见明显异常。胸片示：双肺纹理增多。舌质淡红，舌苔薄白，脉浮。

西医诊断：急性支气管炎。

中医诊断：咳嗽。

辨证：风痰恋肺。

治法：疏风宣肺，化痰止咳。

处方：三拗汤加味。

麻黄9g，杏仁10g，蝉蜕6g，前胡10g，桔梗10g，川贝母10g，白前6g，甘草3g，五味子5g。

5剂，每日1剂，水煎服。1周后随访，诸症已平。

病案分析：肺居高位，为脏腑之华盖，具有宣发肃降、通调水道之功能，又主呼吸司吐纳，外合皮毛主肌腠，与外界直接相通。《素问·经脉别论》曰：“食气入胃，浊气归心，淫精于脉。脉气流经，经气归于肺，肺朝百脉，输精于皮毛。毛脉合精，行气于府。府精神明，留于四脏，气归于权衡。”风为六淫之首，又为百病之长，由风邪独入或夹杂他邪而入者，临床不为少见。外风侵袭肺系，干扰治节，影响其宣肃，咳嗽作矣。多兼畏寒恶风，头身疼痛，咽痒且痛，鼻塞流涕，喷嚏连连等外风袭肺之症。风邪内伏，流转于胸膈肺系之间，伺机而动。通过宣发透泄的方法驱邪外出，属于“汗法”范畴。《内经》所谓：“在表者，汗而发之”，“在上者，引而越之”，黄政德善选轻清疏透之品，祛风邪于肺卫之外，则咳嗽可止。若见咳止咳，有汗敛汗，或频投大剂补益潜镇肃降之品，致使欲解之表无以外透，欲疏之客风稽留于肺系，则咳嗽难平。黄政德认为麻黄味辛性温，功专发散，开宣肺气，通达膹郁，而使肺气得以舒展，为肺经专药，其地位无可取代。其常常援引清代徐大椿《用药如用兵论》，将药物类比士兵，认为药物是用来攻病的，士兵是用来攻敌的，药物的种类及功用各异，士兵人员众多气性不一，医生必须熟悉各种药物的特性，如同将领必须了解士兵的个性特长，选材恰当，方能布阵有方。黄政德精晓四气五味、归经功效，讲究配伍，辨证得当，遣方用药遵古不泥、醇正和缓，于平淡中显神奇。

此外，黄政德通过研究医史文献发现，人类将麻黄作为药物使用已经有很长的历史，新疆楼兰多处古遗址出土文物中发现大规模的“墓葬麻黄”，是迄今考古发现的中国最早的植物药，测定距今3800年。如今临床常用之麻黄分为炙麻黄、生麻黄，生麻黄解表力量雄厚，多用于新病，用其宣散，从里托表，驱邪外出，老年人体弱不任发越者，用量酌减。炙麻黄以平喘为主，发汗及利水作用较弱。关于麻黄用于咳嗽的剂量，需因时、因地、因人、因证而异。陶弘景说麻黄是“伤寒解肌第一药”，后世本草著作，亦称麻黄是“发表第一药”。但黄政德强调以五脏为治疗主体，认为麻黄不唯解表，而是温肺宣肺，并熟谙生麻黄、炙麻黄之功效，将其广泛用于临床，屡起沉疴。

案二：风寒袭肺证

段某，女，33岁，2012年9月10日就诊。主诉：咳嗽20余天。现病史：患者于20余天前出现咳嗽，咳痰，质稀，色偏黄，自觉耳、鼻、咽痒，自服“枇杷膏”后，咳嗽有所缓解，于外院就诊，诊断为“上呼吸道感染、过敏性鼻炎”，使用盐酸氮卓斯汀鼻喷剂后，发痒症状缓解，便结，2日1次，纳寐可，小便调。舌淡红苔薄白，脉浮。

西医诊断：①急性支气管炎；②过敏性鼻炎。

中医诊断：咳嗽。

辨证：风寒袭肺。

治法：辛温散寒，宣通鼻窍，止咳化痰。

处方：止嗽散加味。

桔梗10g，白前10g，荆芥10g，紫菀10g，百部10g，蜜麻黄10g，细辛3g，白芷10g，蝉蜕5g，薄荷5g，防风10g，五倍子10g，柴胡10g，甘草3g，黄芪10g。

5剂，每日1剂，水煎服。

病案分析：鼻为肺窍，外邪常从此处侵入机体，肺虚卫外功能不足，风寒邪气乘虚而入，循经上犯鼻窍，出现鼻流清涕不自止，鼻痒难耐等症状。正如《外台秘要》云：“肺脏为风冷所乘，则鼻气不和，津液壅塞”。此类患者症见面色白，喷嚏及鼻痒常于清晨发作，鼻涕为水流样，不易自止，舌淡红，苔薄白，脉浮紧。治以辛温散寒，宣肺通窍为主，药用蜜麻黄、荆芥、细辛、白芷等。黄政德认为部分患者咳嗽反复发作，缠绵不愈，系因风邪犯肺，久恋不散，伏于肺络之中，故临床上常将麻黄、荆芥、蝉蜕联用以疏风止痒、解痉止咳，对以鼻塞不通、喉痒欲咳、咽痒难忍为主要表现的咳嗽患者获效明显。

案三：痰热内蕴证

林某，女，78岁，2012年10月29日初诊。主诉：反复咳嗽2年余。患者2年前无明显诱因出现反复咳嗽，于当地医院住院治疗，诊断为“慢性支气管炎”，经治疗后咳嗽稍有缓解。现症见：咳嗽，咳吐黄痰，伴有咽痒，脘痞腹胀，饮食欠佳，睡眠一般，大便干燥，且3日未解，小便正常。舌苔黄腻，脉滑数。

西医诊断：慢性支气管炎。

中医诊断：咳嗽。

辨证：痰热内蕴，腑气不降。

治法：肃肺通腑，清热化痰。

方药：宣白承气汤加减。

生石膏15g，生大黄10g（后下），杏仁10g，瓜蒌皮10g，桑白皮10g，茯苓10g，桔梗10g，甘草3g，麦冬10g。

日1剂，共5剂，水煎服。

2012年11月5日二诊：服前方后，咳嗽明显缓解，偶在平躺睡觉时咳嗽，咯少量黄痰，饮食可，睡眠欠佳，大便稍干燥，1 日 1 行，小便正常。舌淡红苔腻稍黄，脉滑。前方效佳，去大黄、茯苓，加知母 10g，火麻仁 10g，共 7 剂，每日 1 剂，水煎服。

2012 年 11 月 12 日三诊：服前方后，患者无明显咳嗽，饮食可，睡眠佳，大便稍干燥，小便正常。舌淡红苔白，脉弦。继续予前方治疗，共 7 剂以善其后。

病案分析：患者咳嗽已 2 年余，咳嗽日久，痰饮蕴积，日久化热，故患者咳嗽，咳黄痰；气机升降失调，故脘痞腹胀，因肺气失于肃降，导致大肠传导功能失职，故大便干燥难解，舌脉均属痰热内蕴、肺气不降之证，因此在治疗上予宣白承气汤加减以宣肺通腑，生石膏清泄肺热，生大黄泻热通便，杏仁通利肺气；因“脾为生痰之源”，故予茯苓健脾燥湿化痰；瓜蒌皮润肺化痰；桑白皮清泄肺热；麦冬养阴润肺；甘草调和诸药。如此，腑气畅通，而咳嗽自愈。二诊时，患者咳嗽缓解，大便已通畅，但仍咳少量黄痰，大便仍干燥，且患者为老年人，正气亏虚，故在前方的基础上减大黄、茯苓，加知母清热养阴，火麻仁润肠通便。三诊则诸症均明显好转，故继续予前方以善其后。

案四：燥热伤肺证

陶某，男，68 岁，2012 年 8 月 25 日初诊。主诉：反复咳嗽、咯痰 6 年余，加重半年。患者 6 年前出现咳嗽、咯痰症状，口舌干燥，痰少不易咯出，于当地医院诊断为“支气管炎”，予以抗生素治疗后症状好转。后患者症状反复发作。半年前症状再发且加重，曾于当地住院治疗效果不佳，为求进一步治疗前来就诊。现症见：咳嗽，有痰难以咯出，口干。纳寐可，大便干燥，1 日 1 行，小便调。舌苔薄白，脉弦细。

西医诊断：慢性支气管炎。

中医诊断：咳嗽。

辨证：燥热伤肺。

治法：润肺止咳，肃肺通腑。

处方：贝母瓜蒌散加减。

瓜蒌仁 15g，川贝 10g，天花粉 10g，桔梗 10g，杏仁 10g，茯苓 10g，甘草 6g，矮地茶 10g，黄芪 20g。

7 剂，每日 1 剂，水煎服。

2012 年 9 月 2 日二诊：患者服前方后，咳嗽明显减轻，痰少易咳出，无明显口干。纳寐可，大便稍干，小便调。舌苔薄白，脉弦细。方药继续服用前方 7 剂以善其后。

病案分析：患者咳嗽病程较长，咳嗽日久，易致肺阴亏耗，故出现咳嗽，咳白色黏痰，且难以咳出；因津液亏耗，故口干；肺失肃降，大肠失润，故大便干燥，舌脉均属此证。故予贝母瓜蒌散去橘红以润肺通腑；杏仁润肺止咳；矮地茶止咳祛痰；因患者平素易感冒，故予黄芪补气，益卫固表。二诊时患者咳嗽好转，且津液亏虚症状缓解，故继续予前方服用以巩固疗效。

案五：肺失宣降证

徐某，男，62岁，2012年12月21日初诊。主诉：咳嗽1月余。患者诉1个月前因感冒诱发咳嗽，咯痰，痰多色白，夜间咳甚，流清涕，纳少，寐欠安，二便调，舌苔薄白，脉浮。

西医诊断：上呼吸道感染。

中医诊断：咳嗽。

辨证：肺失宣降证。

治法：宣肺止咳。

处方：三拗汤加味。

麻黄9g，杏仁10g，蝉蜕10g，桔梗10，法半夏10g，苏叶5g，荆芥10g，甘草3g，前胡10g。

5剂，每日1剂，水煎服。

2012年12月28日二诊：患者服上药后，症状已缓解，咳嗽减少，痰不多，夜寐尚可，食欲欠佳，畏冷，舌淡苔白，脉细。邪气已除大半，因病情迁延，肺脾不足。拟扶正祛邪，方以六君子汤加减：

党参10g，茯苓10g，法半夏10g，陈皮10g，黄芪15g，五味子5g，干姜5g，前胡10g，苏梗10g，川贝母5g，甘草3g。

14剂，每日1剂，水煎服。

病案分析：风寒咳嗽，但治风寒，病去则咳嗽可已，但许多患者咳嗽迁延，经久不愈，源于患者或医生套用西医“消炎”的概念，好用川贝母、枇杷叶、桑白皮等凉药，见咳止咳，导致冰伏其邪，不利于风寒咳嗽向愈，此类咳嗽，轻者用止嗽散，重者则非麻黄不可。风寒咳嗽辨证黄政德遵从“无热便是寒”之法。无热，指舌不红，口不渴，脉不数，痰清稀，即可使用麻黄剂温而散之，常用方为三拗汤，麻黄一般用 5 ~ 10g，杏仁 10g，甘草 3 ~ 6g，三拗汤原方麻黄不去根节，杏仁不去皮尖，甘草不炙，可以不拘。方虽三味，麻黄宣肺散寒，杏仁降气肃肺，其中苦杏仁味苦性温，归肺与大肠经，宣降同调，既能肃降兼宣发肺气而止咳平喘，又能宣滞行痰、润肠通便，上病下取。甘草既缓麻黄之发散，又缓咳嗽。痰多清稀加法半夏、橘红、茯苓，即合了燥湿化痰的二陈汤。

咳嗽虽不离于肺，但亦不止于肺。尤其老年患者，本已气血不足，阴阳偏虚，五脏违和，加之外邪客肺，则病程缠绵难愈合。《临证指南医案》云：“因于湿者，有兼风、兼寒、兼热之不同，大抵以理肺治胃为主。”脾居中州，与胃互为表里，共主纳腐运化水谷，渗泄水湿，升清于肺，相得益彰，久喘之患者，肺气虚衰，必盗母气补救。中虚失运，精微不化，水湿不运，聚而为痰。且肺开窍于鼻，外主皮毛，肺脾两虚之老人，营卫失和，卫外不固，畏风自汗，外邪极易乘虚而入。于五脏中调补脾胃有着举足轻重的作用。黄政德强调药补不如食补，食补者全赖健运之脾胃，生化之源充足，气血生，精微化，才可滋养肺金。水湿不聚中州，痰浊无由而生，则咳喘可愈，故而在治疗脾虚痰多型咳嗽时多用黄芪、茯苓、苏梗、葛根、鸡内金等药物健脾渗湿、和胃理滞、补土生金，标本兼顾，并在诊后详细交待患者及家属饮食宜忌，使其颇受裨益。

在多年临床实践中，黄政德亦总结出以下数条麻黄使用过程中出现的副作用，供同道参考：①发汗：麻黄的发汗作用可轻可重，单味麻黄，用一般剂量（成人 6 ~ 9g）入汤剂，在体质壮实者，发汗作用有限。但我国幅员辽阔，南北东西，温差甚大。东北地区患者伤寒表实证，用麻黄 2 ~ 3g，等于不用，而江南地区的患者腠理疏松，往往 2 ~ 3g 即可得汗，而且不同的人用麻黄后反应也不同。禀赋强，体质壮，药与证又相当者，用之固佳，但体弱之人，即使当用者也要斟酌。极少数患者服用含麻黄的中药后出现大量出汗伴有头痛、呕吐，此种头痛多为体液大量丢失过程中的低颅压综合征，需要大量补液并平卧休息方可缓解症状。可见针对不同的医疗对象，应当持小心谨慎的态度。②升压：麻黄收缩血管，可以引起血压升高。病人服用含有麻黄的汤剂后出现头晕头痛。部分高血压患者服用麻黄血压会升高，但也有部分高血压患者短时间服用麻黄无特殊不适，久之血压升高。既往无高血压病史的患者服用麻黄后血压也可能升高。故高血压病人慎用麻黄，或从小剂量开始为妥。③失眠、兴奋：麻黄有兴奋神经的作用，有一部分人服用麻黄后会出现失眠，可加用酸枣仁等安神之品佐助。平时失眠的患者慎用含麻黄制剂。④心律失常：既往有心脏病的老年患者尤其容易出现各种快速型心律失常，临床表现为心悸胸闷等不适，严重者需要使用抗心律失常药物。⑤癃闭：麻黄可以收缩平滑肌，有前列腺增生病史的患者服用麻黄时要注意用量和疗程，因其可能导致小便不通。⑥胃肠道不适：因麻黄是辛温之品，部分胃阴亏虚的人不能耐受其辛散之力，可出现反酸、烧心、嘈杂等不适。

若病情需要，麻黄也可以用较大剂量的，唯须注意观察，老人、小儿、虚弱之人尤应慎重，不可贸然投之。此外，麻黄毕竟有泻无补，温燥发散，所以一般而言应中病即止，不宜长服久服。外感时病用麻黄，得汗即须停用；久病须较长时期使用者，一般不宜大量，宜得效后减量，同时还须注意调整配伍。在外感病用麻黄汤时，凡阴分不足，内有蕴热者，宜加知母，是为张锡纯所谓麻黄加知母汤；气虚者则可酌加益气药。这些都是宝贵的经验之谈，可资同道临证用药参考。

第四节 哮 病

哮病是由于宿痰伏肺，遇诱因或感邪引触，以致痰阻气道，肺失肃降，痰气搏击所引起的发作性痰鸣气喘疾患。患者发作时喉中哮鸣有声，喘息气促，甚至不能平卧。近代叶天士《临证指南医案》中指出：“若夫哮证，亦由初感外邪，失于表散，邪伏于里，留于肺俞”，痰伏于肺成为潜在的病理因素。支气管哮喘容易反复发作，迁延难愈，为内科难治疾病之一。

哮病的发生，为宿痰内伏于肺，每因外感、饮食、情志、劳倦等诱因引触，以致痰阻气道，肺失肃降，肺气上逆，痰气搏击而发出痰鸣气喘声。哮病发作的基本病理变化为“伏痰”遇感引触，邪气触动停积之痰，痰随气升，气因痰阻，痰气壅塞于气道，气道狭窄挛急，通畅不利，肺气宣降失常而喘促，痰气相互搏击而致痰鸣有声。《证治汇补·哮病》说：“因内有壅塞之气，外有非时之感，膈有胶固之痰，三者相合，闭拒气道，搏击有声，发为哮病。”《医学实在易·哮证》也认为哮病为邪气与伏痰“狼狈相因，窒塞关隘，不容呼吸，而呼吸正气，转触其痰，鼾驹有声。”由此可知，哮病发作时的病理环节为痰阻气闭，以邪实为主。由于病因不同，体质差异，又有寒哮、热哮之分。素体阳虚，痰从寒化，属寒痰为患则发为冷哮；若素体阳盛，痰从热化，属痰热为患则发为热哮。或由痰热内郁，风寒外束，则发为寒包火证。寒痰内郁化热，寒哮亦可转化为热哮。若哮病反复发作，寒痰伤及脾肾之阳，痰热伤及肺肾之阴，则可从实转虚。此时，肺虚不能主气，气不布津，则痰浊内蕴，并因肺不主皮毛，卫外不固，而更易受外邪侵袭诱发；脾虚不能转输水津上归于肺，则积湿生痰；肾虚精气亏乏，摄纳失常，则阳虚水泛为痰，或阴虚虚火灼津生痰，因肺、脾、肾虚所生之痰上贮于肺，影响肺之宣发肃降功能。可见，哮病为本虚标实之病，标实为痰浊，本虚为肺脾肾虚。因痰浊而导致肺、脾、肾虚衰；肺、脾、肾虚衰又促使痰浊生成，且正虚降低了机体抗御外邪的能力。本虚与标实互为因果，相互影响，故本病难以速愈和根治。发作时以标实为主，表现为痰鸣气喘；在间歇期以肺、脾、肾等脏器虚弱之候为主，表现为短气、疲乏，症状不重。若哮病大发作，或发作呈持续状态，邪实与正虚错综并见，肺肾两虚而痰浊又复壅盛，命门之火不能上济于心，则心阳亦同时受累，甚至发生“喘脱”危候。

黄政德治疗哮病主张西为中用，如西医的胸片、胸部CT、心脏彩超、心电图等检查，比较直观，一目了然，可以弥补中医观察不到的情况，且其对哮病的中医诊治有独到见解，层层推敲，用药轻灵，疗效不凡。针对哮病之辨证论治，既分寒热虚实缓急，又兼顾伏痰、脏虚之根本，宣教饮食、寒温之将息，周全完备。哮病发作期，寒痰凝结者可见面色晦青，形寒肢冷，舌淡苔白滑，脉沉，临床多选辛热入肺之品，豁痰利气，通达皮里膜外之痰；热痰胶着者可见面赤气促，口干便结，形体肥胖，舌红苔黄腻，脉滑数有力，以苦寒泻之。痰火重者，易耗伤气阴，黄政德常常佐以益气养阴之品，极有效验。哮病缓解期，化痰与扶正对巩固疗效，减少复发起到关键作用。“邪之所凑，其气必虚”，缓解期虽无喘哮，其痰饮之病机依然存在，故黄政德认为此期调脏补虚不可或缺，应以培本固元为法，不外肺、脾、肾三脏，或分治或同疗。叶天士在其《临证指南医案》中谓曰“善治者，治其所以生痰之源，则不消痰而痰自无”。补虚强体，治生痰之源，或温补，或滋填，或养阴，或补气，以求正气日增，邪气日消。其中，黄政德尤其推崇脾胃学说，对于调补中州，学思相济，融会贯通。益气健脾、养阴和胃，运用自如。益气健脾首选黄芪、党参、山药、茯苓、白术，补而不滞，意在培土生金，四季脾旺不受邪；养阴和胃多用沙参、麦冬、百合、五味子、川贝、天花粉，生津化液，润肺养阴；而针对肾阳虚惫、下元不足者，则选干姜、肉桂，温肾纳气。

案一：寒哮证

青某，男，38岁，2012年6月25日初诊。主诉：间断喉间哮鸣10余年，加重1月。患者自幼患有哮喘，喉间有哮鸣音，长期使用西药吸入治疗。现症见：喉间有哮鸣音，自觉呼吸困难，咯吐白色清痰，畏冷，纳寐可，二便调。舌淡苔薄白，脉浮紧。

中医诊断：哮病（寒哮证）。

辨证：寒痰阻肺。

治法：温肺散寒，化痰平喘。

处方：三拗汤加味。

炙麻黄10g，杏仁10g，前胡10g，蝉蜕5g，川贝母10g，桔梗10g，茯苓15g，甘草3g。

7剂，每日1剂，水煎服。

2012年7月2日二诊：患者诉服上药后哮喘已明显缓解，现活动后轻度气促，无咳嗽咯痰，纳少，寐尚安，大小便可。舌淡苔薄白，脉细弱。外邪已除，安肺脾为要。方以玉屏风散加减。

黄芪20g，西洋参15g，白术10g，茯苓15g，炙甘草10g，升麻5g，当归10g，陈皮10g，柴胡10g，五味子5g。

7剂。1月后随访，症状未复发。

病案分析：哮病之发作取决于壅塞之气，非时之感，胶固之痰三者之间的纠缠，外有非时之感只是发病的诱因，内有壅塞之气和膈有胶固之痰是发病的根源。西医中许多过敏性疾病，中医认为与风邪密切相关，哮喘之突发性、反复性，与风邪善行数变之特点颇为契合。《素问》曰："是故风者百病之长也，今风寒客伤于人……弗治，病入舍于肺……发咳上气"，此风邪导致的咳嗽、气逆，即类似于西医所谓咳嗽变异性哮喘。风性突发，上扰肺系，而致肺失治节，宣肃失司，轻则咽痒、气逆而致无痰之干咳，重则痰气交阻，招致风摇钟鸣发为哮喘。基于以上分析，本病是由风邪犯肺、肺气失宣、邪郁肺络、气道挛急所致，风邪可独立致咳，亦可由于"风为百病之长"，常兼夹他邪致咳，因此在治疗时需注重药物间的配伍应用，起到事半功倍的效果。黄政德在长期的临床实践中，发现部分哮喘患者发病前即有过敏性鼻炎病史，而过敏性鼻炎多因感冒而发，起病时症见发热恶寒，鼻塞，鼻痒，打喷嚏，流清涕。经过治疗，发热恶寒好转，而鼻塞、流清涕则迁延不愈，遂成过敏性鼻炎。探究其发病机理，现代人贪凉饮冷，风冷之邪时客，卫表郁闭，肺气不宣，无汗则气不得旁达，气机郁闭即上壅迫肺，鼻为肺窍，则见鼻塞、流涕等症状。时医多惧麻黄、桂枝辛温发汗太过，而喜用桑菊、银翘辛凉清热之品，寒凉郁闭，邪气留伏于鼻道而发。待再遇风寒，痰随风动，上扰清窍，如此反复发作。鼻为肺窍及门户，久之宿痰内迁，终致喘促痰鸣速发，故因势利导，辛温解表以撤风寒客邪为当务之急，稍作迟疑则邪气胶着，咳喘之症有增无减。黄政德临证多以麻黄汤类方加减化裁，宗张仲景“病痰饮者，当以温药和之”。方中麻黄发汗宣肺开毛窍，杏仁利肺气，与麻黄一升一降，调节气机，并借助杏仁的柔韧，制约麻黄的刚烈，甘草缓急迫，和中护正。俾腠理毛窍开启，营卫调和，逆气下达，邪气外出，以绝后患。哮病“在病为实，在体为虚”，黄政德宗“发时当治其实，平时则兼治虚”之原则，在发作期治以宣发肺气、排痰祛邪、祛风止痒，缓解期健脾、纳肾、开肺三法并用，配伍巧妙，运用灵活，组方严谨，颇有捷效。

案二：寒痰蕴肺证

鲁某，女，32岁，2012年10月29日初诊。患者诉2004年曾在湘雅附属二院确诊为“哮喘”，逢受凉、劳累后发作，发作时咳嗽，喘促，咯白痰，用西药治疗后可控制，为求进一步调治，故前来就诊。现症见：发作时喘促，咽痒，呼吸困难，咯白痰，质黏，纳寐可，二便调。舌淡，脉弱。

中医诊断：哮病。

辨证：寒痰蕴肺。

治法：温肺化痰。

处方：三拗汤加减。

麻黄10g，杏仁10g，蝉蜕5g，紫苑10g，黄芪20g，川贝母10g，细辛3g，白术10g，甘草3g，紫苏5g。

7剂，每日1剂，水煎服。

2012年11月5日二诊：哮喘控制，症状已缓解。舌淡，脉弱。处方六君子汤加减：党参30g，黄芪20g，法半夏10g，陈皮10g，胆南星6g，仙灵脾15g，巴戟天15g，细辛3g，甘草10g。14剂。2月后随诊，哮喘未有发作。

病案分析：黄政德认为失于疏表宣肺之时机，而盲目纳气平喘镇咳，迎合患者需求，有闭门留寇之弊。若兼有寒饮内伏者，加干姜、桂枝、细辛，以外散风寒内蠲水饮，若兼有肺内伏热者，则予黄芩、桑白皮、地骨皮，以外解表痰内清伏热。此外，临床仍可见寒热错杂、上热下寒之兼并症，需要寒温并投，方可速起沉疴。二诊时患者症状已缓解，应补益健脾，意在培土生金，四季脾旺不受邪，方用六君子汤加减。

第三章　脾胃病

第一节　胃　痛

胃痛又称胃脘痛，是由于胃气阻滞，胃络瘀阻，胃失所养，不通则痛导致的以上腹胃脘部发生疼痛为主症的一种病证。胃痛的部位在上腹部胃脘处，俗称心窝部。其疼痛的性质表现为胀痛、隐痛、刺痛、灼痛、闷痛、绞痛等，常因病因病机的不同而异，其中尤以胀痛、隐痛、刺痛常见。可有压痛，但无反跳痛。其痛有呈持续性者，也有时作时止者。按之其痛实者加剧，虚者缓解。其痛常因寒暖失宜，饮食失节，情志不舒，劳累等诱因而发作或加重。本病证常伴有食欲不振，恶心呕吐，吞酸嘈杂等症状。本病发病率较高，严重者可影响患者的生活质量，中药治疗效果颇佳。

本病病因，初则多由外邪、饮食、情志不遂所致，病情较轻，中医治疗效果显著。若因寒邪客胃、饮食停滞、肝气犯胃、肝胃郁热、脾胃湿热者，多为实证；久则常见由实转虚，如寒邪日久损伤脾阳，热邪日久耗伤胃阴，多见脾胃虚寒、胃阴不足等证候，则属虚证。因实致虚，或因虚致实，皆可形成虚实并见证，如胃热兼有阴虚，脾胃阳虚兼见内寒，以及兼夹瘀血、食滞、气滞、痰饮等。本病的病位在胃，与肝脾关系最为密切。基本病机为胃气阻滞，胃络瘀阻，胃失所养，不通则痛。

黄政德认为本病多为饮食不节、过食辛辣、过量饮酒、情志不畅等伤及脾胃，正如《脾胃论·饮食劳倦所伤始为热中论》所言："若饮食失节，寒温不适，则脾胃乃伤。"导致脾失健运、胃失和降、肝失疏泄、大肠传导失司，病及脾胃肝肠。胃属阳明，多从热化燥，脾属太阴，多从阴化寒，故多出现寒热错杂之证，可表现为胃痛胃胀，喜揉喜按，乏力畏冷，大便干结，舌淡红苔黄腻，边有齿痕等脾寒胃热之证；或者便溏，甚则泄泻，口舌生疮，口干不欲饮水，嗳腐吞酸等胃热肠寒之证，寒热错杂，病情缠绵难愈。

黄政德强调，治疗此类疾病一定要注意应用寒热平调之法，首选左金丸加味。左金丸出自《丹溪心法》，方中重用黄连为君，六倍于吴茱萸，功用清肝泻火，降逆止呕，用于肝火犯胃证。但方中黄连量大，恐其寒凉败胃，故减量用之，取其如下之功：一者善除中焦之火，清泄胃热，胃火降则气自和；二者苦能燥湿，善除困遏脾胃之湿浊，湿去则脾自安；三者善清肝泻火，肝火清则气自条达，恢复疏泄之功。少佐辛热之吴茱萸，一可疏肝解郁，以抑木扶土，散胃气郁结；二可反佐以制黄连之寒，防凉遏太过折伤中阳；三者取其味苦而能下气之用，以降逆和胃。一味三用，为佐使药。二味合用，一清一温，共奏平调寒热、降逆止呕之功。

临证时，寒热错杂之证又有寒多热少、热多寒少、寒热各半之别，故须灵活加减。寒多者以脘腹冷痛，畏冷、便溏，加黄芪、白术、淮山药等益气健脾之品，胃寒为主者加炮姜，脾阳不足致虚寒者加干姜，寒甚则加熟附片以温阳逐寒。热多者症见大便干结、口中异味、舌苔黄腻，加黄芩、生地、白芍等凉润之药，勿过用凉遏之品防伤中阳而加重病情。寒热各半者则用左金丸合二陈汤加减。此外，胃痛较重者加延胡索；呕吐者加旋覆花、竹茹降逆止呕；气郁者加柴胡、木香、槟榔疏肝解郁，抑木扶土；瘀血致病者加丹参、川芎活血散瘀；寒湿重者加茯苓、薏苡仁化湿和胃。随症加减，灵活应用，每获良效。

案一：肝气郁滞证

邵某，女，29岁，2012年10月15日就诊。主诉：胃脘部胀满、疼痛半月，加重2天。患者诉平素情绪波动大，半月前因饮食较杂出现胃痛。现症见：胃脘部胀满、疼痛，矢气后稍减轻，夜间较甚，伴有脐周疼痛，大便后痛稍减，伴有怕冷，口干，渴饮热水，纳少，夜寐欠安，小便尚可，大便一日2次，质软，不成形，有里急后重感。舌淡，苔薄黄，脉弦小。

西医诊断：慢性胃炎。

中医诊断：胃痛。

辨证：肝气郁滞。

治法：平调寒热，疏肝和胃止痛。

处方：柴胡疏肝散加减。

柴胡 10g，木香 10g，香附 10g，川芎 10g，玄胡 10g，茯苓 15g，白术 10g，吴茱萸 10g，黄连 5g，白芍 10g，甘草 3g。

1 日 1 剂，共 5 剂，水煎服。

2012 年 10 月 22 日二诊：患者诉服上方后症状明显好转，脐周稍有隐痛不适，饭后腹胀，食少，口淡无味，全身乏力。舌苔白，脉弦滑。方药左金丸加减：

黄连 5g，吴茱萸 10g，西洋参 15g，白术 10g，白芍 10g，木香 10g，玄胡 10g，甘草 3g。共 7 剂，水煎服。以补气养阴，疏肝养肝以善后。

病案分析：因患者平素情绪波动大，此为情志不舒，易致肝气郁滞，进而影响肝气的疏泄功能，所谓“怒则气上”，肝失疏泄，气机不畅，则影响脾胃之气的升降及脾胃的运化功能。胃失受纳和降，故患者胃脘部胀满、疼痛，纳少。因肝气郁滞，故矢气后减轻，且有脐周疼痛。大便日行 2 次，质软，不成形，色深褐，为脾阳稍虚的表现，患者怕冷，口干，渴饮热水，舌淡，苔薄黄，脉弦小，综合患者以上症状及舌脉，可知患者此时为寒热错杂，兼有肝气郁滞，但寒重于热。在治疗上先予左金丸，因寒重于热，吴茱萸倍于黄连，以此方来平调寒热，予柴胡、木香、香附、川芎、玄胡疏肝行气解郁，予白芍、甘草酸甘化阴，防止劫肝阴，予茯苓、白术健脾。复诊时，患者脐周稍有隐痛不适，饭后腹胀，食少，口淡无味，全身乏力，舌苔白，脉弦滑。因此在平调寒热的基础上，再予西洋参补气养阴，白术健脾，木香、玄胡、白芍、甘草行气疏肝养肝以善后。

案二：寒热错杂证

张某，男，48岁，2011年11月7日初诊。主诉：胃脘部胀痛不适10年余，加重2年。患者因长期饮食不规律，10年前开始出现胃胀、胃痛，曾多次行胃镜检查均示：慢性浅表性胃炎。近两年症状加重，多次服药治疗效果均不佳。现症见：胃脘部胀痛，受冷后加重，矢气则症状缓解。口干口苦，纳食一般，大便干结，小便正常。舌淡红，苔薄黄，脉弦。

西医诊断：慢性胃炎。

中医诊断：胃痛。

辨证：寒热错杂。

治法：平调寒热，行气止痛。

处方：左金丸加减。

黄连5g，吴茱萸6g，柴胡10g，白芍10g，木香10g，槟榔10g，延胡索15g，蒲公英5g。

1日1剂，水煎服，共7剂。

2011年11月14日二诊：患者服上方后症状基本解除，现仅受凉后稍有胃胀不适，纳寐可，二便调。舌淡红，苔白，脉弦。处方：继予前方加炮姜5g，白扁豆15g，云茯苓10g，再进7剂以善后。

病案分析：患者因长期饮食不规律，导致脾胃损伤，运化失常，饮食停滞胃肠，阻滞气机，不通则痛，故出现胃痛，矢气后气机畅通，故缓解；气机久郁而化热，故口干；热久伤津，故大便结；病久损伤阳气而成寒热错杂之证。方中黄连苦寒泄热，吴茱萸温胃开郁，二者合用平调寒热；柴胡、木香、槟榔行气导滞、通便止痛；黄政德善用延胡索止脘腹疼痛，《医学启源》云其："治脾胃气结滞不散，主虚劳冷泻，心腹痛，下气消食。"蒲公英质轻味苦，可辅黄连清热之功，且有止痛之效。诸药合用，共奏平调寒热、行气止痛之功，故7剂即诸症缓解。二诊患者仍有遇寒胃胀不适之症状，故加炮姜温胃散寒；苔白为内湿之象，故加白扁豆、茯苓渗湿健脾以收全功。

案三：脾虚气滞证

章某，男，47岁，2012年9月17日就诊。主诉：胃脘部隐痛不适半年余，加重1周。患者半年前出现胃脘部隐痛，完谷不化，曾查胃镜示：胃溃疡。现症见：胃脘部隐痛不适，偶有胃脘部灼热感，伴大便不成形，完谷不化，便溏，时有恶心欲呕，口气重，纳食差，夜寐差，小便可。舌淡红苔黄暗，脉弦小。既往史：既往有高血压病病史，服苯磺酸左旋氨氯地平片、替米沙坦，血压控制可。

西医诊断：胃溃疡。

中医诊断：胃痛。

辨证：脾虚气滞。

治疗：平调寒热，健脾燥湿止痛。

处方： 以左金丸加减。

黄连 10g，吴茱萸 5g，知母 10g，茯苓 15g，法半夏 10g，大枣 6 枚，陈皮 10g，白芍 10g，青木香 10g，白头翁 10g，生姜 5g，党参 15g。

1 日 1 剂，共 5 剂，水煎服。

2012 年 12 月 3 日二诊：患者诉服上药后胃脘部隐痛、灼热感、便溏明显改善，偶有胃脘部胀满，偶头晕，左膝关节活动后稍有疼痛，纳可，夜寐有所改善。方药以川芎茶调散加减：

川芎 15g，玄胡 10g，木香 10g，丹参 10g，白芍 10g，茯神 15g，蔓荆子 10g，白芷 10g，葛根 10g，厚朴 10g，生姜 5g，甘草 3g。

1 日 1 剂，再服 7 剂以善后。

病案分析： 患者胃脘部隐痛，偶有胃部灼热感，时有恶心欲呕，口气重，纳食差，此为胃中有热、胃气上逆的表现，伴大便不成形，完谷不化，便溏，此为脾阳虚，失于健运。结合舌苔黄暗，脉弦小，可知患者为寒热错杂，兼有脾虚湿困，且热多于寒。予左金丸平调寒热，且黄连倍于吴茱萸；予伏苓、法半夏、大枣、陈皮燥湿健脾，促进脾之运化；党参补脾气，扶正祛邪；青木香行气以促进脾之运化；予知母、白芍清热养阴；少量生姜降逆止呕，白头翁清热解毒止泻。复诊时患者脾胃症状明显好转，患者有高血压病史，偶有胃脘部胀满感，偶头晕，左膝关节活动后稍有疼痛，故予川芎、玄胡、木香行气疏肝，厚朴下气除满，白芍、甘草养阴，葛根降压，蔓荆子、白芷祛风止痛，少予生姜温中善其后。

案四：瘀血阻滞证

冯某，女，47岁，2012年5月21日就诊。主诉：便秘2年，胃脘不适1年余。患者诉便秘2年，未行诊治。平素注意饮食，多食水果则稍有改善。2010年4月1日，本院胃镜示：慢性浅表性胃炎。2011年10月17日，本院肠镜示：结肠炎性改变。因大便不畅，时感胃脘不适。现症见：便秘，时胃痛不适，偶有刺痛感，嗳气，食欲不振，偶失眠。口干，不欲饮水，平素怕冷，小便量多。舌边尖红，苔薄白，舌底静脉迂曲，脉弦涩。

西医诊断：慢性结肠炎、慢性浅表性胃炎。

中医诊断：胃痛。

辨证：瘀血阻滞证。

治法：平调寒热，活血化瘀。

处方：半夏泻心汤加减。

黄连10g，大黄5g，黄芩10g，法半夏10g，蒲公英15g，广木香10g，乌药10g，川楝子10g，延胡索8g，丹参15g，西洋参15g，白芍10g，甘草3g。

1日1剂，共7剂，水煎服。

2012年11月5日二诊：患者诉服上药后胃脘疼痛症状明显好转，偶伴有胃脘不适感及灼热感，夜寐稍差，纳食一般，怕冷，小便可，大便秘结。舌淡红苔黄，脉弦。方药以左金丸加减：

黄连 10g，吴茱萸 5g，蒲公英 15g，大黄 10g，厚朴 10g，枳实 10g，延胡索 10g，生地黄 15g，当归 10g，玄参 15g，白芍 10g，甘草 3g。

1 日 1 剂，共 5 剂，水煎服。继续巩固疗效，以收全功。

病案分析：患者病史较长，长期便秘，此为胃肠有热，时胃痛不适，偶有刺痛感，嗳气则为胃气壅实，瘀血阻滞；口干，不欲饮水，平素怕冷，小便量多为寒象；舌边尖红，舌底静脉迂曲，脉弦涩皆为寒热错杂，兼有瘀血阻滞之证。予半夏泻心汤加减平调寒热；方中大黄、黄连、黄芩清热通便；广木香、乌药、川楝子、延胡索行气活血通络以疏利气机，丹参活血祛瘀，进而缓解胃脘部的疼痛；西洋参、白芍、甘草补气养阴。复诊时，患者仍为寒热错杂，且热多于寒，改用左金丸，黄连倍于吴茱萸平调寒热；因患者仍有大便秘结，予大黄、厚朴、枳实泻热通便；蒲公英、延胡索行滞气以缓解胃脘不适感；生地、玄参清热滋阴；白芍、甘草酸甘化阴。

案五：肝气犯胃证

邓某华，女，56 岁，2019 年 9 月 23 日初诊。主诉：胃脘疼痛 1 月余。现症见：胃脘疼痛，胀痛明显，牵扯至背部，胸闷，口干，纳少，寐可，二便调，舌淡红苔薄白，脉濡。外院胃镜示：慢性浅表性胃炎。肠镜示：乙状结肠，直肠炎。

西医诊断：①慢性胃炎；②慢性结肠炎。

中医诊断：胃痛。

辨证：肝气犯胃。

治法：疏肝和胃，理气健脾。

处方：柴胡疏肝散合左金丸加减。

柴胡 10g，白芍 10g，川芎 10g，木香 10g ，蒲公英 10g，厚朴 15g，枳壳 15g，玄胡 10g，茯苓 15g，丹参 10g ，北沙参 10g，百合 10g ，炒麦芽 15g，甘草 3g。

1 日 1 剂，共 7 剂，水煎服。

2019 年 9 月 30 日二诊：患者诉服药后症状改善。现症见：下肢隐痛，下午明显。口苦，纳寐可，二便调，舌黯苔灰白，脉弦。方以左金丸加减：

柴胡 10g，黄连 3g，吴茱萸 6g，茯苓 15g，枳壳 15g，乌药 10g，玄胡 10g，川芎 10g，木香 10g，党参 15g，合欢花 10g，甘草 3g。

1 日 1 剂，共 14 剂，水煎服。

病案分析：胃痛是由上腹部接近心窝处发生疼痛为主症的病证，亦称为“胃脘痛”。多由外感寒邪、饮食所伤、情志不畅和脾胃素虚等病因而引发。胃痛之名最早记载于《内经》，如《灵枢·邪气脏腑病形》指出：“胃病者，腹膜胀，胃脘当心而痛”。唐宋以前多把属于胃脘痛的心痛和属于心经本身病变的心痛混为一谈，直至金元时代李杲《兰室秘藏》首立“胃脘痛”一门，将胃脘痛明确区分于心痛，使胃痛成为独立的病证。明清时代进一步提出了胃痛的治疗大法，《医学正传》说：“古方九种心痛，……详其所由，皆在胃脘，而实不在于心也。”“浊气在上者涌之，清气在下者提之，寒者温之，热者清之，虚者补之，实者泻之，结者散之，留者行之。”《医学真传·腹痛》还指出了要辨证去理解和运用“通则不痛”之法。胃痛的病位在胃，与肝脾关系密切。基本病机为胃气阻滞，胃失和降，不通则痛。治疗以理气和胃止痛为主，再分虚实施治。患者见疼痛牵引胸背，出现明显的胸闷气滞，且口干，纳少，考虑胃阴不足，津液不能濡养脏腑，炒麦芽健脾益气，合用百合、北沙参养阴益气，调养胃气。二诊患者兼见口苦，合用左金丸疏肝泄热和胃。

第二节　呕　吐

呕吐是由于胃失和降、胃气上逆所致的以饮食、痰涎等胃内之物从胃中上涌，自口而出为临床特征的一种病证。呕吐的临床表现不尽一致，常有恶心之先兆，其作或有声而无物吐出，或吐物而无声，或吐物伴有声音；或食后即吐，或良久复出；或呕而无力，或呕吐如喷；或呕吐新入之食，或呕吐不消化之宿食，或呕吐涎沫，或呕吐黄绿苦水；呕吐之物有多有少。呕吐常有诱因，如饮食不节，情志不遂，寒暖失宜，以及闻及不良气味等因素，皆可诱发呕吐，或使呕吐加重。本病常伴有恶心厌食，胸脘痞闷不舒，吞酸嘈杂等症。呕吐多偶然发生，也有反复发作者。

中医历代医家对呕吐的病因病机多有阐述,包括外感六淫、情志不调、内伤饮食、禀赋不足等;呕吐还与心肝脾肾有密切的关系,非独胃也。病因众多,故治疗起来也并非易事。黄政德认为呕吐的关键在于胃失和降。若患者素体脾胃虚弱,或素性抑郁,郁热内生,肝热犯胃;或中阳不足,寒饮内停;或胃肠实热,腑气不通,或寒或热,或虚或实,均可致本病发生。故治疗呕吐以和胃降逆为原则,黄政德常采取辨证与辨病相结合的方法。辨证分为外邪犯胃证、肝气犯胃证、食滞内停证、痰饮内阻证、脾胃气虚证、胃阴不足证、脾胃阳虚证等。

黄政德在治疗中,常循《伤寒杂病论》之法。若是肝经风寒之邪犯胃,可出现干呕,吐涎沫之症,用吴茱萸汤温中补虚,暖肝和胃,温经散寒。若脾胃运化失常,清浊不分,升降失司,胃气上逆作呕;且脾为生痰之源,气机不调,津液不行,水湿停滞,蕴而成痰,化而为饮。痰饮阻滞中焦,遏阻气机,气逆作呕,以小半夏汤加茯苓汤为底方,随症进行加减。若脾胃虚弱、肝热犯胃者以半夏泻心汤加味治疗;若肝胃不和兼有表证者,以小柴胡汤治疗;若寒热错杂于中、湿热下注者,用黄芩加半夏生姜汤合橘皮竹茹汤治疗。若胃阴不足,呕吐反复发作者,用麦门冬汤加减。若食积可加焦三仙、炒鸡内金;肝气犯胃可加柴胡、香附、郁金;脾胃虚弱可加炒白术、茯苓;胃阴不足可加芦根、白茅根。

案一：胃失和降证

李某，男，32岁，2019年6月10日初诊。主诉：食后呕吐1周。患者诉1周前因大量饮酒导致剧烈呕吐。现症见：纳差，食后则呕，伴烧心，腹胀，大便黏滞，不成形，排不尽感，口渴，舌红苔白腻，脉弱。

西医诊断：急性胃炎。

中医诊断：呕吐。

辨证：胃失和降。

治法：消食化湿。

处方：小半夏加茯苓汤加减。

生姜6g，法半夏6g，茯苓10g，竹茹6g，枳壳10g，炒麦芽12g，炒鸡内金10g，砂仁6g，山药10g，芦根10g，西洋参15g（另蒸兑服），甘草3g。

3剂，每日1剂，水煎服。

2019年6月13日二诊：患者诉服上方后呕吐减轻，口不渴，可以进食，已无烧心不适感，大便稍溏。舌淡红苔白，脉弱。原方去竹茹、枳壳，加陈皮6g，白术12g，薏苡仁15g，7剂，水煎服。并嘱咐忌食寒凉食物，少食多餐，以温热易消化食物为主。1个月后随诊，诸症悉平。

病案分析：小半夏加茯苓汤出自《金匮要略》："卒呕吐，心下痞，膈间有水，眩悸者，小半夏加茯苓汤主之。"具有和胃止呕，引水下行之功效。方中半夏二升为主药，燥湿化饮降逆止呕，佐以生姜半斤，温中和胃降逆止呕，其止呕效佳，素有“呕家圣药”之称，既可与半夏相须为用，以助药力，又可解半夏之小毒，二者相合，扬长避短，加茯苓引水下行。本证因酒后伤胃，食滞湿郁兼热，胃气不和所致。黄政德用小半夏加茯苓汤汤合竹茹、芦根清热止呕；用炒麦芽、炒鸡内金健脾消食。因多日未能正常进食，故气虚脉弱，加山药、西洋参补气养阴，清热生津。二诊患者诸症缓解，呕吐已停，去竹茹、枳壳，加陈皮、白术、薏苡仁健脾益气祛湿，标本兼治，故诸症皆缓。

案二：水湿不化证

徐某，女，32岁，2016年10月24日初诊。主诉：恶心呕吐半月余。患者平素胃口不佳，大便溏稀。半月前因过食肥甘厚腻，出现呕吐、嗳腐吞酸、大便次数增多等症状。于外院住院治疗，效果不佳，呕吐症状反复前来就诊。现症见：每日呕吐1～2次，吐出未消化食物及酸水，口干欲饮，饮入则吐，伴口中酸苦，食欲不振，胃脘隐痛。大便不成形，日2～3次。舌略红，苔微黄腻，边有齿痕，脉弦。

西医诊断：慢性胃炎。

中医诊断：呕吐。

辨证：水湿不化。

治法：寒温并用，和胃降逆，消食散水。

处方：生姜泻心汤加减。

法半夏9g，生姜10g，黄连3g，黄芩5g，党参15g，干姜

3g，炙甘草 6g，大枣 6 枚，代赭石 30g，炒麦芽 12g，炒山楂 10g。

3 剂，每日 1 剂，水煎服。

2016 年 10 月 30 日二诊：服上药后呕吐明显缓解，已无呕吐，但有嗳气反酸，大便每日 1 ~ 2 次，质溏，口干。舌淡红，苔微腻，脉弦细。方药：旋覆代赭汤加减。

代赭石 30g，旋覆花 15g，生姜 6g，党参 15g，法半夏 10g，麦冬 10g，炙甘草 6g，大枣 6 枚，炒麦芽 12g，炒山楂 10g。

3 剂，每日 1 剂，水煎服。

2016 年 11 月 7 日三诊：患者服上药后症状已明显减轻，现偶有胃胀，二便可，食欲转佳，舌淡苔白，脉细。予上方去代赭石、旋覆花，加枳实、陈皮、白术、茯苓各 10g 以善后。

病案分析：此患者平素脾气不足，中焦气机不畅，升降失调，气机郁滞，久郁化火，胃失和降，故见呕吐，口中酸苦；胃热脾寒，故见大便次数多，溏稀；苔黄腻由脾胃运化失司，浊气聚于中焦，阳气聚集于上，郁而化热所致。舌有齿痕是脾虚湿盛的表现。另外呕吐因过食肥甘厚腻所致，嗳腐吞酸是食滞的表现。故治以寒温并用，和胃降逆，消食散水，方用生姜泻心汤加减。方中法半夏、黄连、黄芩、干姜合用，辛开苦降，恢复脾胃升降之司，平调寒热；代赭石降逆止呕；党参、甘草、大枣健脾益气，补虚和中，顾护胃气，兼生津液；嗳腐吞酸，水食不化，故重用生姜散水、和胃、止呕、化饮；口干，故加麦冬以养阴生津；患者胃脘部胀满，故加枳实、陈皮，取其消痞散结之效；加白术、茯苓以祛湿健脾，调护脾胃。全方总体体现出寒热平调之意，合以疏肝、化瘀、健运之法治之。

案三：胃气不足证

刘某，男，25岁，2012年2月21日初诊。主诉：食入则呕半月余。患者诉平素嗜酒，春节期间又因反复大量饮酒导致呕吐，未予药物治疗。后出现食欲不振，进食则呕，咽喉部有阻塞感，医院胃镜示：慢性浅表性胃炎。现症见：食入则呕，食欲不振，咽喉部有阻塞感，常伴有嗳气、烧心感，大便黏滞，里急后重，舌红，苔厚腻，脉弱。

西医诊断：慢性胃炎。

中医诊断：呕吐。

辨证：胃气不足，湿滞气阻。

治法：健脾化湿，降逆和胃。

处方：小半夏汤加减。

法半夏10g，生姜6g，苏梗10g，陈皮12g，砂仁5g，厚朴10g，炒神曲10g，炒麦芽10g，炒山楂10g，炒鸡内金10g，党参15g，山药10g，竹茹10g，代赭石（包煎）5g，炙甘草6g。

5剂，水煎服，日1剂，分2次服用。嘱饭后服药，饮食清淡易消化，少食多餐，戒酒，忌肥甘厚腻、辛辣刺激之物。

2012年2月26日二诊：患者诉服上方后呕吐已明显缓解，食欲转佳，食多则欲呕，已无嗳气、烧心感。大便仍有黏滞之感，舌淡苔白，脉弱。方药：平胃散合四君子汤加减：

法半夏10g，生姜6g，陈皮12g，白术10g，茯苓10g，炒薏苡仁15g，砂仁5g，炙甘草6g，厚朴10g，炒神曲10g，炒麦芽10g，炒山楂10g，炒鸡内金10g，党参15g，山药10g。

7剂，水煎服，每日1剂，早晚服用。并嘱咐在饮食上忌寒凉、肥甘厚腻、辛辣刺激之物，以温热易消化食物为主。

病案分析：胃气以和降为顺，上逆则病。呕吐的病因虽然不一，但一般均由胃气上逆所致。本证是因反复饮酒致体内素有湿滞，加之大量饮酒刺激，胃气受损，其气不降而呕吐。本证既有胃气不足的一面，又有湿滞气阻的一面，属虚实夹杂之证。治疗呕吐，必须重视和胃降逆。黄政德学仲景善用姜夏以和降胃气。生姜辛温，温中止呕，合苏梗、陈皮化湿；半夏辛温，燥湿化痰，降逆止呕，合竹茹、代赭石增强止呕的功效；食欲不振，加焦三仙以消食开胃；胃气不足，用党参、山药健脾，砂仁醒脾。诸药合用，效如桴鼓。二诊呕吐已明显缓解，黄政德予平胃散合四君子汤善后，并反复耐心嘱咐患者饮食禁忌，防止呕吐再发。

案四：痰热内阻证

单某，男，60岁，2016年10月10日初诊。主诉：呕吐3天。患者诉半个月前因夜间出行受寒感冒，自服抗感冒药物（具体不详）症状缓解，3 天前因食西瓜后出现呕吐纳呆，反复发作，前来就诊。现症见：时有恶心呕吐，呕吐物黏稠臭秽，头晕沉重，烦躁易怒，脘腹胀满，纳差，食欲不振，口干口苦，夜寐梦多，大便干，已 3 日未行，小便黄，舌质红，苔黄厚腻，脉弦。既往有慢性胃炎病史。

西医诊断：慢性胃炎。

中医诊断：呕吐。

辨证：痰热内阻。

治法：清热化痰。

处方：温胆汤加减。

胆南星 10g，茯苓 15g，枳实 10g，竹茹 10g，陈皮 15g，法半夏 10g，厚朴 10g，旋覆花 10g，代赭石 30g，豆蔻仁 10g，生姜 6g，甘草 6g。

5 剂，水煎服，每日 1 次。

2016 年 10 月 16 日二诊。患者诉呕吐已明显减轻，偶有发作。但仍有食欲不振，舌质红，苔黄厚腻，脉弦。守上方加生薏苡仁 20g、藿香 10g。

5 剂，水煎服，每日 1 次。

2016 年 5 月 17 日三诊：患者饮食基本恢复正常，舌质淡红，苔白厚腻，脉弦。守上方继服 5 剂，症状悉平。

病案分析：患者平素急躁易怒，以致肝气郁滞，胆汁疏泄失常，加之感受寒湿之邪困阻脾胃，脾胃运化不及，胆气犯胃久则痰热内生，胃失和降，发为呕吐。故以温胆汤合藿朴夏苓汤清热化痰，祛湿止呕。另加生薏苡仁健脾渗湿，通过健脾而达到和胃之功，藿香可芳香化湿解表。

第三节 泄 泻

泄泻是以大便次数增多，粪质稀薄，甚至泻出如水样为临床特征的一种脾胃肠病证。泄泻以大便清稀为临床特征，或大便次数增多，粪质清稀；或便次不多，但粪质清稀，甚至如水状；或大便清薄，完谷不化，便中无脓血。泄泻之量或多或少，泄泻之势或缓或急。常兼有脘腹不适，腹胀腹痛肠鸣，食少纳呆，小便不利等症状。起病或缓或急，常有反复发作史。常由外感寒热湿邪，内伤饮食情志，劳倦，脏腑功能失调等诱发或加重。泄泻是一种常见病、多发病，一年四季均可发生，但以夏秋两季较为多见。中医药治疗本病有较好的疗效。

泄泻的病因有外感、内伤之分，外感之中湿邪最为重要，脾恶湿，外来湿邪，最易困阻脾土，致脾失健运，升降失调，水谷不化，清浊不分，混杂而下，形成泄泻，其他诸多外邪只有与湿邪相兼，方能致泻。内伤当中脾虚最为关键，泄泻的病位在脾胃肠，大小肠的分清别浊和传导变化功能可以用脾胃的运化和升清降浊功能来概括。脾胃为泄泻之本，脾主运化水湿，脾胃当中又以脾为主，脾病脾虚，健运失职，清气不升，清浊不分，自可成泻，其他诸如寒、热、湿、食等内、外之邪，以及肝肾等脏腑所致的泄泻，都只有在伤脾的基础上，导致脾失健运时才能引起泄泻。同时，在发病和病变过程中外邪与内伤，外湿与内湿之间常相互影响，外湿最易伤脾，脾虚又易生湿，互为因果。本病的基本病机是脾虚湿盛致使脾失健运，大小肠传化失常，升降失调，清浊不分。脾虚湿盛是导致本病发生的关键因素。

黄政德认为，本病病机特点为：①其虚者，脾肾虚也。泄泻常因素体脾胃气弱，或过用苦寒之品，脾虚中寒，日久化源不足，继而累及肾阳，命门火衰，遂发本病。因此，脾虚为本病的发病之本，又易发展成脾肾两虚证。②其实者，湿困中焦也。脾喜燥而恶湿，湿邪伤脾，气机失调，多发展为泄利，且湿性黏滞，故迁延难愈。③其寒者，中焦虚寒也。泻下日久，或失治误治，戕伐中阳，中阳必损，则脾不运化，寒邪内生，发为腹泻。④其热者，湿热壅滞也。平素嗜食肥甘厚味，或误食馊腐不洁之物，酿生湿热，蕴于肠道，壅滞气血，血肉腐败而成脓血。

黄政德运用左金丸治疗本病，取其组方立法之意，即寒热并用，补泻兼施，根据不同证候特点和临床表现进行化裁，强调用方时不能一成不变，临证治病必须量体裁衣，各求其是。重点在于把握虚实、寒热的主次及其变化，随机调配药味和用量以助提高疗效。脾虚盛见胸闷如痞，少食小安，多食胀满，不喜生冷，便溏，舌质淡胖或边有齿痕，脉细弱或濡缓者，加党参、麦芽、白术、茯苓、陈皮等；肝郁见嗳气不畅，干呕，胃中灼热，嘈杂吐酸，口干口苦，胸胁胀痛，脉弦者，加柴胡、山栀子、香附、川楝子；热毒重见脓血便，心中烦热，里急后重，肛门灼热，舌红苔黄腻，脉滑数者，加白头翁、败酱草、蒲公英、槟榔等；湿邪盛见胃脘胀满，口舌黏腻，恶心，泻下不爽，粪便黏液多，苔腻，脉滑数或濡数者，加苍术、厚朴、薏苡仁、竹茹等；阳虚甚见胃冷喜暖，遇冷加重，口渗清水，腰酸膝软，舌质淡嫩，或有齿痕苔白润，脉沉细者，加附子、乌药、干姜等。

案一：脾胃虚弱证

周某，男，35岁，2019年6月10日就诊。主诉：反复黏液脓血便3年余，再发加重5日。患者平素嗜食辛辣油腻之品，于3年前出现黏液脓血便，每日2～3次，常伴左下腹隐痛。患者遂就诊于岳阳市某医院，行电子胃镜检查，诊断为溃疡性结肠炎，予以美沙拉嗪、柳氮磺吡啶等药物对症支持治疗。患者服药后诉上述症状可有缓解，但每因饮食不慎后相关症状再发加重。5日前，患者因进食辛辣食物后再次出现黏液脓血便，自服原有口服药物无好转。现症见：解黏液脓血便，日行3～4次，尚通畅，大便夹有未消化食物，伴左下腹隐痛，肠鸣，里急后重感，肛门坠胀，纳食一般，口干，夜寐欠佳。舌淡红边有齿痕，苔薄黄，脉弦小。

中医诊断：泄泻。

辨证：脾胃虚弱。

治法：健脾益气，辛开苦降。

处方：四君子合左金丸加减。

黄连 5g，吴茱萸 10g，木香 10g，防风 8g，白头翁 10g，地榆 10g，苍术 10g，炒麦芽 15g，白芍 10g，茯苓 10g，党参 10g，甘草 3g。

7 剂，每日 1 剂，水煎，分早晚温服。

2019 年 6 月 17 日二诊：服后患者诉腹痛较前减轻，微肠鸣，大便次数每日 2 ~ 3 次，仍有黏液脓血便，纳、寐较前改善。上方加槟榔 10g、仙鹤草 10g，再服 7 剂，病情明显好转。1 个月后随诊，患者情况稳定，大便次数每天 1 ~ 2 次，便已成形，无腹痛，便血已除。

病案分析：本例患者久病，大便夹有未消化食物，舌苔边有齿痕，示脾胃虚弱之象；以黏液脓血便为主要症状，观其舌脉症，示寒热错杂之证。本案选用左金丸，体现寒热并用法之宗旨，故取黄连苦寒泄降胃热，吴茱萸辛热疏肝温胃降气，辛开苦降，调畅中焦气机，和胃降逆；加防风调和肝脾，抑木扶土；加木香、槟榔调和气血，清热导滞，有“行血则便脓自愈，调气则后重自除”之意；加党参、茯苓、炒麦芽健脾益气和胃，配伍苍术降浊祛湿，湿浊得化；加白头翁、地榆清热凉血止痢；甘草调和诸药。全方寒热并用，辛开苦降，通过调畅中焦枢机，使机体升降有序、补泻适当，诸药发挥最佳效用，故痢疾可除。

案二：脾虚湿盛证

张某，女，72岁，2019年10月8日就诊。主诉：大便稀，次数多半年余。患者诉长期大便不成形，次数多，日行3~5次，每次均量不多，伴肛门坠胀感。周身疼痛，腰痛明显，心烦，夜寐欠安，平素易感冒，小便正常，舌淡红苔白腻，边有齿痕，脉弦。

西医诊断：肠易激综合征。

中医诊断：泄泻。

辨证：脾虚湿盛证。

治法：健脾祛湿，益气和胃。

处方：补中益气汤加减。

黄芪20g，党参10g，白术10g，茯苓15g，当归10g，蝉蜕5g，陈皮9g，枳壳10g，丹参10g，川牛膝15g，独活10g，山茱萸10g，甘草3g。

14剂，每日1剂，水煎，分早晚温服。

2019年11月11日二诊：诸症皆有明显改善。大便软，日1～2次，肛门重坠感已明显缓解，仅于夜间有瘙痒感。时有腹部隐痛。舌淡红苔薄白，脉细。前方效佳，去丹参、独活，加熟地、何首乌、桔梗、玄胡、地肤子各10g，14剂，每日1剂，水煎，分早晚温服。1月后随访，诸症已平，二便正常，纳寐可。

病案分析：泄泻是以大便次数增多，粪质稀薄，甚至泻出如水样为临床特征的一种脾胃肠病证。泄与泻在病情上有一定区别，粪出少而势缓，若漏泄之状者为泄；粪大出而势直无阻，若倾泻之状者为泻，然近代多泄、泻并称，统称为泄泻。《内经》称本病证为“鹜溏”“飧泄”“濡泄”“洞泄”“注下”“后泄”等，且对本病的病机有较全面的论述，如《素问·生气通天论篇》曰：“因于露风，乃生寒热，是以春伤于风，邪气留连，乃为洞泄。”《素问·阴阳应象大论篇》曰：“清气在下，则生飧泄。”“湿胜则濡泻。”《素问·举痛论篇》曰：“寒气客于小肠，小肠不得成聚，故后泄腹痛矣。”《景岳全书·泄泻》说：“凡泄泻之病，多由水谷不分，故以利水为上策。”并分别列出了利水方剂。《医宗必读·泄泻》在总结前人治泄经验的基础上，提出了著名的治泄九法，即淡渗、升提、清凉、疏利、甘缓、酸收、燥脾、温肾、固涩，其论述系统而全面，是泄泻治疗学上的一大发展，其实用价值亦为临床所证实。脾胃虚弱长期饮食不节，饥饱失调，或劳倦内伤，或久病体虚，或素体脾胃肠虚弱，使胃肠功能减退，不能受纳水谷，也不能运化精微，反聚水成湿，积谷为滞，致脾胃升降失司，清浊不分，混杂而下，遂成泄泻。如《景岳全书·泄泻》曰：“泄泻之本，无不由于脾胃。”根据泄泻脾虚湿盛，脾失健运的病机特点，治疗应以运脾祛湿为原则。补中益气汤是遵照《内经》：“劳者温之”“损者益之”的治则，选用甘温之品补其中气，升其中阳。饥饱劳役，伤其脾胃，中焦阳气下陷，则阴火上浮，故心烦，中气不足，不能输布津液故口渴；脾虚中阳不升，清阳下陷故泄泻。病属内伤，东垣立补中益气汤以主之。若误作外感治，则重虚元气。患者“胃不和则卧不安”，故夜寐欠安；

脾虚下陷则见泄泻；周身疼痛，腰痛考虑肾虚，加山茱萸、独活、川牛膝补益肝肾，祛湿壮骨。二诊患者肛周瘙痒，血虚生风，故加以熟地、何首乌、桔梗、地肤子滋阴养血祛风，时有腹部隐痛，加玄胡以行气止痛。

案三：寒湿泄泻证

高某，女，36岁，2019年9月16日就诊。主诉：腹泻、发热2日。患者诉2天前因食不干净食物后腹泻，呈水样便，日行4~5次，肠鸣音亢进，腹部绞痛，发热，体温最高38.5℃，现已退烧，纳少，寐可，小便调，舌淡红苔薄白，脉弦。

西医诊断：急性肠胃炎。

中医诊断：泄泻。

辨证：寒湿泄泻。

治法：解表化湿，理气和中。

处方：不换金正气散加减。

藿香10g，厚朴10g，法半夏10g，茯苓10g，陈皮9g，玄胡10g，黄连3g，木香10g，白芍10g，甘草3g。

5剂，每日1剂，水煎服。1周后随访，服药4剂即已痊愈。

病案分析：急性肠胃炎，中医称为泄泻。《素问·太阴阳明论篇》指出："食饮不节，起居不时者，阴受之。阳受之则入六腑，阴受之则入五脏，……下为飧泄。"说明饮食不洁，最易导致泄泻。该患者因饮食不洁而伤脾胃，食伤脾胃，化生食滞、寒湿、湿热之邪，致运化失职，升降失调，清浊不分，而发生泄泻。正如《景岳全书·泄泻》所说："若饮食失节，起居不时，以致脾胃受伤，则水反为湿，谷反为滞，精华之气不能输化，乃致合污下降而泻痢作矣。"而又《金匮要略》中谓："夫诸病在脏，欲攻之，当随其所得而攻之……"本案中患者因脾虚而生湿，治以祛湿健脾、行气止痛，用不换金正气散加减。方中茯苓味甘入脾经，健脾补中，渗湿止泻，使中焦清升浊降，尤宜于脾虚湿盛泄泻。陈皮与厚朴同用，燥湿理气，温中止痛。玄胡能行血中气滞，专治一身上下诸痛。最后配以甘草调和诸药，缓急止痛，使中焦湿去气畅，故泄泻止。又因患者脾胃虚弱，正气被伤，故易外感风寒邪气，而出现发热恶寒等症状，表邪入里亦可化热。故治辅以解表清热。该方较平胃散多霍香、法半夏二味，其燥湿和胃、降逆止呕之力益佳，兼具解表之功。方中黄连主治中焦湿热，配以木香、白芍治疗患者腹痛、泄泻之症。

案四：脾虚湿滞证

于某珍，女，58 岁，2014 年 5 月 12 日就诊。主诉：反复腹泻 6 年，再发 2 月余。患者 2012 年 6 月于当地肿瘤医院经结肠镜检查诊断为"结肠癌"，遂行横结肠、部分降结肠切除术并化放疗。2 月前，因不慎感冒后出现腹泻，水样便，4 ~ 5 次 / 日，消瘦明显，伴有全腹隐痛，喜温喜按，腰膝酸软，神疲倦怠，畏寒，纳差，睡眠可，小便调，面色萎黄，舌淡，苔薄白根部稍腻，脉细。

西医诊断：结肠癌切除术后。

中医诊断：泄泻。

辨证：脾虚湿滞。

治法：温中健脾，化湿止泻。

处方：苍术除湿汤加减。

炒白术 15g，苍术 10g，木香 10g，乌药 10g，厚朴 10g，吴茱萸 6g，干姜 3g，黄连 3g，法半夏 10g，炒麦芽 15g，莱菔子 15g，茯苓 15g，葛根 15g，泽泻 10g。

14 剂，每日 1 剂，水煎服。

2014 年 5 月 26 日二诊：患者服上方后腹痛、腰酸腰痛明显减轻，偶有伤口部位隐痛，排便后可减轻。大便每日 2 ~ 3 次，溏稀，偶有口干，纳眠可，小便黄。上方加石斛 10g，玉竹 10g。14 剂。

2014 年 6 月 15 日三诊：患者服上方后较前明显好转，大便每日 1 ~ 2 次，基本成形，食欲转佳，体重较前增加。上方继服 14 剂，诸症皆平。

病案分析：《素问·至真要大论》：“诸湿肿满，皆属于脾。脾胃为后天之本，为气血生化之源”。患者癌症术后，气血两虚。脾主运化水液，主升清，为气血生化之源，后天之本。脾失健运，水液停聚，凝为痰饮，其为阴邪，其性趋下，聚于大肠，则见大便呈水样，发为泄泻；脾失健运，水谷精微化生不足，气血乏源，则见神疲倦怠；气血不足失于濡养，则见面色萎黄；气虚累及脾阳，肌肉失于温养而见畏寒；腰为肾之府，肾阳不足，肾阳虚衰，可见腰膝酸软，亦可见畏寒。阳虚寒凝，气血不畅，故见腹痛隐隐，喜温喜按。参之舌脉，辨证以脾肾阳虚为主，兼有水湿实邪。治疗上当温中健脾，化湿止泻，方以苍术除湿汤加减。苍术、炒白术健脾复运，化湿止泻；木香行气导滞，与乌药、厚朴共用，以增行气化湿功效；干姜、黄连、法半夏辛开苦降，调和脾胃；吴茱萸助阳止泻；茯苓健脾，泽泻渗湿止泻，葛根解肌，升阳止泻；加炒麦芽、莱菔子开胃，以达扶正祛邪之功。二诊患者偶有口干、小便黄阴虚火旺之象，加石斛、玉竹养阴生津，诸症得解。

第四节　腹　痛

腹痛是指胃脘以下，耻骨毛际以上部位发生疼痛为主要表现的一种脾胃肠病证。由多种原因导致脏腑气机不利，经脉气血阻滞，脏腑经络失养，皆可引起腹痛。腹痛部位在胃脘以下，耻骨毛际以上，疼痛范围可以较广，也可局限在大腹、胁腹、少腹，或小腹。疼痛性质可表现为隐痛、胀痛、冷痛、灼痛、绞痛、刺痛等，腹部外无胀大之形，腹壁按之柔软，可有压痛，但无反跳痛，其痛可呈持续性，亦可时缓时急，时作时止，或反复发作。疼痛的发作和加重，常与饮食、情志、受凉、劳累等诱因有关。起病或缓或急，病程有长有短，常伴有腹胀、嗳气、矢气，以及饮食、大便异常等脾胃症状。

腹内有肝、胆、脾、肾、大肠、小肠、膀胱等诸多脏腑，并是足三阴、足少阳、手阳明、足阳明、冲、任、带等诸多经脉循行之处，因此，腹痛的病因病机也比较复杂。凡外邪入侵，饮食所伤，情志失调，跌仆损伤，以及气血不足，阳气虚弱等原因，引起腹部脏腑气机不利，经脉气血阻滞，脏腑经络失养，均可发生腹痛。腹痛的病因病机，不外寒、热、虚、实、气滞、血瘀等六个方面。①外邪入侵：六淫外邪，侵入腹中，可引起腹痛。伤于风寒，则寒凝气滞，导致脏腑经脉气机阻滞，不通则痛。因寒性收引，故寒邪外袭，最易引起腹痛。②饮食所伤：饮食不节，暴饮暴食，损伤脾胃，饮食停滞；恣食肥甘厚腻辛辣，酿生湿热，蕴蓄肠胃；误食馊腐，饮食不洁，或过食生冷，致寒湿内停等，均可损伤脾胃，腑气通降不利，气机阻滞，而发生腹痛。③情志失调：抑郁恼怒，肝失条达，气机不畅；或忧思伤脾，或肝郁克脾，肝脾不和，气机不利，均可引起脏腑经络气血郁滞，引起腹痛。④瘀血内阻：跌仆损伤，络脉瘀阻，或腹部手术，血络受损，或气滞日久，血行不畅，或腹部脏腑经络疾病迁延不愈，久病入络，皆可导致瘀血内阻，而成腹痛。⑤阳气虚弱：素体脾阳不足，或过服寒凉，损伤脾阳，内寒自生，渐至脾阳虚衰，气血不足，或肾阳素虚，或久病伤及肾阳，而致肾阳虚衰，均可致脏腑经络失养，阴寒内生，寒阻气滞而生腹痛。

黄政德认为，本病的辨证要点如下：①辨明寒热虚实。其中腹痛绵绵，喜揉喜按，时缓时急，是因虚；痛势急剧拒按，持续不减，得食则甚者，是因实；腹痛拘急，疼痛剧烈，痛无间断，伴腹部胀满，是因寒；腹痛伴有灼热感，便秘，得冷则缓者，是因热。②辨明致病因素：因气滞者，脘腹疼痛，胀满不舒，时聚时散，游走不定，遇忧思恼怒则剧；因食滞者，脘腹胀痛，疼痛拒按，嗳腐吞酸，厌食，可有伤食史；因瘀血者，腹痛如针刺，痛处固定而拒按，腹内或有结块，舌质紫暗或有瘀斑病程久；因感寒者，腹痛急起，剧烈拘急，得温痛减，遇寒尤甚，伴有表证。③辨明急缓：突然发病，腹痛较剧，伴随症状明显，因外邪入侵，饮食所伤而致者，属急性腹痛；发病缓慢，病程迁延，腹痛绵绵，痛势不甚，多由内伤情志，脏腑虚弱，气血不足所致者，属慢性腹痛。④辨明病位：主要辨明病位与脏腑的关系。大腹疼痛，多为脾胃、大小肠受病；胁腹、少腹疼痛，多为厥阴肝经受病；小腹疼痛，多为肾、膀胱病变；绕脐疼痛，多属虫病。

腹痛虽涉及范围广，但其病因病机不外乎脏腑经脉受邪，气血阻滞和阴阳偏虚失于温养两个方面。治疗上遵循“通则不痛”的原则，以“通”为基本大法，凡能开结畅达气机，行瘀通畅血脉及温通阳气的方都可列入治疗腹痛的方法之中，包括“实则泻之，虚则补之，热者寒之，寒者热之，滞者通之，瘀者散之”。因气滞腹痛者，以柴胡疏肝散为主，可加川楝子、木香、降香、檀香等加强力气的功效；气郁重者，可导致血瘀，酌情加入赤芍、当归等药。因瘀血者，以少腹逐瘀汤为主方，可加入泽兰、三七等；血瘀重者，可加桃仁、水蛭等；血瘀夹寒者，可加肉桂、小茴香等温经通络止痛之品；血瘀夹热者，可加丹皮、莪术、三棱等。因食积者，以保和丸为主方；食滞夹热着，加黄连；食滞致呕者，加法半夏、生姜、竹茹；脾胃虚弱者，加白术、茯苓等。因虚者，气虚者以香砂六君子汤为主方；气血两虚者，以小建中汤为主方；脾阳虚者以理中汤为主方；脾肾两虚者，以附子理中汤为主方。

案一：脾虚气滞证

宁某敏，男，40岁，2019年10月19日就诊。主诉：反复阵发性腹痛1年。患者诉近1年反复出现发作性腹痛，发作时以胀痛为主，偶有恶心。纳少，大便偶有稀溏，每日1行。口苦，咽痒。夜寐多梦，偶嗜睡神疲。小便调，舌红，苔黄腻，脉弦缓。

西医诊断：肠易激综合征。

中医诊断：腹痛。

辨证：脾胃虚弱证。

治法：健脾行气。

处方：补中益气汤加减。

黄芪20g，党参15g，当归10g，白术10g，茯苓15g，升麻5g，柴胡10g，陈皮9g，玄胡10g，大枣5g，生姜3g，甘草3g，枳壳15g，酸枣仁10g，丹皮10g。

7剂，每日1剂，水煎服。后随诊，患者诸症缓解。

病案分析：患者因脾胃虚弱，气机升降失常，气滞中焦，不通则痛，故见腹部胀痛。脾主运化，脾气虚弱，运化无力，水谷不化，故见纳少，便溏。脾胃为“后天之本”“气血生化之源”，脾气虚，气血生化乏源，气虚推动乏力，血虚充养不足，故见嗜睡神疲。久病耗阴，故见，口干，咽痒。阴液损伤而阳气偏亢，则生内热，《素问·调经论》说：“阳虚则外寒，阴虚则内热”，《脾胃论》中说：“阴虚则内热，有所劳倦，形气衰少，谷气不盛，上焦不行，下脘不通，胃气热，热气熏胸中，故为内热。”故可见舌红，苔黄腻。患者因脾虚气滞而见胀痛，纳少，便溏。治宜健脾行气，方用补中益气汤加减。本方由李杲为治气虚发热而立，李杲在《脾胃论》中，对气虚发热进行了专门的论述，认为“脾胃虚，元气不足”可致发热，如在《内外伤辨惑论》中说：“人之真气衰旺皆在饮食入胃，胃和则谷气上升”；在《脾胃论》中则说：“阳气虚则不能上升，而脾胃之气下流，并于肾肝”；在《内外伤辨惑论》中又说：“脾胃气虚，则下流于肝肾，阴火得以乘其土位”，并根据《素问·至真要大论》“劳者温之”“损者益之”的理论，立“甘温除大热”之法，创补中益气汤。方中黄芪味甘微温，入脾肺经，补中益气，升阳固表，故为君药。配伍人参、炙甘草、白术，补气健脾为臣药。当归养血和营，协人参、黄芪补气养血；陈皮理气和胃，使诸药补而不滞，共为佐药。少量升麻、柴胡升阳举陷，协助君药以升提下陷之中气，共为佐使。炙甘草调和诸药为使药。

黄政德用东垣补中益气汤加减治脾胃气滞而致的腹胀痛。

加茯苓不仅能健脾渗湿，还可与酸枣仁合用，酸甘化阴，宁心安神。枳壳辛开苦降，入脾胃经，功擅消脾胃气滞。玄胡辛散温通，能行气，且止痛作用尤著，李时珍谓其能“专治一身上下诸痛。”诸药合用补中益气，行气消滞，则中气得复，胀痛自除，内热亦消，则夜寐安。

案二：脾虚肝郁证

黄某，男，27岁，2017年6月8日就诊。主诉：腹胀痛半年余。患者诉因暴怒后，近半年反复出现腹胀痛，外院胃镜示：胆汁反流性胃炎。现症见：腹部胀痛，呃逆，伴咽部异物感，烧心感，寐差，纳可，二便调，舌胖大，色淡红苔薄白，脉弦。

西医诊断：胆汁反流性胃炎。

中医诊断：腹痛。

辨证：脾虚肝郁证。

治法：疏肝和胃。

处方：小柴胡汤合四逆散加减。

柴胡10g，白芍10g，丹参15g，蒲公英15g，百合10g，法半夏10g，陈皮9g，竹茹10g，生姜5g，大枣5g，甘草3g，玄胡10g。

7剂，每日1剂，水煎服。后随诊，患者诸症缓解。

病案分析：本案中以腹胀痛，呃逆，伴咽部异物感，烧心感。久病耗阴，胃阴损耗，阴虚生热，故见烧心感，热扰心神则寐不安，舌胖大提示脾虚内有痰湿，肝气郁滞故见脉弦，脾虚不荣故见舌淡红苔薄白。治宜疏肝和胃，滋阴清热。方用小柴胡汤合四逆散加减。《素问·至真要大论》：“谨守病机，各司其属，有者求之，无者求之，盛者责之，虚者责之，必先五胜，疏其血气，令其调达，而致和平。”柴胡辛开苦泄，性善条达肝气，疏肝解郁。白芍养血柔肝，缓急止痛，与柴胡相伍，养肝之体，利肝之用，且防诸辛香之品耗伤气血，玄胡，李时珍谓其“能行血中气滞，气中血滞，故专治一身上下诸痛”，其活血行气止痛之效尤甚，且归肝经，能助柴胡疏肝行气解郁。肝主藏血，肝气郁滞易生血瘀，丹参苦寒，归肝经血分，有活血祛瘀之效，性寒入心经，有清心凉血、除烦安神之功。蒲公英、百合、竹茹滋胃阴清胃热。法半夏与生姜为伍和胃降逆止呕；法半夏与陈皮相伍理气化痰，大枣、甘草益气健脾，健运中州使湿无所生。《临证指南医案》曰：“太阴湿土得阳始运，阳明燥土得阴自安。”《医经余论》曰：“故治脾以燥药升之，所谓阳光照之也；治胃以润药降之，所谓雨露滋之也。”诸药合用，疗效为佳。

案三：肝郁脾虚证

杨某，女，8岁，2017年7月10日就诊。主诉：阵发性腹痛1个月余。患儿家长诉，患儿在感冒后出现胃脘部及脐周部位疼痛，反复发作。遇冷则加重。平素纳差，挑食，易感冒。大便干结，常2～3日/行，小便可。查患儿腹软，胃脘部及脐周轻压痛，未及包块，无反跳痛。舌质红苔薄白，脉弦。腹部B超示：肠系膜淋巴结肿大。

西医诊断：功能性消化不良。

中医诊断：腹痛。

辨证：肝郁脾虚证。

治法：健脾调肝，解郁止痛。

处方：柴胡疏肝散合四君子汤加减。

柴胡9g，白芍10g，香附5g，枳壳9g，玄胡6g，太子参9g，炒白术9g，炒麦芽12g，桂枝3g，干姜3g，甘草3g，大枣3枚。

7剂，水煎服，日1剂。

2017年7月17日二诊：家长代诉，患儿腹痛已减轻，纳食增加，大便已正常。查心肺听诊无异常，腹软。舌质稍红苔薄黄，脉细。原方效佳，患儿腹痛已缓解，去枳壳、干姜，续服7剂，水煎服，日1剂。一个月后随诊，患儿诸症已除。

病案分析：患儿素有脾胃虚弱，正气不足，故纳差、易感冒。腹痛、脉弦又为肝郁表现，虚实夹杂，脾胃阳虚，肝木乘脾，脾虚肝郁。治以健脾调肝，解郁止痛。方中太子参、炒白术、甘草健脾益气，柴胡、白芍、香附疏肝解郁，桂枝、干姜温中驱寒，白芍、玄胡、枳壳养血疏肝、行气止痛，炒麦芽消食健脾开胃，大枣、甘草调和诸药。诸药合用，共奏健脾调肝、解郁止痛之效，故疗效较好。

案四：脾胃虚弱证

谭某，女，59岁，2014年1月19日就诊。主诉：阵发性脐周疼痛半年。患者诉半年前开始出现阵发性脐周疼痛，大便稀溏，每日1～2次，呃逆，口臭，饥饿时恶心欲呕，头晕。舌淡红苔白腻，边有齿痕，脉沉细。肠镜示：慢性结肠炎、直肠炎。

西医诊断：慢性结肠炎。

中医诊断：腹痛。

辨证：脾胃虚弱。

治法：健脾燥湿，行气和胃。

处方：香砂六君子汤合五苓散加减。

党参20g，白术10g，苍术10g，茯苓10g，木香10g，砂仁5g，陈皮10g，法半夏10g，厚朴10g，泽泻10g，猪苓6g，山药20g，降香5g，肉桂6g，薄荷6g。

7剂，每日1剂，水煎服。

2014年1月26日二诊：服上方后，脐周疼痛减少，呃逆已消除，大便尚未完全成形，舌淡红苔白腻，边有齿痕，脉沉细。原方继服14剂。

2014年2月15日三诊：患者诉脐周腹痛已基本消除，无明显不适，纳寐可，二便调。舌脉同前。继予上方去薄荷、肉桂、降香，加炒麦芽12g，7剂以善后。

病案分析：患者慢性腹痛日久，大便不成形，察舌有齿痕，辨证为脾胃虚弱，夹有水湿，方用香砂六君子汤合五苓散加减。

两方合用，既可防纯补所致之壅滞而不利于邪气的祛除，又可预防泻下太过损伤正气，攻补兼施，疗效显著。因脾虚日久，运化失职，升降失调，湿邪易困脾，脾被湿困则水谷精微不能上承，故出现头晕；胃气上逆则见口臭；脾虚湿胜则大便溏。故在健脾同时还应祛湿，方用五苓散让湿邪从小便去，利小便可实大便。前后服药月余，脾胃运化正常，故诸症悉除。

第四章　肝胆病

第一节　胁　痛

胁痛是指由于肝络失和所致以一侧或两侧胁肋部疼痛为主要表现的病证，胁，指侧胸部，以腋以下至第十二肋骨部的总称。如《灵枢·五邪》篇曰："邪在肝，则两胁中痛"。胁痛是临床上比较多见的一种自觉症状，疼痛性质可表现为刺痛、胀痛、隐痛、闷痛或窜痛等，部分病人可伴见胸闷、腹胀、嗳气呃逆、急躁易怒、口苦纳呆、厌食恶心等症。常有饮食不节、情志不遂、感受外湿、跌仆闪挫或劳欲久病等病史。

胁痛的病因主要有情志不遂、饮食不节、跌仆损伤、久病体虚等多种因素。这些因素导致肝气郁结、肝失条达，瘀血停滞、痹阻胁络，湿热蕴结、肝失疏泄，肝阴不足络脉失养等诸多病机变化，最终导致胁痛发生。胁痛的基本病机为肝络失和，其病机变化可归结为"不通则痛"和"不荣则痛"两类，其病性有虚实之分；其病理因素，不外乎气滞、血瘀、湿热三者。

因肝郁气滞，瘀血停滞、湿热蕴结所致的胁痛多属实证，是为“不通则痛”；因阴血不足，肝络失养所导致的胁痛则为虚证，属“不荣则痛”。一般说来，胁痛初病在气，由肝郁气滞，气机不畅而致；气为血帅，气行则血行，若气滞日久，血行不畅，其病变由气滞转为血瘀，或气滞血瘀并见；气滞日久，易于化火伤阴；因饮食所伤，肝胆湿热所致之胁痛，日久亦可耗伤阴津，皆可致肝阴耗伤，脉失养，而转为虚证或虚实夹杂证。胁痛的病变脏腑主要在于肝胆，且与脾、胃、肾有关。因肝居胁下，经脉布于两胁，胆附于肝，与肝呈表里关系，其脉亦循于胁，故胁痛之病，当主要责之肝胆；胃居于中焦，主受纳水谷，运化水湿，若因饮食所伤，脾失健运，湿热内生，郁遏肝胆，疏泄不畅，亦可发为胁痛；肝肾同源，精血互生，若因肝肾阴虚，精亏血少，肝脉失于濡养，则胁肋隐隐作痛。胁痛病证有虚有实，而以实证多见。实证中以气滞、血瘀、湿热为主，三者尤以气滞为先。虚证多属阴血亏损，肝失所养。虚实之间可以相互转化，故临床常见虚实夹杂。《诸病源候论·胁痛候》记载：“邪客于足少阳之络，令人胁痛，咳，汗出。阴气击于肝，寒气客于脉中，则血泣脉急，引胁与小腹，诊其脉弦而急，胁下如刀刺”。又如《背偻候》曰：“肝主筋而藏血。血为阴，气为阳。阳气精则养神，柔则养筋，阴阳和同，则气血调适，共相荣养也，邪不能伤。若虚则受风，风寒搏于脊膂之筋，冷则挛急，故令背偻”。

黄政德其在临床实践注重辨病与辨证相结合，胁痛常见于慢性胃炎、胆囊炎、胆结石等，胁痛多见胀痛、窜痛、刺痛、隐痛，多属肝郁气滞证、气滞血瘀证、肝络失养证等。肝郁气滞型胁痛症见：胁肋胀痛，走窜不定，甚则引及胸背肩臂，疼痛与情志变化相关，胸闷腹胀，嗳气频作，得嗳气而胀痛稍舒，善太息，纳少口苦，舌苔薄白，脉弦。气滞血瘀型胁痛症见：胁肋刺痛，痛有定处，痛处拒按，入夜尤甚，胁肋下或见有癥块，舌质紫暗，脉沉涩。肝络失养型胁痛症见：胁肋隐痛，悠悠不休，遇劳加重，伴见口干咽燥，心中烦热，头晕目眩，舌红苔少，脉弦细而数。

黄政德临证用药特色：临床见证，错综复杂，当因人、因病、因时制宜，若证型互有参差，临证应综合考虑，或单用一法，或多法兼施，亦可因证型先后出现而变换立法。总之，临证在于权衡病机，辨证准确，选法得当，遣药精细，方可得心应手，取效满意。《景岳全书·胁痛》篇对胁痛的病因、病机及证候，论治方药记载甚详："外感证，邪在少阳，身发寒热而胁痛不止者，宜小柴胡汤、三柴胡饮或河间葛根汤之类酌宜用之。若外邪未解而兼气逆胁痛者，宜柴胡疏肝散主之。若元气本虚，阴寒外闭，邪不能解而胁痛畏寒者，非大温中饮不可。内伤肝胆，气逆不顺而胁痛者，宜排气饮、推气散、沉香降气散、木香调气散之类主之。若郁结伤肝、中脘不快，痛连两胁，或多痰者，宜香橘汤。若暴怒伤肝，气逆胀满，胸胁疼痛者，宜解肝煎。若怒气伤肝，因而动火，胁痛、胀满、烦热，或动血者，宜化肝煎。若气滞胸胁，痛而兼喘者，宜分气紫苏饮。若男子忧郁伤肝，而胁疼痛者，宜枳实散。若男妇肝肾气滞，自下而上，痛连两胁者，宜木通散。若悲哀烦恼，肝气受伤，脉紧胁痛者，枳壳煮散。若因惊气逆，胁痛不已者，桂枝散。若食积作痛，但痛有一条杠起者是也，大和中饮，或用保和丸。若痰饮停伏胸胁疼痛者，导痰汤加白芥子。若肝火内郁，二便不利，两胁痛甚者，当归龙荟丸，或左金丸。若从高跌坠，血流胁下作痛者，复元活血汤。若妇人血滞，胁腹连痛者，芍药散、决津煎。若肝脾血虚，或郁怒伤肝，寒热胁痛者，逍遥散。若肝肾亏损，胁肋作痛，头眩心跳身痛，或妇人经水不调，经后作痛者，补肝散”。凡此论述，对各类胁痛患者，均有临床指导意义。

黄政德临证常以柴胡疏肝散加减治疗肝郁气滞型胁痛，疗效较好。治以疏肝理气，柔肝止痛。方中柴胡功善疏肝解郁，用以为君。香附理气疏肝而止痛，川芎活血行气以止痛，二药相合，助柴胡以解肝经之郁滞，并增行气活血止痛之效，共为臣药。陈皮、枳壳理气行滞，芍药、甘草养血柔肝，缓急止痛，均为佐药。甘草调和诸药，为使药。诸药相合，共奏疏肝行气、活血止痛之功。若胁痛甚，可加九香虫、木香、玄胡以增强理气止痛之力；若气郁化火，症见胁肋掣痛，口干口苦，烦躁易怒，溲黄便秘，舌红苔黄者，可去方中辛温之川芎，加丹皮、黄连等清肝泻火之品；若肝气横逆犯脾，症见肠鸣，腹泻，腹胀者，可加茯苓、白术；若肝郁化火，耗伤阴津，症见胁肋隐痛不休，眩晕少寐，舌红少津，脉细者，可去方中川芎，酌配生地、枸杞、天麻、沙参滋阴清热；若兼见胃失和降，恶心呕吐，痰湿重者，可加半夏、陈皮、生姜等和胃降逆，健脾燥湿；胃中嘈杂者，可加蒲公英清胃中郁热；若气滞兼见血瘀者，可酌加丹皮、当归、川楝子、玄胡、郁金等行气活血。

黄政德治疗气滞血瘀型胁痛常用血府逐瘀汤加减活血祛瘀，通络止痛。该方出自王清任所称“胸中血府血瘀”之证。胸中为气之所宗，血之所聚，肝经循行之分野。方中桃仁破血行滞而润燥，红花活血祛瘀以止痛，共为君药。赤芍、川芎助君药活血祛瘀；牛膝活血通经，祛瘀止痛，引血下行，共为臣药。生地、当归养血益阴，清热活血；桔梗、枳壳，一升一降，宽胸行气；柴胡疏肝解郁，升达清阳，与桔梗、枳壳同用，尤善理气行滞，使气行则血行，以上均为佐药。桔梗并能载药上行，兼有使药之用；甘草调和诸药，亦为使药。合而用之，使血活瘀化气行，则诸症可愈，为治胸中血瘀证之良方。血瘀重者，可加乳香、没药以增活血祛瘀之力；瘀痛入络，可加全蝎、地龙等以破血通络止痛；气机郁滞较重，加川楝子、香附等以疏肝理气止痛；胁下有痞块，属血瘀者，可酌加丹参、郁金等以活血破瘀，消癥化滞。

肝络失养型胁痛常以一贯煎加减，疗效为佳。治以养阴柔肝，理气止痛。方中重用生地黄滋阴养血、补益肝肾为君，内寓滋水涵木之意。当归、枸杞养血滋阴柔肝；北沙参、麦冬滋养肺胃，养阴生津，意在佐金平木，扶土制木，四药共为臣药。佐以少量川楝子，疏肝泄热，理气止痛，复其条达之性。该药性虽苦寒，但与大量甘寒滋阴养血药相配伍，则无苦燥伤阴之弊。诸药合用，使肝体得养，肝气得舒，则诸症可解。若阴亏过甚，舌红而干，可酌加石斛、玄参、天冬；若心神不宁，而见心烦不寐者，可配酸枣仁、炒栀子、合欢皮；若肝肾阴虚，头目失养，而见头晕目眩者，可加菊花、女贞子、熟地等；若阴虚火旺，可酌配黄柏、知母、地骨皮等。

案一：肝郁气滞证

王某菊，中年女性，长沙本地人，2019 年 5 月 27 日初诊。主诉：反复右侧胁肋部胀痛 2 年，经治疗病情仍有反复，故寻求中医治疗。现症见：右侧胁肋部胀痛，偶伴胃脘部胀痛，时有反酸，寐差，入睡难，纳尚可，大便稀溏，小便调。舌淡苔白，边有齿痕，脉弦。外院胃镜示：慢性糜烂性胃炎。

西医诊断：慢性糜烂性胃炎。

中医诊断：胁痛。

辨证：肝郁气滞。

治法：疏肝解郁，益气健脾。

处方：柴胡疏肝散合四君子汤加减。

柴胡 10g，川芎 10g，香附 10g，党参 10g，茯苓 10g，白术 10g，法半夏 10g，砂仁 10g，炮姜 5g，玄胡 10g，合欢花 10g，郁金 15g，九香虫 10g，甘草 3g。

14 剂，每日 1 剂，水煎服。

2019 年 6 月 10 日二诊：患者服上药后症状较前明显好转，胁痛及胃胀减轻，反酸已消失，但寐欠安，大便黏滞，纳可，小便调，舌淡苔薄白，脉弦。药已初见成效，但仍有胁痛，失眠，治以疏肝行气，健脾燥湿，去党参、砂仁、郁金、香附，加当归 10g、木香 10g、薏苡仁 20g、夜交藤 15g。21 剂，水煎服。

2019 年 7 月 2 日三诊：患者服药后症状已明显缓解，失眠较前好转，但仍偶有右胁胀痛，伴胃脘部闷胀，治以养阴柔肝，行气止痛，去炮姜、夜交藤、白术、法半夏，加白芍 10g，蒲公英 15g，生地 10g，酸枣仁 10g。21 剂，水煎服。

病案分析：本例属于肝郁气滞型胁痛，病因为肝气郁滞、肝胃不和，如《济生方·胁痛评治》篇中："夫胁痛之病……多因疲极嗔怒，悲哀烦恼，谋虑惊扰，致伤肝脏。肝脏既伤，积气攻注，攻于左，则左胁痛，攻于右，则右胁痛，移逆两胁，则两胁俱痛。"柴胡疏肝散为疏肝理气之良方，在本例中体现了黄政德重视调理气机的思想。肝郁气滞，瘀停于内，胁痛病初在气，由肝郁气滞，气机不畅，由肝及脾，故患者兼有大便稀溏等脾虚之象，以柴胡疏肝散合四君子汤加减治疗。方中柴胡、郁金、合欢花疏肝解郁，香附、川芎活血行气止痛，炮姜温中止痛，配以九香虫、玄胡增强理气止痛之功，党参、茯苓、白术健脾益气，法半夏、砂仁健脾燥湿，甘草调和诸药。诸药相合，共奏疏肝行气、活血止痛、健脾益气之功。二诊患者胁痛减轻，但仍有大便黏滞，失眠，故去党参、砂仁、郁金、香附，改用木香行气止痛，薏苡仁健脾燥湿，夜交藤安眠。气为血帅，气行则血行，气滞日久，血行不畅，加以当归活血补血；气滞日久，易于耗伤阴津，故三诊去性温之炮姜，加白芍、生地养阴生津，柔肝止痛。整个治疗以理气疏肝，条畅气机为主，并辅以情志调节与心理疏导，疗效较好。

案二：肝郁脾虚证

梁某，青年女性，长沙本地人，2019 年 7 月 22 日，因“两侧胁下疼痛 1 月余”求诊。现症见：两侧胁下疼痛，情绪急躁，经前期双乳胀痛明显，纳寐可，二便调，舌红苔白，脉弦。于外院查胃镜示：慢性浅表性胃炎；乳腺 B 超示：双侧乳腺增生。

西医诊断：①慢性浅表性胃炎；②乳腺增生症。

中医诊断：胁痛。

辨证：肝郁气滞。

治法：疏肝和胃，理气止痛。

处方：逍遥散加减。

柴胡 10g，当归 10g，白芍 10g，白术 10g，茯苓 10g，川芎 10g，玄胡 10g，法半夏 10g，陈皮 9g，木香 10g，九香虫 5g，枳壳 15g，浙贝母 10g，薄荷 5g，郁金 10g，炙甘草 3g，生姜 5g，丹参 15g。

14 剂，每日 1 剂，水煎服。

2019 年 8 月 5 日二诊：患者服药后症状改善明显，胁痛消失，情绪和缓，疗效为佳，续用前方 7 剂，水煎服。1 月后随诊，症状未复发。

病案分析：本例属于肝郁脾虚型胁痛，病因为肝气郁滞、肝胃不和，肝为藏血之脏，性喜条达而主疏泄，体阴用阳。足厥阴肝经“挟胃，属肝，络胆，上贯膈，布胁肋”。患者七情郁结，肝失条达，肝气横逆，气机郁滞，阻于胁络，不通则痛。肝气郁结与情志变化密切相关，故疼痛发作与情绪相关。胁痛之初在气，表现为胁肋胀痛，气滞则胀痛走窜，或循经引及胸脘，肝郁血虚则疏泄不利，故见乳房胀痛。黄政德以逍遥散加减疏肝解郁，养血健脾，逍遥散为肝郁血虚，脾失健运之证而设。七情郁结，肝失条达，肝气横逆。《灵枢·平人绝谷篇》：“神者，水谷之精气也”。神疲食少，是脾虚运化无力之故。脾虚气弱则统血无权，肝郁血虚则疏泄不利，所以乳房胀痛。此时疏肝解郁，固然是当务之急，而养血柔肝，亦是不可偏废之法。本方柴胡疏肝解郁，使肝气得以调达，为君药。当归甘辛苦温，养血和血；白芍酸苦微寒，养血敛阴，柔肝缓急，为臣药。白术、茯苓健脾去湿，使运化有权，气血有源，炙甘草益气补中，缓肝之急，为佐药。用法中加入薄荷少许，疏散郁遏之气，透达肝经郁热；生姜温胃和中，为使药。加以法半夏、陈皮、木香、玄胡、九香虫等理气止痛，降逆燥湿。正如《景岳全书·胁痛》说：“若肝脾血虚或郁怒伤肝，寒热胁痛者，逍遥散”。

案三：肝火犯胃证

黄某白，中年女性，长沙本地人，2019 年 10 月 22 日初诊。因“反复左侧胁下疼痛 4 年余”就诊。既往有高血压病史。现症见：左侧胁下疼痛，牵连至上肢及下腹部，性情急躁，口干，口气重，口舌生疮，偶有头晕，大便稀溏，日行 2 ~ 3 次，纳寐可，小便调。舌淡红苔黄，脉弦。外院肠镜示：直肠肛管炎。

西医诊断：①慢性胃炎；②慢性结肠炎。

中医诊断：胁痛。

辨证：肝火犯胃。

治法：清肝泻火，凉血止痛。

处方：左金丸合清胃散加减。

黄连 5g，吴茱萸 3g，当归 10g，升麻 5g，丹皮 10g，生地黄 10g，乌药 10g，木香 10g，玄胡 10g，甘草 3g。

14 剂，每日 1 剂，水煎服。

2019 年 11 月 5 日二诊：诸症减轻，胁痛、口干口臭缓解，偶有腹胀，大便次数多，质稀，纳寐可，小便调，舌淡红苔腻，脉弦。前方效佳，去升麻、丹皮、生地黄，加枳壳 10g，白芍 10g，陈皮 9g，法半夏 10g。

14 剂，水煎服。

病案分析：本例病初属于肝火犯胃型胁痛，如《丹溪心法·胁痛》云："有气郁而胸胁痛者，看其脉沉涩，当作郁治。痛而不得伸舒者蜜丸，龙荟快。胁下有食积一条扛起，用吴茱萸、炒黄连。控涎丹，一身气痛，及胁痛，痰挟死血，桃仁泥，丸服。"患者情志不遂，气郁化火，故见胁痛伴口舌生疮等，肝经布于胁肋，肝气郁滞则胁肋胀痛；肝火犯胃，胃失和降，故嘈杂吞酸，呕吐；肝火循经上炎，故口苦；舌红苔黄，脉象弦数，乃肝郁而化火之征。证属肝郁化火，横逆犯胃。治宜清泻肝火，降逆止呕。方用左金丸合清胃散加减，方中黄连一则清心火以泻肝火，即所谓“实则泻其子”，肝火得清，自不横逆犯胃；二则清胃热，胃火降则其气自降。吴茱萸辛苦而温，入肝、脾、胃、肾经，辛能入肝散肝郁，苦能降逆助黄连降逆止呕之功，温则佐制黄连之寒，使黄连无凉遏之弊，且能引领黄连入肝经，二药辛开苦降，寒热并用，泻火而不凉遏，温通而不助热，使肝火得清，胃气得降。升麻清热解毒，升而能散，可宣达郁遏之伏火，有“火郁发之”之意。胃热则阴血亦必受损，故以生地凉血滋阴，丹皮凉血清热。当归养血和血，佐以木香、乌药、玄胡行气止痛。甘草调和诸药。全方共奏清肝泻火，凉血止痛之效。二诊患者诸症好转，去升麻、丹皮、生地，加枳壳理气宽中，白芍养阴柔肝，陈皮、法半夏燥湿化痰，理气和中。

案四：肝络失养证

向某军，中年男性，长沙本地人，2019年10月26日初诊。主诉：反复双侧胁肋部隐痛6月。现症见：双侧胁肋部隐痛，头晕，伴口干口苦，夜间明显，纳寐可，夜间尿多，3 ~ 4次/晚，大便调，舌红苔少，脉弦细。于外院查肝胆胰脾B超示：肝囊肿。

西医诊断：肝囊肿。

中医诊断：胁痛。

辨证：肝络失养。

治法：养阴柔肝，滋阴养血。

处方：一贯煎加减。

川楝子10g，当归10g，枸杞子15g，麦冬15g，石斛15g，生地黄10g，桑螵蛸10g，益智仁10g，黄芪15g，山茱萸15g。

7剂，每日1剂，水煎服。

2019年11月2日二诊：患者服上方后症状改善，头已不晕，口苦缓解，夜尿次数较前减少。现症见：夜间口苦，寐一般，易醒，纳可，夜间尿多，大便调，舌淡红苔少，脉弦。药已既效，效不更方，加酸枣仁10g，五味子5g，补骨脂15g，14剂，水煎服。

病案分析：本例属胁痛虚证，因阴血不足，肝络失养所导致，属“不荣则痛”。治疗体现了黄政德提出的治疗三大原则：调和脏腑，平衡阴阳，扶正祛邪。患者表现为肝肾阴虚之象，肝肾同源，精血互生，精亏血少，肝脉失于濡养，出现胁肋隐痛，口干口苦，肾气亏虚，气化失职，出现夜间尿多。黄政德选用一贯煎加减治疗，方药整体性味平和，苦寒之药与大量甘寒滋阴养血药相配伍，则无苦燥伤阴之弊，佐以益智仁、山茱萸平补肾气。诸药合用，肝体得养，肾气得固，诸症可解。二诊患者仍尿频，寐差，加以酸枣仁、五味子、补骨脂养心安神，补益肾气。

案五：气滞血瘀证

刘某英，老年女性，长沙本地人，2019年9月3日初诊。

主诉：左胁疼痛2年余。既往有腔隙性脑梗塞病史。现症见：左胁刺痛，牵连至左肩，伴左侧肢体乏力麻木，口干口苦，畏冷，纳寐可，二便调，舌黯苔白，脉弦涩。

西医诊断： 腔隙性脑梗塞。

中医诊断： 胁痛。

辨证： 气滞血瘀。

治法： 疏肝理气，活血化瘀。

处方： 血府逐瘀汤加减。

赤芍10g，丹参15g，柴胡10g，姜黄10g，羌活10g，当归10g，川牛膝20g 红花10g，熟地黄20g，蒲黄10g，大血藤10g，麦冬10g，白术10g，甘草3g。

14剂，每日1剂，水煎服。

2019年9月23日二诊：患者诉服药后胁痛较前好转，仍有左侧肢体乏力麻木，偶有左胁刺痛，口淡，纳寐可，二便调，舌黯苔白，脉弦涩。治以益气补虚，活血祛瘀，改用补阳还五汤加减。

黄芪60g，防风10g，姜黄10g，地龙10g，川芎10g，赤芍10g，白术10g，蒲黄10g，丹参15g，川牛膝20g，党参10g，炙甘草10g，桑枝10g，龙眼肉10g。

21剂，每日1剂，水煎服。

2019年10月8日三诊：诸症减轻，胁痛基本缓解，左侧肢体乏力麻木，余可，前方效佳，去防风、桑枝、龙眼肉，加羌活以祛风胜湿，乳香、没药活血行气止痛，炒麦芽健脾行气，

21 剂，每日 1 剂，水煎服。

病案分析：患者既往有腔隙性脑梗塞病史，血瘀为其基本病机状态，初诊胁痛症状较为明显，故以胁痛辨治，瘀停于内，气机阻滞，治以活血化瘀，疏肝理气，方用血府逐瘀汤汤加减。二诊患者胁痛缓解，以左侧肢体乏力为主，辨病为中风，方用补阳还五汤加减。整个治疗过程以活血祛瘀行气为主，黄政德在其临证中尤其强调气血相关的重要性，“元气既虚，必不能达于血管，血管无气，必停留而瘀”。方以王清任之活血祛瘀类方加减，体现其治疗中逐瘀活血和补气活血两个治则。

第二节　胆　胀

胆胀是指胆腑气机通降失常所引起的以右胁胀痛为主要临床表现的一种病症，《灵枢·胀论》载：“胆胀者，胁下痛胀、口中苦、善太息”。症见反复右上腹疼痛或不适、腹胀、嗳气、厌油腻，右上腹部有轻度压痛及叩击痛等。急性发作可见发热、右上腹疼痛，或右胁肋胀痛放射至肩背部，伴恶心呕吐等表现。发病年龄多在 30 ~ 50 岁，女性多于男性，具有反复发作的特点。相当于西医学的急慢性胆囊炎、胆管炎、胆结石等。

胆胀病位在胆腑，与肝失疏泄，脾失健运，胃失和降密切相关。胆为中正之官，以通降为顺，肝主疏泄，喜条达，恶抑郁，分泌和排泄胆汁，注于肠胃，帮助脾胃消化水谷，调畅气血运行，协调脏腑。胆胀基本病机为气滞、热郁、瘀血、沙石、湿阻，致肝胆气郁，胆腑气机通降失常，胆汁滞留于内，久而气滞及血或郁而化火，可导致胁痛、黄疸、呕吐、泄泻等病证。其病因主要有饮食偏嗜、忧思暴怒、外邪侵袭、湿热久蕴等。嗜食肥甘厚味，或嗜酒无度，伤及脾胃，致中焦运化失职，气机壅塞，升降失常，土壅木郁，肝胆疏泄不畅，胆腑不通。或为情志所伤，暴怒伤肝，抑郁不舒，致肝气郁结，胆失疏泄，胆液郁滞，久而蕴热，或血行不畅，瘀血阻络，络脉不通，胆腑失和，发为胆胀。或外感湿热毒邪，湿热由表入里，内蕴中焦，肝胆疏泄失职，腑气不通，或煎熬胆汁，聚而成石，阻碍胆腑气机；或外感寒邪，邪入少阳，寒邪凝滞。肝胆疏泄失职，胆腑郁滞。或热毒炽盛，蕴结胆腑，使血败肉腐、蕴而成脓，甚至为胆胀重症。

肝、胆、脾、胃同居中焦，肝胆相为表里，肝气郁结则胆气随之行滞，通降失调，影响胆汁正常排泄，久而郁热，横逆而致脾胃运化障碍，肝胆气滞能致脾胃不和，脾胃升降及运化水谷与肝胆正常疏泄密不可分，两者相互为因，临床脾胃病与肝胆病常同时发生。胆胀与饮食及情志密切相关；胆囊炎与胆结石常互为因果，相互诱发。好发结石者常为素体代谢失常，现代医学常选择手术治疗，但黄政德认为，胆囊切除术并不适合所有胆胀患者，部分患者可出现胆囊切除术后综合征。胆为中正之官，分泌和排泄胆汁，注于肠胃，帮助脾胃消化水谷，调畅气血运行，协调脏腑。术后易出现腹胀、纳呆等症，应依病情区别对待。

黄政德在其临床实践中常见肝胆气郁型、气滞血瘀型、阴虚郁滞型及脾胃虚弱型胆胀。肝胆气郁证常表现为右胁胀满疼痛，痛引右肩，遇怒加重，胸闷胀，善太息，嗳气频作，吞酸嗳腐等，苔白腻，脉弦。气滞血瘀证表现为右胁刺痛，痛有定处，面色晦暗，口干口苦，舌紫暗或边有瘀斑，脉弦细涩。阴虚郁滞证表现为右胁隐隐作痛，或略有灼热感，口燥咽干，急躁易怒，胸中烦热，头晕目眩，午后低热，舌红少苔，脉细数。脾胃虚弱证表现为右胁隐隐胀痛，时作时止，脘腹胀痛，呕吐清涎，畏寒肢冷，神疲乏力，少气懒言，舌淡苔白，脉弦弱无力。

胆胀的治疗原则为疏肝利胆、和降通腑。临床当据虚实而施治，实证宜疏肝利胆通腑，根据病情的不同，分别合用理气、化瘀、清热、利湿、排石等法；虚证宜补中疏通，根据虚损的差异，合用滋阴或益气温阳等法，以扶正祛邪。

黄政德在其临证用药中常用柴胡疏肝散、逍遥散加减治疗肝胆气郁型胆胀。治以疏肝利胆，理气通降；柴胡疏肝散方中柴胡疏肝理气，调理气机；白芍养肝敛阴，和胃止痛，与柴胡相伍一散一收，助柴胡疏肝，相辅相成共为主药。配枳壳泻肝气之滞，调中焦之运动，与柴胡同用一升一降，加强疏肝理气之功，以祛邪解郁。白芍与甘草配伍缓急止痛，疏理肝气以和胃。香附、陈皮理气和胃止痛，且有助于消除上腹痛不适等症。郁金行气开郁，活血止痛。诸药合用，辛以散结，苦以通降，具疏肝行气活血止痛之功，气滞郁结自可解除。逍遥散中柴胡疏肝解郁；当归、白芍养血柔肝；白术、甘草、茯苓健脾养心；薄荷助柴胡以散肝郁；生姜温胃和中。诸药合用，可收肝脾并治，气血兼顾的效果。凡属肝郁血虚，脾胃不和者，皆可化裁应用。胁痛甚者，可加玄胡、木香行气止痛；若大便干结者，加大黄、麻子仁；腹部胀满者，加厚朴、砂仁；嗳气、呕吐者，加法半夏、陈皮等。

气滞血瘀型胆胀常选用血府逐瘀汤加减以理气活血，化瘀通络。方中桃仁破血行滞而润燥，红花活血祛瘀以止痛，共为君药。赤芍、川芎助君药活血祛瘀；牛膝活血通经，祛瘀止痛，引血下行，共为臣药。生地、当归养血益阴，清热活血；桔梗、枳壳，一升一降，宽胸行气；柴胡疏肝解郁，升达清阳，与桔梗、枳壳同用，尤善理气行滞，使气行则血行，以上均为佐药。桔梗并能载药上行，兼有使药之用；甘草调和诸药，亦为使药。合而用之，使血活瘀化气行，则诸症可愈，为治血瘀证之良方。气机郁滞较重，加川楝子、香附等以疏肝理气止痛；血瘀经闭、痛经者，可用本方去桔梗，加香附、益母草、泽兰等以活血调经止痛；胁下有痞块，属血瘀者，可酌加丹参、郁金等以增强活血祛瘀之力。

阴虚郁滞者多用一贯煎加减治疗。方中生地黄、北沙参、麦冬、当归、枸杞滋阴，川楝子疏肝理气止痛。心烦失眠者，加柏子仁、夜交藤、酸枣仁；兼灼痛者，加白芍、甘草；急躁易怒者，加栀子、青皮、珍珠母。

证属脾胃虚弱者多用四君子汤加减。方中党参为君，甘温益气，健脾养胃。臣以苦温之白术，健脾燥湿，加强益气助运之力；佐以甘淡茯苓，健脾渗湿，苓术相配，则健脾祛湿之功益著。使以炙甘草，益气和中，调和诸药。四药配伍，共奏益气健脾之功。可酌加柴胡、白芍、木香以增疏肝利胆之力，若呕吐，加法半夏以降逆止呕；胸膈痞满者，加枳壳、陈皮以行气宽胸；心悸失眠者，加酸枣仁以宁心安神；若畏寒肢冷，脘腹疼痛者，加干姜、附子以温中祛寒。烦渴，加黄芪；胃冷，呕吐涎味，加丁香；呕逆，加藿香；脾胃不和，倍加白术、生姜、大枣。

案一：肝胆气郁证

张某，青年男性，湖南岳阳人，2019 年 10 月 15 日初诊。主诉：右侧胁下胀痛 2 月。现症见：右侧胁下胀痛，善太息，乏力，纳寐可，二便调，舌淡嫩苔薄白，脉弦。行肝胆胰脾 B 超示：①胆囊壁毛糙；②双肾泥沙样结石。

西医诊断：慢性胆囊炎。

中医诊断：胆胀。

辨证：肝胆气郁。

治法：疏肝利胆，理气通降。

处方：柴胡疏肝散加减。

柴胡 10g，白芍 10g，川芎 10g，法半夏 10g，陈皮 9g，木香 10g，玄胡 10g，百合 20g，白术 10g，甘草 3g，党参 15g。

14 剂，每日 1 剂，水煎服。

2019年10月22日二诊，患者服药后右侧胁下疼痛缓解，偶有乏力，余无明显不适，纳寐可，二便调。治疗有效，续用前方7剂，嘱患者调畅情志，均衡饮食。2月后随访，患者病情稳定，无特殊不适。

病案分析： 胆胀病的发生与肝气郁滞、肝胃不和密切相关，如《灵枢·经脉》云："胆足少阳之脉，是动则病口苦，善太息，心胁痛，不能转侧"。《症因脉证》指出："肝胆主木，最喜条达，不得疏泄，胆胀乃成"。《脉经》："肝之余气泄于胆"。《素问·气厥论》示："胃移热于胆，亦曰食㑊"。故肝胆气郁型胆胀多行解郁行气、疏肝和胃之法。肝气郁结，失于条达，胆气不通，故见右胁下疼痛，方以柴胡疏肝散加减疏肝和胃，行气止痛，加木香、玄胡行气止痛；百合清心安神，党参、白术健脾益气。黄政德认为患者兼有慢性胆囊炎、双肾泥沙样结石，机体代谢失常，脾虚则运化失职，肝胆疏泄失常，煎熬精汁，形成结石；在疏肝利胆，理气止痛的同时应兼以健脾益气，补益后天之本，使得肝气得疏，胆腑通降，诸症得以改善。

案二：阴虚郁滞证

伍某生，老年男性，常德醴陵人，2019年10月28日初诊。主诉：反复右侧胁下疼痛3年。患者于2017年行胆囊切除术，现症见：右侧胁下疼痛，呈隐痛，与情绪相关，怒时明显，反复发作，伴畏冷，小便黄，纳寐可，大便调，舌黯苔薄黄，脉弦小。我院行肝胆胰脾 B 超示：①胆囊切除术后；②胆总管上段增宽。肝功能（–）。

西医诊断：①慢性胆管炎；②胆囊切除术后综合征。

中医诊断：胆胀。

辨证：阴虚郁滞。

治法：疏肝理气，养阴柔肝。

处方：逍遥散合一贯煎加减。

柴胡 10g，白芍 10g，川芎 10g，生地 10g，川楝子 10g，丹参 15g，郁金 10g，北沙参 10g，党参 15g，当归 10g，防风 10g，甘草 3g，大枣 3 枚，玄胡 10g。

7 剂，每日 1 剂，水煎服。

2019 年 11 月 4 日二诊：患者服药后诸症改善，临床症状基本缓解，偶有右胁下隐痛发作，纳寐可，二便调。守原方，治以养阴柔肝，疏肝理气，去防风，加麦冬 10g，枸杞 10g，7 剂，水煎服。

病案分析：本例属肝气郁结，肝络失和致精亏血少。肝阴不足，血不养肝，肝络失养，拘急而痛，肝胆相为表里，肝藏血，主疏泄，体阴而用阳，喜条达而恶抑郁。情志失常，肝气郁结，胆腑失和，病初在气，故出现右侧胁肋疼痛，与情绪相关，怒时明显；久病由气转血，久病入络，肝肾阴血亏虚，肝体失养，则疏泄失常，肝气郁滞，进而横逆犯胃，阴血亏虚，血脉不充，故脉弦小。肝肾阴血亏虚而肝气不舒，治宜滋阴养血、柔肝舒郁。方以逍遥散合一贯煎加减。方中柴胡疏肝解郁；

当归、白芍养血柔肝；丹参、川芎活血行气；川楝子、玄胡疏肝泄热，理气止痛，北沙参养阴生津；党参、甘草、大枣健脾养心，肝脾并治，气血兼顾。患者兼有畏冷，表虚腠理不固之象，加以防风祛风解表。二诊患者偶有右胁隐痛，故加麦冬、枸杞滋阴养肝。

案三：脾胃虚弱证

刘某平，女，62岁，长沙本地人，2019年12月8日就诊。主诉：右侧胁下闷胀1月。现症见：右胁下隐胀，口干口苦，乏力，少气懒言，大便稀溏，日行2～3次，汗多，纳寐可，小便调，舌淡嫩苔白，边有齿痕，脉弦细。于外院查B超示：胆囊息肉样病变（大小：7mm×6mm）。

西医诊断：胆囊息肉。

中医诊断：胆胀。

辨证：脾胃虚弱。

治法：健脾益气，疏肝理气。

处方：升阳益胃汤加减。

黄芪30g，党参15g，白术10g，茯苓15g，五味子5g，柴胡10g，川芎10g，木香10g，砂仁10g，防风10g，大枣3枚，甘草3g。

14剂，每日1剂，水煎服。

2019年12月22日二诊：患者诉服药后诸症改善，右胁闷胀缓解，偶有便溏，余可，舌淡嫩苔薄白，脉细。前方有效，续方 7 剂以善后，水煎服。

病案分析：肝脾疏泄失常，肝失所养，横逆犯于脾胃，生化呆滞，收纳腐熟、传输功能障碍，症见胁下闷胀，口干口苦，乏力，大便稀溏，属脾胃气虚型胆胀，方用升阳益胃汤加减。方中重用黄芪，配伍党参、白术、甘草补气养胃，柴胡升举清阳，防风、茯苓祛风除湿，川芎、木香、砂仁活血行气止痛，五味子、大枣敛阴补气安神。诸药合用，补中有散，发中有收，使气足阳升，共奏益气升阳、清热除湿之功。通过实脾以滋肝木，脾胃运化功能的正常，则气血生化有源，肝木得以滋养，诸症得以减轻。黄政德的临证用药印证了张仲景《金匮要略》"见肝之病，知肝传脾，当先实脾"的理论，并成为肝病的基本治则。人体脏腑之间有着相互联系、相互制约的关系。一脏有病，可以影响他脏。治疗时必须照顾整体，治其未病之脏腑，以防止疾病之传变。之所以确立肝病当先实脾原则，正是因为肝脾两脏之间，在生理上联系密切，病理上相互影响。肝属木，藏血而主疏泄，脾属土，生血而司运化，脾胃的升降与肝气的疏泄关系密切。若肝的功能正常，疏泄调畅，则脾胃升降适度，气血生化有源；肝木得脾土濡养，方遂其条达之性。此之谓"木可疏土""土旺荣木"。若情志郁结，肝失疏泄，"木旺乘土"，影响脾胃，使其升降失常，形成肝脾不和或肝胃不和的证候。如脾虚失健，易受肝气的戕伐，导致"土虚木乘"。所以见肝之病，应该认识到最易传脾，在治肝的同时，要注意调补脾脏，使脾脏正气充实，防止肝病蔓延。当然，见肝实脾并非一成不变，脾脏本气旺，则可不必实脾。另外，又当明确肝病有虚实之分，故肝虚者宜补肝顾脾，肝实者宜泻肝固脾，虚实虽然异治，然兼顾脾脏，这也是治疗肝病原则之一。“肝病实脾”是中医治未病思想在肝脏疾病防治中的具体体现，是肝病的基本治则，包括了丰富的中医治疗学、预防学思想。肝病的发展，会影响到脾脏功能，治疗肝病 注重实脾以防木乘，则截断肝病传变的途径，阻止病邪扩散与病情加重；通过实脾以滋肝木，脾胃运化功能的正常，则气血生化有源，肝木得以滋养，也有助于达到治愈肝病的目的。肝病除肝功能损害外，常见神疲乏力，胃胀，纳差，便溏，口黏等症，故运用疏肝健脾，化湿解毒之法，常能取效。柴胡剂、四逆散、平胃散、二陈汤，为治疗肝病之良方，其共同特点是肝脾同调。

案四：脾虚气滞证

张某英，中老年女性，长沙本地人，2019年11月11日因“反复右侧胁肋部胀痛1年”求诊。3月前于外院诊断为胆管癌，行胆管癌根治性切除术。现症见：右胁肋胀痛，疲劳乏力，气促，大便稀溏，纳寐可，小便调，舌淡嫩苔少，脉小弦。

西医诊断：胆管癌切除术后。

中医诊断：胆胀。

辨证：脾虚气滞。

治法：健脾益气，疏肝理气。

处方：六君子汤加减。

党参15g，白术10g，柴胡10g，白芍10g，木香10g，法半夏10g，陈皮9g，玄胡10g，丹参15g，大枣6枚，生姜5g，甘草3g，白花蛇舌草10g。

14剂，每日1剂，水煎服。

2019年11月25日二诊：患者诸症缓解，胁痛较前减轻，但仍有乏力，便溏，前方继进21剂，水煎服。

病案分析：黄政德认为中医药对癌症的治疗不外扶正与祛邪。但二者具有对立统一的辨证观。所谓“邪去则正安，养正积自消”。扶正与祛邪必须有机结合，现代中医药治疗各类疾病应辨证与辨病相结合，在辨病的基础上进行辨证施治，有利于中西医共同总结经验，提高疗效。本例患者为胆管癌切除术后，体质虚弱，其病机为“正气虚衰”。治以健脾益气，疏肝理气，扶正祛邪。如《医学心悟》：“邪气初客，积聚未坚，宜直消之，而后和之；若积聚日久，邪盛正虚，法从中治，须以补泻相兼为用；若块消及半，便从末治，即住攻击之药，但和中养胃，导达经脉，俾荣卫流通，而块自消矣。更有虚人患积者，必先补其虚，理其脾，增其饮食，然后用药攻其积，斯为善治，此先攻后补之法也。”说明了扶正与祛邪的关系。本例方用六君子汤加减。脾胃为后天之本，气血生化之源，脾胃气虚，受纳与健运乏力，则饮食减少；湿浊内生，脾胃运化不利，故大便稀溏；脾主肌肉，脾胃气虚，四肢肌肉无所禀受，故乏力。方中党参为君，甘温益气，健脾养胃。臣以苦温之白术，健脾燥湿，加强益气助运之力；佐以陈皮、法半夏，健脾渗湿，柴胡、玄胡疏肝理气止痛，白芍养阴柔肝，丹参活血祛瘀，配以大枣、生姜、甘草，益气和中，调和诸药，白花蛇舌草为抗癌要药。诸药合用，共奏健脾益气、疏肝理气、扶正祛邪抗癌之功。二诊效不更方，续服，患者症状改善。

第三节 鼓 胀

鼓胀是指因各种肝病迁延不愈，肝、脾、肾受损，导致气滞、血瘀、水停于腹中所引起的以腹部胀大如鼓，皮色苍黄，脉络暴露，四肢不肿或微肿为主要特征的病证。“鼓”指腹大皮急，其状如鼓；“胀”指腹部胀满不适。多属西医的肝硬化腹水、腹内肿瘤等。

鼓胀病位主要在肝脾，久病及肾。鼓胀病因比较复杂，概言之，有酒食不节、情志刺激、虫毒感染、病后续发四个方面。形成本病的机理，主要在于肝脾肾受损，气滞血结，水停腹中。如嗜酒过度，或恣食甘肥厚味，酿湿生热，蕴聚中焦，清浊相混，壅阻气机，水谷精微失于输布，湿浊内聚，遂成鼓胀。或因忧思郁怒，伤及肝脾。肝失疏泄，气机滞涩，日久由气及血，络脉瘀阻。肝气横逆，克伐脾胃，脾运失健，则水湿内停，气、血、水壅结而成鼓胀。或因血吸虫感染，虫毒阻塞经隧，脉道不通，久延失治，肝脾两伤，形成癥积；气滞络瘀，清浊相混，水液停聚，乃成鼓胀。此即《诸病源候论》所称的“水毒”“水蛊”之类。凡因他病损伤肝脾，导致肝失疏泄，脾失健运者，均有续发鼓胀的可能。如黄疸日久，湿邪（湿热或寒湿）蕴阻，肝脾受损，气滞血瘀；或癥积不愈，气滞血结，脉络壅塞，正气耗伤，痰瘀留着，水湿不化；或久泻久痢，气阴耗伤，肝脾受损，生化乏源，气血滞涩，水湿停留等，均可形成鼓胀。

鼓胀虽致病之因诸多，但其基本病理变化总属肝、脾、肾受损，气滞、血瘀、水停腹中。病变脏器主要在于肝脾，久则及肾。因肝主疏泄，司藏血，肝病则疏泄不行，气滞血瘀，进而横逆乘脾，脾主运化，脾病则运化失健，水湿内聚，土则木郁，以致肝脾俱病。病延日久，累及于肾，肾关开阖不利，水湿不化，则胀满愈甚。病理因素不外乎气滞、血瘀、水湿，致使水液停蓄不去，腹部日益胀大成臌。故喻嘉言曾概括为“胀病亦不外水裹、气结、血瘀”。气、血、水三者既各有侧重，又常相互为因，错杂同病。病理性质总属本虚标实。初起，肝脾先伤，肝失疏泄，脾失健运，两者互为相因，乃致气滞湿阻，清浊相混，此时以实为主；进而湿浊内蕴中焦，阻滞气机，既可郁而化热，而致水热互结，亦可因湿从寒化，出现水湿困脾之候；久则气血凝滞，脉道壅塞，瘀结水留更甚。肝脾日虚，病延及肾，肾火虚衰，不但无力温助脾阳，蒸化水湿，且开阖失司，气化不利，而致阳虚水盛；若阳伤及阴，或湿热内盛，湿聚热郁，热耗阴津则肝肾之阴亏虚，肾阴既损，阳无以化，则水津失布，阴虚水停，故后期以虚为主。至此因肝、脾、肾三脏俱虚，运行蒸化水湿的功能更差，气滞、水停、血瘀三者错杂为患，壅结更甚，其胀日重。由于邪愈盛而正益虚，故本虚标实，更为错综复杂，病势日益深重。

由于鼓胀病情易于反复，预后一般较差，故属于中医风、痨、臌、膈四大难症，因气、血、水互结，邪盛而正衰，治疗较为棘手。若病在早期，正虚不著，经适当调治，腹水可以消失，病情可趋缓解。如延至晚期，邪实正虚，则预后较差，腹水反复发生，病情不易稳定。如阴虚血热，络脉瘀损，可致鼻衄、齿衄，甚或大量呕血、便血；或肝肾阴虚，邪从热化，蒸液生痰，内蒙心窍，引动肝风，则见神昏谵语、惊厥等严重征象；如脾肾阳虚，湿浊内蒙，蒙蔽心窍，亦可导致神糊昏厥之变，终至邪陷正虚，气阴耗竭，由闭转脱，病情极为险恶。

黄政德临证经验：因鼓胀是由多种病因致肝、脾、肾三脏受损，全身气血机能失调，导致脉络瘀阻，三焦不通，瘀血及水湿停蓄而成的全身性疾病，具有水瘀交结，正虚邪实，虚实夹杂等错综复杂之病理病机，故对本病的治法，不能简单使用一法一方，或纯补猛攻，以求速效。而应精细辨证，谨守病机，各司其属，灵活施治，始能奏效。鼓胀治法虽多但归纳之，不外消、攻、补三法。①消法：着重于肝，包括疏肝、行气、活血、利水、消胀等，多用于鼓胀初期，邪气尚轻而正气充实者。常用方药：柴胡疏肝散、逍遥散、大小柴胡汤或胃苓汤等。②攻法：着重于利肠胃，包括逐水、攻下、破瘀、消坚等，多用于鼓胀中期，邪气实而正气不衰者。常用方药：膈下逐瘀汤、血府逐瘀汤等。③补法：着重于补脾肾，包括益气健脾、温补脾肾、滋养肝肾等，多用于鼓胀晚期，正气虚弱而邪气不盛者，或鼓胀治疗好转进入恢复期。常用方药：归脾汤、右归丸、济生肾气丸、六味地黄丸、一贯煎等。又因鼓胀为虚实夹杂之证，故攻、补、消三法，通常不宜单独长期使用，往往是先后参杂间断或同时兼用如胀实证，宜用攻法，但攻中应以补法佐之，反之虚证宜补但亦不可纯补，补中当兼消。对于并发症的治疗，要分清寒热，辨别虚实，如虚热证，治宜滋阴清火，可用知柏地黄汤加减；如因气血瘀阻，或肝郁化火，损伤脉络，治当清热泻火、凉血止血；可用逍遥散、清胃散加减；如脾虚不能统血而现瘀斑或衄血者，宜补脾摄血，需用艾叶炭、血余炭、阿胶等补血止血之品治之。鼓胀中晚期，多属正虚邪实，有虚不能补，攻难却邪之虞。如《张氏医通》："胀本虚而证实，攻补两难"。故施治时，应注意攻邪不可伤正，补虚不能留邪。

案一：气滞湿阻证

程某元，老年女性，湖南邵阳新宁县人，2019 年 6 月 4 日初诊。主诉：反复腹胀满 5 年余，再发加重 2 月。患者 5 年前出现反复腹胀满，2 月前加重，就诊于湘雅医院，行腹部 B 超及肺部 CT 后诊断为：①肝硬化腹水；②双肺多发结节。经治疗后未见明显好转，求诊于我院。现症见：腹胀满，右胁下胀痛，放射至右侧背部，饮食减少，食后胀甚，得嗳气、矢气稍减，小便少，寐可，大便调，舌胖大，色黯，苔黄腻，脉细数。

西医诊断：①肝硬化腹水；②双肺多发结节。

中医诊断：鼓胀。

辨证：气滞湿阻。

治法：疏肝行气，益气养血，化瘀利水。

处方：小柴胡汤加减。

党参 15g，柴胡 10g，白芍 10g，厚朴 15g，赤芍 10g，黄芩 10g，川芎 10g，玄胡 10g，枳壳 15g，丹参 15g，藿香 10g，甘草 3g，杏仁 10g。

14 剂，每日 1 剂，水煎服。

2019 年 6 月 18 日二诊：患者诸症缓解，精神好转，偶有乏力，守方继进，以原方 21 剂续服以善后。

病案分析：本例患者肝病日久，气滞血瘀，水湿内停，气、血、水、瘀，壅而成鼓为胀，如《诸病源候论·水蛊候》曰：“此由水毒气结聚于内，令腹渐大，动摇有声……名水蛊也。”本病为本虚标实之证，气虚血滞为本，即“血不利而为水”，毒邪稽留血分为标。治以疏肝行气，益气养血，化瘀利水，方用小柴胡汤加减。方中党参扶助正气，柴胡、白芍入肝胆经，疏达经气，养阴柔肝；黄芩清泄邪热；赤芍、川芎、丹参活血祛瘀，厚朴、藿香、玄胡、枳壳宽中理气祛湿，行气止痛；杏仁降气平喘，甘草调和诸味。全方具有补而不滞，滋而不腻，化湿不伤阴，相得益彰。

案二：脾肾阳虚证

杨某，中年男性，邵阳武冈人，2019 年 12 月 2 日因“反复腹胀满5年余”就诊。2年前于外院诊断为肝硬化腹水。现症见：腹胀满，胸闷不适，面色晦暗，神疲乏力，纳呆，形寒肢冷，便溏，寐可，小便调，舌淡，边有齿痕，苔白腻，脉细。

西医诊断：肝硬化腹水。

中医诊断：鼓胀。

辨证：脾肾阳虚。

治法：补益脾肾，温阳利水。

处方：附子理中丸加减。

制附子10g，党参15g，干姜10g，白术10g，牛膝10g，淮山药10g，茯苓10g，薏苡仁15g，泽泻10g，木瓜15g，川芎10g，赤芍10g，甘草3g。

14剂，每日1剂，水煎服。

2019年12月16日二诊，患者诸症缓解，腹胀满较前缓解，但仍有乏力，畏冷，前方有效，去泽泻、木瓜，加肉苁蓉10g，巴戟天10g，续服14剂。

病案分析：《医宗必读》谓：“东方之木，无虚不可补，补肾即所以补肝”。《济生方》云：“肾气若壮，丹田火经，上蒸脾土，脾土温和，中焦自治，膈开能食矣”。鼓胀因肝脾肾三脏功能受损，全身气血机能失调，导致脉络瘀阻，三焦不通，瘀血及水湿停蓄而成的全身性疾病，其病因病机复杂，具有水瘀交结，正虚邪实等特点。早期鼓胀易治，晚期难愈。如清·张石顽曰：“胀满得之未久，或胀或消，腹皮稍软，不泄不喘，随治随愈。若脐心凸起，利后胀复急，久病羸乏，喘急不得安，名曰脾肾俱败，无有愈期。”本例辨证属脾肾阳虚型鼓胀，治以温脾散寒，祛瘀利水，方用附子理中丸加减。方中附子温阳祛寒，配以炮姜温运中阳，白术、茯苓、泽泻、薏苡仁健脾燥湿，党参、淮山药益气健脾，木瓜、牛膝活血通经，川芎、赤芍活血祛瘀，甘草补中扶正，调和诸药。诸药配伍，有温阳祛寒、益气健脾、祛瘀利水之效。二诊患者诸症缓解，但仍有寒象明显，故去泽泻、木瓜，加巴戟天、肉苁蓉补益脾肾，温阳散寒。

案三：气滞血瘀证

王某，中老年男性，长沙本地人，2019年11月18日因“反复纳差，腹胀满3年余”求诊。既往有肝炎病史20余年，未规范治疗。现症见：纳差，腹胀满，伴右侧胁肋刺痛，乏力，口干口苦，面色晦暗，寐可，二便调，舌黯苔薄白，脉弦。我院腹部B超示：肝硬化失代偿期，门静脉高压，脾大、腹水(+)，胆囊显影不清。

西医诊断：肝硬化（失代偿）。

中医诊断：鼓胀。

辨证：气滞血瘀。

治法：活血行气，祛瘀利水。

处方：血府逐瘀汤加减。

柴胡10g，当归10g，红花10g，桃仁10g，赤芍10g，制鳖甲10g，生地10g，黄芪20g，党参15g，川芎10g，枳壳

10g，玄胡 10g，甘草 3g。

14 剂，每日 1 剂，水煎服。

2019 年 12 月 2 日二诊：患者腹胀满症状已基本消失，复查腹部 B 超示：腹部未见明显液性暗区，腹水消失。前方有效，续服原方 14 剂。

病案分析：鼓胀者，究其病机，大凡肝气郁，气滞血瘀，脉络壅塞，或脾虚湿滞，清浊相混，隧道不通，水液停留，便成鼓胀。《杂病源流犀烛·肿胀源流》说："或由怒气伤肝，渐蚀其脾，脾虚之极，故阴阳不交，清浊相混，隧道不通，郁而为热，热留为湿，湿热相生，故其腹胀大"。本例因瘀血滞留胁肋，气机阻滞所致。胁肋为肝经循行之处，瘀血停留，气机阻滞，故胁肋瘀肿疼痛，甚至痛不可忍。治当活血祛瘀，兼以疏肝行气通络。故以血府逐瘀汤加减，方中柴胡疏肝行气，并可引诸药入肝经，桃仁、红花、川芎活血祛瘀行气，当归补血活血，制鳖甲软坚散结，黄芪、党参健脾益气，枳壳、玄胡行气止痛，甘草调和诸药。

第五章 脑 病

第一节 眩 晕

眩晕是以目眩与头晕为主要表现的病证。目眩指眼花或眼前发黑，头晕指感觉自身或外界景物旋转。二者常同时并见，故统称为眩晕。轻者闭目即止，重者如坐车船，旋转不定，不能站立，或伴恶心、呕吐、汗出、耳鸣、耳聋、心悸、面色苍白、眼球震颤，甚则仆倒等症状。本病多见于40岁以上人群，起病较急，常反复发作，或慢性起病逐渐加重。需要注意的是，眩晕频作的中老年患者，多有罹患中风的可能，即“眩晕乃中风之渐”。

眩晕的病机概括起来主要有风、痰、虚、瘀诸端，导致风眩内动，清窍不宁或清阳不升，脑窍失养而发眩晕，以内伤为主。因于风者，多责之情志不遂，气郁化火，风阳上扰。因于痰者，多责之嗜食肥甘厚味，脾失健运，痰浊中阻，清阳不升，所谓“无痰不作眩”。因于虚者，多责之年高体弱，肾精亏虚，髓海空虚，或久病劳倦，饮食衰少，气血生化乏源，甚合“无虚不作眩”。若风、痰、虚日久，久病入络，或因跌仆外伤，损伤脑络，皆可因瘀而眩。在临床上，上述诸因常相互影响，或相兼为病。本病病位在脑，病变与肝、脾、肾三脏密切相关。其病性有虚、实两端，临床以虚证居多。脾胃不足，肾虚髓空，皆可导致脑窍失养而作眩，是为虚证；若痰浊上蒙清窍，或瘀血痹阻经脉，导致清窍不利而作眩，是为实证。本病临床亦可见本虚标实之证。正如《类证治裁·眩晕》所言：“肝胆乃风木之脏，相火内寄，其性主动主升。或由身心过动，或由情志郁勃。或由地气上腾，或由冬藏不密。或由高年肾液已衰，水不涵木。或由病后精神未复，阴不吸阳以至目昏耳鸣，震眩不定。”

黄政德在总结前人的基础上，结合自身丰富的临床经验，对眩晕的诊治进行归纳总结，提出了“眩晕以肝为中心，与风、火、痰、瘀、虚有关”的理论，他认为眩晕的发病以肝为中心，盖“诸风掉眩，皆属于肝”，源头乃肝气郁结，因郁而致风、致痰、致瘀、致虚、致火是其最常见的病机。临证时将疏肝解郁、条畅气机贯穿始终，再根据病患具体情况辨证论治，夹风者辅以平肝潜阳息风，夹痰者辅以健脾化痰，夹瘀者辅以活血化瘀，夹虚者辅以补益气血阴阳，夹火者辨明虚实之火，或辅以清肝泄火，或辅以滋阴降火。在具体选方组药上，黄政德善用半夏白术天麻汤、天麻钩藤饮等古方化裁治疗各种证型的眩晕，临床多用柴胡、川芎、白芍、枳壳之品以疏肝理气，条畅肝之气机，肝气舒则源头清，诸症自除。

在具体辨证施治上，黄政德按以上5种不同的兼夹证，根据患者的具体情况，灵活组方。具体如下：

（1）肝阳上亢证。黄政德认为，此证多因素体阳盛，急躁易怒，而肝阳易于上亢；或长期忧恚抑郁，肝气郁结，气郁化火，风阳扰动，又可损耗阴液；或因先天不足，或因年老体虚，或因房劳过度，以致素体肾阴亏虚，水不涵木，阴不制阳，而致肝阳亢盛于上。故治宜平肝潜阳，滋养肝肾，方用天麻钩藤饮加减，常选用药物有天麻、牛膝、生龙骨、牡蛎、玄参、地黄、白芍、柴胡、川芎、枳壳。失眠多梦者加酸枣仁、柏子仁；虚火唇舌生疮者，加黄柏；两目昏暗，视物模糊不清者，加枸杞、菊花等。

（2）肝风夹痰证。此证多因情志失调，肝气郁结，气滞则津停为痰，且气郁日久化火伤阴，肝阴损耗，无以制阳，风阳内动；或肝郁横逆犯脾，以致脾虚失于运化水液，水湿内停，聚湿成痰。二者相合则肝风夹痰上扰清窍，故作眩晕。治宜祛风化痰，疏肝健脾。方用半夏白术天麻汤加减，常选用药物有半夏、白术、天麻、茯苓、甘草、陈皮、黄芪、党参、柴胡、枳壳、白芍等。若眩晕较甚，呕吐频作者，可加代赭石、竹茹；脘闷不食，腹胀较甚者，可加白蔻仁、砂仁；肢体沉重苔腻者，可加藿香、佩兰、石菖蒲等。

（3）肝风夹瘀证。此证多因情志失调，肝失疏泄，气血运行不畅，气滞血瘀；或气郁日久化热，火热炼血为瘀，瘀血阻络；再兼前述之肝阳上亢，肝风内动，终至肝风夹瘀上扰清空，故作眩晕。治宜疏肝解郁，化瘀通窍。方用柴胡疏肝散合通窍活血汤加减，常选用药物有柴胡、陈皮、香附、白芍、赤芍、川芎、桃仁、丹参、红花、天麻。胁肋痛甚者，加郁金、青皮、当归、乌药；病程日久者，加全蝎、地龙、穿山甲、三棱、莪术。

（4）肝血亏虚证。此证可因肝失疏泄，气滞血瘀，正所谓“旧血不去，新血不来”，即新血的生成受到瘀滞之血的阻碍，又肝为藏血之脏，故肝血不足；或因久病血虚，或因各种急慢性失血，而致肝血亏虚；或先天不足，或年老体衰，或房劳过度，以致肾精亏损，而精血同源，肝肾同源，故肝血亦不足。以上种种，终致肝血不能上荣于脑窍，脑窍失于濡养，故作眩晕。治宜补益肝血为主，兼疏肝祛瘀通窍。方用四物汤合左归丸加减，常选用药物有熟地黄、山茱萸、山药、枸杞、菟丝子、当归、川芎、柴胡、白芍、三七、丹参。面色无华者，可加阿胶、紫河车粉（冲服）；腰膝酸软、耳鸣较甚者可加川牛膝、龟板胶、鹿角胶。

（5）肝火上扰证。此证多因情志不遂，肝郁化火，或因火热之邪内侵，或因他脏火热累及于肝，肝火炽盛，火性炎上，循经上攻于头，故作眩晕。治宜调畅肝气，清泻肝火。方用龙胆泻肝汤加减，常选用药物有龙胆草、黄芩、山栀子、泽泻、木通、车前子、当归、生地黄、柴胡、川芎、白芍。肝胆实火较盛者，可去木通、车前子，加黄连；气滞较盛者，可加陈皮、香附、枳壳。

但临证之时，常并非单独一因一证，疾病是复杂的，眩晕的病因病机多彼此夹杂，相互影响，相互转化，往往难以截然分开。如肾精亏虚本属阴虚，若因久病，以致阴损及阳，或精不化气，则可转为肾阳不足或阴阳俱虚之证；又如脾虚而致水湿内停，水湿又可困遏脾阳，使脾阳更虚，从而形成“脾生湿，湿困脾”的窘境；再有痰湿中阻，郁久而化火，煽动肝阳，形成痰火为患，甚则火盛伤阴，形成阴亏于下，痰浊上蒙的证候转化；或失血过多，以致气随血脱，可出现气血俱亏之眩晕；此外，风阳每夹有痰火，肾虚可以导致肝旺，久病入络致瘀，使临床常形成虚实夹杂之证候。因此，在临床上，黄政德特别强调须根据患者具体表现，四诊合参，灵活辨证，亦不可拘泥于一证，要总揽病机，注意传变，时时谨记仲景“见肝之病，知肝传脾”的思路。另外需要注意鉴别眩晕与中风。中风以猝然昏仆、不省人事，伴口舌歪斜、半身不遂、失语，或不经昏仆，仅以㖞僻不遂为特征。眩晕仅以头晕目眩为主症，虽眩晕之甚者亦可见仆倒，与中风昏仆相似，但患者神志清楚或瞬间即清，且无半身不遂、口舌歪斜、言语謇涩等症。部分中风病人以眩晕、头痛为先兆表现，应当注意二者的区别及联系。

案一：肝风夹痰、肝肾阴亏证

余某，男，69岁，2019年10月15日初诊。主诉：头晕2年。患者诉2年前出现头晕，走路有踩棉花感，视物模糊，耳鸣，寐差，多梦，近期跌倒后症状加重，纳可，小便急，大便调，舌淡红，苔黄腻，脉弦。外院CT示：颈椎C4/5、C5/6、C6/7椎间盘突出。

中医诊断：眩晕。

辨证：肝风夹痰证。

治法：祛风化痰除湿。

处方：半夏白术天麻汤加减。

胆南星10g，法半夏10g，陈皮9g，石菖蒲10g，天麻10g，川芎10g，蔓荆子10g，当归10g，茯苓15g，羌活10g，甘草3g。

14剂，水煎服，1日分2次口服。

2019年10月29日二诊：患者诉服药后头晕症状缓解。现症见：头昏，走路踩棉花感，眼花，耳鸣，寐一般，纳可，小便夜间偏多，大便调，舌淡红，苔薄黄，脉弦。苔腻已除，痰湿已去，考虑患者老年男性，有肝肾阴亏之象，故补肝肾之阴，方用杞菊地黄丸加减：熟地20g，丹皮10g，淮山10g，山茱萸15g，泽泻10g，白芍10g，怀牛膝20g，川芎10g，枸杞10g，杭菊10g，蔓荆子10g，珍珠母30g（先煎）。14剂，水煎服，1日分2次口服。

病案分析：本案患者初诊时苦于头晕，观其舌苔黄腻，脉弦，正是肝风夹痰之象，但患者纳食可，大便调，可知此痰非脾虚之痰，乃因患者年老，肝肾阴亏，虚火内生，日久煎熬津液成痰，故黄政德先予半夏白术天麻汤加减以化痰息风止眩，先去其标。方中胆南星性味苦，微辛，凉，归肺、肝、脾经，能清热化痰，息风定惊，半夏辛温而燥，取其燥湿化痰之功，天麻甘平而润，入肝经，善于平肝息风而止眩晕，三者合用，共奏化痰息风止眩止功，“头眩眼花，非天麻、半夏不除”；茯苓健脾渗湿，以治生痰之源，陈皮理气化痰，使气顺则痰消，蔓荆子药性升发，清利头目，羌活祛风除湿，川芎归肝胆经，活血行气以解肝经之郁滞，石菖蒲辛开苦燥温通，芳香走窜，善于化湿豁痰，开窍醒神，且入心经，开心窍，有宁心安神益智，聪耳明目之功，甘草调和诸药。全方以化痰息风止眩为要，且不忘肝气郁滞导致肝风夹痰这一病机，从肝论治，采用胆南星、天麻、川芎等入肝经之药。二诊时患者头晕缓解，苔腻已不见，且纳食可，大便调，再结合脉象，痰湿已除，考虑患者老年男性，且有耳鸣，寐差，多梦，夜尿多，此乃肝肾阴亏，阴精不能上承耳目，虚火扰心，开多阖少之故。前方已除痰湿之标，眩晕已缓，现当固其肝肾阴虚之本，故选用杞菊地黄丸，以补益肝肾，养阴明目。纵观此病案，黄政德在治标与治本之间灵活变通，不拘泥于一证一方，遣方用药如排兵布阵，环环相扣，值得我们深思学习。

案二：脾虚痰湿证

袁某，男，57岁，2019年10月22日初诊。主诉：头晕1月余。患者诉头晕，晨起明显，偶有视物旋转，于当地医院诊断为“椎基底动脉供血不全”“腔梗”，纳寐可，二便调，舌胖大，边有齿痕，苔薄白，脉弦。

西医诊断：①高血压病；②腔隙性脑梗死。

中医诊断：眩晕。

辨证：脾虚痰湿证。

治法：健脾祛湿化痰。

处方：半夏白术天麻汤加减。

法半夏 10g，陈皮 9g，天麻 10g，白术 10g，党参 15g，川芎 10g，蔓荆子 10g，茯苓 15g，川牛膝 20g，甘草 3g，羌活 10g。

14 剂，水煎服，1 日分 2 次口服。

病案分析：此案患者不同于上述案一，观其舌体胖大，边有齿痕，乃脾虚痰湿内蕴之象。脾主运化水谷，若脾失健运，水谷无法化作精微，水湿内停，聚湿成痰，痰浊中阻，以致清阳不升，浊阴不降，迷蒙清窍，发为眩晕。晨起头晕明显乃夜间阳气内敛，晨起之时阳气升发，使痰浊趁势更趋于上，故见此症。治疗时除了遵循叶天士“治痰须健中，息风可缓晕”之训，还要调畅肝之气机，使肝气条达，从根本上治疗导致脾虚的原因。方中用半夏燥湿化痰，天麻平息内风，共为君药，两者合用为治肝风夹痰之眩晕的要药，白术、茯苓健脾燥湿，治生痰之源，党参益气健脾，佐以陈皮理气化痰，川芎活血行气，始终不忘疏解肝之气机，蔓荆子清利头目，羌活祛风除湿，川牛膝归肝肾经，活血通经，甘草健脾和中，调和诸药。诸药合用，共奏健脾燥湿、化痰息风之功效。全方从肝脾论治，标本兼顾，在健脾燥湿化痰的同时，不忘条畅肝之气机，使肝木调达，脾气得健，痰浊得化，清窍得养，则头晕自除。

案三：瘀血阻窍证

刘某，男，64 岁，2019 年 11 月 18 日初诊。主诉：头昏 2 月余。患者 2 月前感头昏不适，走路踩棉花感，于当地住院，查头部 MRI 示“腔隙性脑梗死急性期”，后经治疗，头昏无明显改善。现症见：头昏不适，无肢体活动不利，无言语不利，纳食可，寐可，二便调，舌红苔薄黄，脉滑。现规律服用脑梗二级预防药物，既往有高尿酸史。

中医诊断：眩晕。

辨证：瘀血阻窍证。

治法：补气活血通络。

处方：补阳还五汤加减。

蔓荆子 10g，川芎 10g，当归 10g，葛根 20g，蒲黄 10g，丹参 15g，地龙 10g，熟地黄 9g，红花 10g，赤芍 10g，川牛膝 20g，黄芪 30g。

14 剂，水煎服，1 日分 2 次口服。

2019 年 12 月 10 日二诊：患者诉服药后症状稍缓解，偶有头昏，自觉脑内呈跳痛，伴胸闷，活动后明显，咽部异物感，偶有咳嗽，痰少，纳寐可，二便调。舌淡红，苔黄厚腻，脉弦。自诉有“痛风”“胆结石”病史。辅助检查：尿常规未见明显异常。

方一：厚朴10g，瓜蒌仁10g，葶苈子15g，紫苏子10g，麻黄10g，川贝母10g，杏仁10g，蝉蜕5g，甘草3g，地龙10g，僵蚕5g，薄荷5g。14剂，水煎服，1日分2次口服。

方二：川牛膝15g，丹参15g，地龙10g，僵蚕5g，红花10g，桃仁10g，川芎10g，羌活10g，葛根20g，当归10g，黄芪30g，酸枣仁10g，山茱萸10g。14剂，水煎服，1日分2次口服。

嘱其先服方一，待咳嗽胸闷等他症去除，再服方二以疗眩晕。再三叮嘱切不可两方同一时间相合服用。

病案分析：此案患者眩晕主要病机是瘀血阻滞，血脉不利，气血不能上荣脑窍，脑窍失养，故发眩晕。可结合其现代辅助检查“腔隙性脑梗死”综合论治。在选方上用补阳还五汤加减以补气活血通络。方中黄芪甘温大补元气，使气旺以促血行，“气为血之帅，血为气之母”，气行则血行，但此案患者气虚之象不甚明显，且脉象滑而有力，故未遵原方用大剂量黄芪，而先以小量黄芪30g，若效果不显可再逐渐增量。当归活血通络，且能补血，使瘀滞之血去，则又能助新血来而无伤血之虞。赤芍、川芎、红花、牛膝、丹参助当归活血祛瘀，且丹参能去瘀生新，有“一味丹参，功同四物”之说，可助当归“破宿血，生新血”，蒲黄止血化瘀，以防活血太过而有出血之象，有止血不留瘀的特点。蔓荆子清利头目，葛根味辛能行，能通经活络，疏风解肌，且现代研究证实葛根有直接扩张血管的作用，从而能缓解头部血供不足。熟地黄补血滋阴，益精填髓，以防活血走窜之药太过而伤及精血。诸药合用，气旺，瘀消，络通，头晕可解。观黄政德此次用方，并不局限于原方之峻补气分，也无必见气虚之象才用此方，而是根据患者具体情况，灵活选方、用药，灵活细致地巧用药味剂量，正体现了中医辨证论治的思想精髓，且方中在祛瘀的同时加入养血之品，扶正的同时又防止滋腻太过，使“祛瘀不伤正，扶正不留邪”，再一次印证中医的整体观念以及人为中心的思想。二诊时患者症状已缓解，偶有头昏，说明前方既效，效不更方。然患者此次就诊诉有胸闷，咽部异物感，偶咳，考虑患者年老，加之近期天气变化，恐是伤风感寒，风寒袭肺，肺气不宣，故咳；肺主气司呼吸，肺气不宣则胸闷不适，活动后加重肺之负担，故胸闷更显；“肺为贮痰之器”，肺气不宣则痰停不出，“喉为肺之门户”，痰气互结，则见咽部有异物感，故黄政德先予三拗汤加减以祛风散寒，润肺止咳，风寒既去，肺气得宣，加用厚朴、瓜蒌等宽胸理气、降逆化痰之品，使肺气上下宣通，痰浊得化，则胸闷咳嗽之症自除。且用蝉蜕一物，既能疏风散热，以防辛温之品太过，又能利咽，再佐以地龙、僵蚕等通经活络之品，始终不忘眩晕之瘀血病机。待余症祛除，再继续服补阳还五汤稍作变化以巩固疗效。

案四：脾胃气虚证

杨某，女，39 岁，2019 年 12 月 31 日初诊。主诉：头部昏沉感半年余。患者诉头部昏沉感，饭后明显，足冷，纳食尚可，寐可，小便可，大便时有便秘，舌淡苔薄白，边有齿痕，脉弱。自诉有子宫下垂病史。

中医诊断：眩晕。

辨证：脾胃气虚，中气下陷证。

治法：补中益气健脾。

处方：补中益气汤加减。

黄芪 30g，党参 15g，当归 10g，白术 10g，升麻 5g，柴胡 10g，炒枳壳 15g，炙甘草 10g，大枣 6 枚，陈皮 9g，生姜 5g，法半夏 10g。

14 剂，水煎服，1 日分 2 次口服。

2020 年 1 月 14 日二诊：患者诉服药后症状改善，现症见：偶有头部昏沉感，纳寐可，便溏，子宫下垂，每日脱出，运动后明显，舌淡苔白，边有齿痕，脉弦。方以原方加减：黄芪 30g，当归 10g，白术 10g，茯苓 15g，白芍 10g，升麻 5g，柴胡 10g，薏苡仁 20g，淮山药 20g，炒枳壳 15g，陈皮 9g，炙甘草 10g，大枣 3 枚，生姜 5g，红参 15g。14 剂，水煎服，1 日分 2 次口服。

病案分析：此案患者属脾胃虚弱，中气下陷。脾胃气虚，清阳不升，浊阴不降，正如《灵枢·口问》所言："故上气不足，脑为之不满，耳为之苦鸣，头为之苦倾，目为之眩。"再者脾主运化谷食水饮，脾胃一虚，运化无力，气血生化乏源，再兼水湿内生，聚湿成痰，痰湿上泛亦可迷蒙脑窍，且湿性重浊，以上相合故见头部昏沉感，饭后脾胃之气竭力运化谷食，上气更显不足，则头昏更显；气虚不能伸展至足端，表气不固，失于温煦，如此种种，故有足冷；气虚无力推动，肠道传导无力，故有便秘；脾主升清，脾虚则清阳不升，中气下陷，故见子宫下垂；舌淡苔薄白，边有齿痕，脉弱俱为脾虚之象。综合以上故选补中益气汤以补益中气，升阳举陷。方中重用黄芪为君，其性甘温，入脾、肺经，补中气，固表气，且升阳举陷。党参补脾益气，炙甘草和中，共为臣药。此处需注意原方为人参而非党参，二者均有补益肺脾、益气生血之功，但党参味甘性平，作用缓和，药力较人参薄弱，古方治轻症和慢性疾患者，可用党参加大用量代替人参，人参能益气固脱，凡元气虚脱之证，用人参以救急扶危，再者考虑经济原因，故用党参代之。佐以白术补气健脾，以助运化，资气血生化之源。“气为血之帅，血为气之母”，气虚则营血易亏，故佐当归以补血活血，且“血为气之宅”，可使所补之气有所依附。枳壳归脾胃经，直达病所，与陈皮合用以健脾理气化痰，使补而不滞。升麻、柴胡升阳举陷，助益气之品升提下陷之中气，正如李杲所说：“胃中清气在下，必加升麻、柴胡以引之，引黄芪、人参、甘草甘温之气味上升。”且升麻入脾胃经，善引脾胃清阳之气上升，柴胡入肝胆经，能疏肝解郁，以防土虚木乘。法半夏燥湿化痰，生姜、大枣助中运化。诸药合用，主以甘温，补中寓升，补而不滞，共成虚者补之，陷者升之之剂。二诊时患者头昏症状已大有改善，便溏考虑乃骤用补气之剂，肠道推动有力、得通之故，说明前方得效。但仍苦于子宫下垂，故去党参而改为红参以大补元气，将前方稍作调整继续服药，以巩固疗效。

第二节　头　痛

头痛是以自觉头部疼痛为特征的一种常见病证，可由外感六淫、跌仆外伤或内伤诸疾等原因引起，其表现多样，又可兼杂多种疾病。该病以头部疼痛为主要症状，可发生在前额、两颞、巅顶、枕项或全头等部位，疼痛性质可表现为胀痛、刺痛、空痛、昏痛、掣痛、跳痛、灼痛、重痛或痛无休止等，严重者可伴见恶心呕吐、畏光、烦躁等症。

头痛的发生，一般可分为外感、内伤两类。若感受六淫之邪，可直犯山巅阻遏清阳，发为头痛；或内伤诸疾，以致脏腑功能失调，气血逆乱，痰瘀内生，上阻脑窍，进而引发头痛；或外伤久病，导致气滞血瘀或气血亏虚，脑脉失养，引发头痛。外感头痛多因起居不慎，坐卧当风，感受风、寒、湿、热等外邪，尤以风邪为主，而内伤头痛的发生多与肝、脾、肾三脏密切相关。简论其病机，外感多责之于风、寒、湿、热，内伤多关乎气、血、痰、瘀、虚，其既可单独为因，也可相兼为害，导致经气不通，不通则痛，或经脉失养，不荣则痛。

黄政德在临床治疗头痛时组方灵活，喜用药对。头居于巅顶，故非风药不能至，故不论外感内伤均可酌情使用风药，黄政德喜用蔓荆子、川芎、羌活、葛根等药，以其善入脑窍而舒展清阳，而六经头痛各有所重，黄政德据其头痛部位变化，明确其六经归属，太阳头痛，痛在脑后，下连于项；阳明头痛，在前额部及眉棱骨处；少阳头痛，在头之两侧，并连及于耳；厥阴头痛，多在巅顶部位，或连目系；太阴、少阴头痛多以全头疼痛为主。根据其外感性质遣药组方，内伤头痛注重虚实辨证，虚者益气滋阴养血，发散清阳，实者化痰通瘀，对于外感头痛常常以益气聪明汤、芎芷石膏汤、川芎茶调散等加减化裁，内伤头痛多与通窍活血汤、四妙散、温胆汤等加减变化。

黄政德临证用药特色：黄政德用药不拘泥于固定方剂，常根据辨证结果组方，其组方小而功专，既保证疗效又减轻了患者的经济负担。治疗头痛时合理选用引经药，以川芎、蔓荆子、羌活为基础，阳明头痛加用葛根、白芷、知母；少阳头痛选用柴胡、黄芩、川芎；厥阴头痛选用吴茱萸、藁本；少阴头痛选用细辛；太阴头痛选用苍术。又要兼顾其外感内伤病邪性质组方，以风邪为主者以荆芥、防风、苏叶、前胡等疏风解表；外感头痛风热者以白芷、石膏、菊花、薄荷等疏风清热；湿邪甚者加茯苓、薏苡仁、淡竹叶、藿香、佩兰、荷叶化湿祛浊。内伤头痛气血不足，不荣则痛者，加白芍、当归、生地黄、黄芪等益气养血；肝阳偏亢目赤头胀者，加天麻、钩藤、石决明、黄柏等平肝泻火；痰浊为甚者加半夏、白术、陈皮、僵蚕等化痰通络；久病及血或跌仆外伤致瘀血阻窍者，加赤芍、川芎、桃仁、红花、地龙活血化瘀，头痛较剧，可加全蝎、蜈蚣、土鳖虫等虫类药物。干呕，吐涎沫者，加吴茱萸汤。

案一：痰浊头痛

李某，老年男性，91岁，长沙本地人，2019年6月18日初诊。主诉：偏侧头痛50年余。患者诉有偏头痛病史50年，右侧偏头痛，间歇发作不定时，常夜间痛醒，无先兆症状，5年前有带状疱疹病史，遗留后遗症。现症见：偶有咳痰，痰白，咽喉不适，食纳尚可，大小便正常。舌苔黄厚腻，脉弦。

中医诊断：头痛。

辨证：痰浊头痛。

治法：化痰通络止痛。

处方：偏散汤加减。

川芎10g，羌活10g，蔓荆子10g，柴胡10g，法半夏10g，陈皮10g，桔梗10g，前胡10g，白芷10g，甘草3g，黄芪10g。

7剂，水煎服，1日分2次口服。。

2019年7月1日二诊：患者诉服药后病情好转，现仍偶有偏头痛，但疼痛程度改善明显，遇风寒时症状明显，在室内仍需戴帽子，无咳嗽咳痰，咽喉无不适，食欲可，大小便正常，舌苔薄黄，脉弦。风寒稍解，而表虚仍在，患者年老，病程日久，虚瘀兼存，当攻补兼施：党参15g，白术10g，川芎10g，羌活10g，蔓荆子10g，防风10g，姜黄10g，当归10g，丹参15g，甘草3g，大枣5g。7剂，水煎服，1日分2次口服。

2019年7月8日三诊：服药后症状改善，畏寒改善，仍偶有头痛，偶有咳痰，质稀，食纳一般，夜寐可，二便调，舌苔薄黄，脉弦小。痰浊为甚，治以化痰祛浊：天麻 10g，黄芪 10g，白术 10g，川芎 10g，羌活 10g，蔓荆子 10g，胆南星 10g，陈皮 9g，防风 10g，甘草 3g，当归 10g。7 剂，水煎服，1 日分 2 次口服。

2019 年 7 月 15 日四诊，患者诉服药后病情已稳定，夜间已无发作，白日遇风则重，胃脘嘈杂不适，舌边有齿痕，苔薄白，脉弱小：天麻 10g，茯苓 15g，白术 10g，川芎 10g，羌活 10g，蔓荆子 10g，白芷 10g，陈皮 9g，防风 10g，甘草 3g，当归 10g，大枣 3 枚。7 剂，水煎服，1 日分 2 次口服。

2019 年 7 月 22 日五诊，现病情稳定，畏寒怕风，时有咳痰，痰白稠，纳寐可，二便调，舌黯，苔薄黄，脉弦：天麻 10g，茯苓 15g，白术 10g，川芎 10g，羌活 10g，蔓荆子 10g，防风 10g，陈皮 9g，甘草 3g，胆南星 10g，大枣 3 枚。7 剂，水煎服，1 日分 2 次口服。

2019 年 7 月 29 日六诊，遇风头痛，无咳嗽，咳痰，痰黏量少，纳寐可，二便调，舌淡红，苔白稍腻，脉弦：黄芪 10g，防风 10g，川芎 10g，蔓荆子 10g，党参 10g，五味子 5g，太子参 10g，麦冬 10g，大枣 3 枚，天门冬 10g，甘草 3g。7 剂，水煎服，1 日分 2 次口服。

2019 年 8 月 5 日七诊，患者现头痛已好转，未见发作，仍怕风，稍有头晕眼花，纳寐可，二便调，舌淡红，苔薄白，脉弦：川芎 10g，白芷 10g，蔓荆子 10g，丹参 15g，当归 10g，生地 15g，枸杞子 10g，白术 10g，防风 10g，姜黄 10g，甘草 3g。7 剂，水煎服，1 日分 2 次口服。

病案分析：本案患者年老，既有外感风寒之表证，又有痰浊内阻之里证，头痛遇风则发，时有咳痰，胃脘不适等兼症。究其根本，以本虚为主，患者年老，且病程日久，正气已有不足，痰浊内生上阻清窍，又外遇风寒，表虚则邪入于里，风痰相合，则头痛时作，故治疗时既要化痰降浊，缓解头痛，又要兼顾其表虚外感，扶正为要。解表类药物选用中，前胡，散风寒、净表邪、温肺气、消痰嗽之药也；白芷祛风，燥湿，又可治头痛，二药用于外感头痛兼有痰浊最为适宜。清利头目药物选用中，川芎主治诸风上攻，头目昏重，偏正头痛；羌活长于胜湿，为非时感冒之仙药也，与川芎合用可治太阳、厥阴头痛。蔓荆子主头面风虚之证，佐补中药中治头痛最为有效。扶正补虚药中，多于六君子汤中加减变化，患者痰浊偏重，六君子汤健脾补气，和中化痰最为恰当。本例患者虽投解表散寒药物，但病邪缠绵，头痛咳痰仍时有发作，以其正气不足，邪退而正气不复。因此黄政德扶正的思想始终贯穿在治疗当中，久用必能收功。

案二：肾虚头痛

易某，男，54 岁，2019 年 9 月 23 日就诊。主诉：头痛 5 年余。患者诉头痛头昏 5 年余，每于季节变化时明显，口淡无味，阴囊潮湿，双下肢不温，食纳可，夜寐一般，大便溏，小便可，舌淡红，边有齿痕，苔黄厚腻，脉弱无力。

中医诊断：头痛。

辨证：肾精不足，湿浊不运。

治法：滋补肾阴，燥湿化浊。

处方：四妙散加减。

黄柏 10g，苍术 10g，川牛膝 20g，薏苡仁 20g，石菖蒲 10g，苦参 10g，香附 10g，茯苓 15g，羌活 10g，川芎 10g。

7 剂，水煎服，1 日分 2 次口服。

病案分析：肾者，主蛰封藏之本，精之处也。肾主骨，生髓，充脑，若人禀赋不足，或房劳伤肾，以致肾精亏虚，髓海渐空，即可发为头痛头昏。此例患者年过半百，其气已虚，平素摄生不当，以致肾亏日久，阴损及阳，肾阳衰微，清阳不展，故头部昏痛；下焦阴寒偏甚，水不行，则湿浊内生。可见阴囊潮湿，双下肢不温；水侮土，则见大便不调，口淡无味。方以四妙散化裁，黄柏性苦寒，清热燥湿，其性沉降，长于清下焦湿热；苍术，辛散苦燥，长于健脾燥湿；牛膝补肝肾，强筋骨，引药下行；薏苡仁渗湿，且能舒筋缓急，菖蒲开窍豁痰，醒神益智，香附行气化痰又治风气上攻，三药理中上二焦之气机；羌活、川芎合用上清头面，专治头目昏重，偏正头痛。故头痛为病，与多脏相关，《济生方》云：推其所由而调之。即治病求本之意。

案三：瘀血头痛

王某，女，43 岁，2019 年 12 月 10 日就诊。

主诉：反复头痛3年余。患者3年前因劳累出现头痛，以巅顶为甚，痛引肩颈，转动不利，食纳可，夜寐尚可，二便调，舌淡红，苔薄白，脉弦。既往月经正常。

中医诊断：头痛。

辨证：瘀血阻滞，劳损筋伤。

治法：活血化瘀，解肌通络止痛。

处方：葛根姜黄散加减。

川芎10g，葛根20g，蔓荆子10g，当归10g，白芍10g，丹参15g，姜黄10g，羌活10g，熟地20g，续断10g，白术10g，甘草3g。

7剂，水煎服，1日分2次口服。

病案分析：患者劳损日久，伤及血络，以致络脉不通，不通则痛，法当和络止痛。葛根解肌止痉，姜黄活血行气，通经止痛，两药共为君药；羌活、川芎同入脑窍而展清阳，为臣药，佐以白芍、熟地、白术、当归，补益气血，缓急止痛；久病入络，兼以丹参活血祛瘀，甘草调和诸药。故劳损伤筋以致头痛者，不必大队使用活血化瘀等攻伐峻猛之品，以其劳伤本虚，攻之伤正，但以解肌通络，缓急止痛为主，少佐祛瘀生新之品即可见效。

案四：肝郁头痛

甘某，女，67岁，2019年11月11日就诊。主诉：头昏头痛2年余。患者诉头痛头晕，甚则行走不稳，时有恶心欲呕，胃胀不适，夜尿频数，心情不舒，常闷闷不乐。食纳一般，夜寐尚可，大便可，舌胖大，色黯，苔白，脉弦。既往有高血压病史，慢性胃炎病史。

中医诊断： 头痛。

辨证： 肝郁脾虚，痰湿阻窍。

治法： 疏肝解郁，化痰醒神。

处方： 温胆汤加减。

柴胡 10g，白芍 10g，川芎 10g，西洋参 15g，法半夏 10g，陈皮 9g，枳壳 10g，木香 10g，竹茹 10g，茯苓 15g，天麻 10g，炮姜 5g，大枣 6 枚，甘草 3g。

7 剂，水煎服，1 日分 2 次口服。

病案分析： 本例患者以头昏头痛为主，平素心情抑郁不舒，伴胃胀恶心，皆为肝郁脾虚之象，肝为一身气机之枢纽，肝郁则气机不畅，脾失健运，痰湿内生，上蒙清窍，以致清阳不升，浊阴不降。脑的功能有赖于三阴五脏精华的充养，精微不能上输，而痰浊阻络，故头痛而昏。方中半夏辛温，燥湿化痰，和胃止呕，为君药。臣以竹茹，取其甘而微寒，清热化痰，除烦止呕。半夏与竹茹相伍，一温一凉，化痰和胃，止呕除烦之功备；陈皮辛苦温，理气行滞，燥湿化痰；枳壳行气宽中，消痰除痞。陈皮与枳壳相合，理气化痰之力增。佐以茯苓，健脾渗湿，以杜生痰之源；川芎、柴胡止少阳头痛；天麻、西洋参清头风而补益，煎加炮姜温中、大枣调和脾胃；以甘草为使，调和诸药。综合全方不寒不燥，理气化痰以和胃，胃气和降则肝郁得舒，痰浊得去则脑无邪扰，如是则复其宁谧，头痛自愈。

案五：血虚头痛

周某，男，50岁，2018年12月18日就诊。主诉：头右侧胀痛伴记忆力减退5年余。患者诉头右侧胀痛不适，程度尚能忍受，记忆力减退，余无明显不适，夜寐欠安，多梦易醒，食纳可，小便正常，大便次数偏多，日3～4次，舌红苔白，脉细。

中医诊断：头痛。

辨证：血虚生风，脑络不和。

治法：养血祛瘀，和络止痛。

处方：黄芪桂枝五物汤加减。

黄芪30g，桂枝5g，白芍10g，地龙10g，当归10g，丹参15g，川芎10g，熟地15g，蔓荆子10g，羌活10g，红花5g，僵蚕5g，甘草3g。

15剂，水煎服，1日分2次口服。

2019年3月11日二诊：患者诉服药后头痛大减，数月未曾发作，近几日头痛反复，伴右侧头面麻木，夜寐差，多梦易醒，记忆力大致同前，食纳可，二便正常，舌淡红，苔稍腻，脉濡。处方：蔓荆子10g，黄芪15g，白芍10g，川芎10g，薏苡仁20g，羌活10g，僵蚕5g，红花10g，丹参15g，桂枝10g，木香10g，泽泻10g，茯苓15g，益智仁10g，甘草3g。

14剂，水煎服，1日分2次口服。

2019年3月27日三诊：患者自诉症状改善，现右侧头部麻木，仍有失眠多梦，食纳可，二便正常，舌淡红，苔薄白，脉弦。处方：川芎10g，僵蚕5g，姜黄10g，羌活10g，地龙10g，补骨脂15g，益智仁10g，红花10g，蔓荆子10g，柴胡10g，丹参15g，当归10g。

14剂，水煎服，1日分2次口服。

2019年4月11日四诊：患者诉服上方后头痛好转，现右侧头部稍有麻木不逅，记忆力较前好转，夜寐可，食纳可，小便次数偏多，淋漓不尽，大便可，舌淡，边有齿痕，脉细。处方：川芎10g，蔓荆子10g，羌活10g，熟地20g，山茱萸10g，补骨脂10g，益智仁10g，白术10g，桑螵蛸10g，红花10g，当归10g，白芍10g，地龙10g，仙茅10g，五味子10g，甘草3g。

14剂，水煎服，1日分2次口服。

2019年4月30日五诊：患者诉服药后头部麻木症状已基本消失，现失眠，多梦，早醒，醒后不易入睡，食纳可，小便较前稍改善，大便正常，舌淡红，太薄白，脉弱。前方加芡实15g，黄芪20g。

14剂，水煎服，1日分2次口服。

2019年6月25日六诊：患者诉右侧头部麻木，仍有失眠多梦，余无特殊不适，寐纳可，二便调。舌苔黄腻，脉弦。处方：赤芍10g，川芎10g，姜黄10g，僵蚕5g，羌活10g，蔓荆子10g，当归10g，蒲黄10g，茯苓15g，白芍10g，甘草3g。

14 剂，水煎服，1 日分 2 次口服。

病案分析：《景岳全书·头痛》云："凡诊头痛者，当先审久暂，次辨表里。盖暂痛者，必因邪气；久病者，必兼元气。"患者头痛伴记忆力下降 5 年余，此内伤元气，气血不足，而致清阳不升，脑髓失养，故而见头痛隐隐；血虚不养，可见心神不宁，夜寐难安；血虚生瘀，血不荣络，故见头部麻木。法当益气温经，和血通痹。方中黄芪甘温益气，可补在表之卫气，用以为君；桂枝辛温，散风寒而温经通痹，与黄芪配伍可益气温阳、和血通经，黄芪得桂枝能固表而不留邪，桂枝得黄芪能益气而振奋卫阳；白芍能养血和营，濡养肌肤以通血痹，与桂枝合用能调营卫、和表里，两药共为臣药。僵蚕祛风止痛、地龙活血通络，二者皆为虫类药物，长于止风；更以红花、丹参活血，取其久病必瘀，化瘀活血之意；蔓荆子、羌活、川芎安脑止痛；甘草调和诸药；不寐烦乱当加益智仁、柴胡安神除烦；小便频数，则以熟地、山茱萸、仙茅补肾益精，以桑螵蛸、五味子固涩止遗。诸药配伍严谨且多有协同之效，使精血充足，脑络安和，故头痛自去。

案六：胃火头痛

刘某，男，56 岁，2019 年 11 月 11 日就诊。主诉：头痛伴口舌生疮 8 月余。患者于 8 个月前无明显诱因出现头痛，发作不定期，伴口舌生疮，牙痛，胃痛，自觉周身不适，躁烦，偶有咳嗽，干咳无痰，自觉畏冷，小便频，食纳一般，寐可，大便调，舌淡红，苔薄黄，脉弦。

中医诊断：头痛。

辨证：胃火上攻，清窍不利。

治法：清胃泻火，安脑止痛。

处方：玉女煎加减。

知母10g，石膏15g，熟地10g，川牛膝20g，麦冬10g，枸杞子10g，黄芪30g，川芎10g，蔓荆子10g，白术10g，延胡索10g，丹参10g，甘草3g。

7剂，水煎服，1日分2次口服。

病案分析：头为诸阳之会、清阳之府，因此内伤诸疾，脏腑失和，致气血失养，邪扰脑络者，临证均可引发头痛。故头痛虽十分常见，但其病因多端，本例患者症状为胃痛、牙痛、口舌生疮，此皆胃火郁热，火刑金，则可见干咳；中焦火热上攻头面，故可见头痛发作；中焦受困，则生化不足，阳气不得生发，可见畏冷；内不足则里急，可见躁烦。玉女煎一方主治少阴不足，阳明有余之证。阳明之脉上行头面，入上齿中，阳明气火有余，胃热循经上攻，则见头痛牙痛；热耗少阴阴精，肾关不固可见尿频。此为火盛水亏相因为病，而以火盛为主。治宜清胃热为主，兼滋肾阴。方中石膏辛甘大寒，清阳明有余之火而不损阴，故为君药。熟地黄甘而微温，枸杞子补虚益精，以滋肾水之不足，二者为臣药。君臣相伍，清火壮水，虚实兼顾。黄芪、白术性味微温，补中益气，知母苦寒质润、滋清兼备，三者互为制衡，可助石膏清胃热而止烦渴，又可助熟地滋养肾阴；麦冬微苦甘寒，助熟地滋肾，而润胃燥，且可清心除烦；川芎、蔓荆子清脑和络；丹参、延胡索活血止痛；牛膝导热引血下行，且补肝肾，以降上炎之火，诸药共为佐药。本方清热与滋阴共进，虚实兼治，以治实为主，使胃热得清，肾水得补，则头痛可愈。

案七：气虚头痛

马某，女，49 岁，2019 年 9 月 15 日就诊。主诉：头痛头晕 1 月余。患者诉头痛，头晕，时有发作，发作每次持续数分钟到数小时不等，无站立不稳，无肢体麻木。食纳可，夜寐安，二便正常，舌淡红，苔白，脉弱。

中医诊断： 头痛。

辨证： 气虚头痛。

治法： 益气升清。

处方： 益气聪明汤加减。

川芎 10g，葛根 10g，蔓荆子 10g，羌活 10g，黄芪 20g，白术 10g，石菖蒲 10g，当归 10g，白芍 10g，防风 10g，甘草 3g，大枣 3 枚。

7 剂，水煎服，1 日分 2 次口服。

2019 年 9 月 23 日二诊：患者诉服药后症状已基本改善，现偶有头晕，乏力，余无不适，舌淡红，苔薄白，脉弱。前方加天麻 10g，7 剂，水煎服，1 日分 2 次口服。

病案分析： 本例患者为新发头痛，每次持续时间不等，伴头晕，余无不适，可知其病邪尚浅，未及脏腑。盖其气虚，清阳不升，便为头痛。方中黄芪补益中气，配合葛根升发清阳，两者共达益气升阳之功效；蔓荆子以其升浮之性引药上入于头目，又能疏风；石菖蒲化湿去浊开窍；羌活、川芎为头痛专药，再以白芍、白术、当归气血兼补；大枣开脾助胃；甘草调和诸药。诸药共达益气升清之功效。纵观全方，药物精简，配伍严谨得当，且患者病程较短，又及时用药干预，故疗效显著。

第三节　中　风

中风，又称脑卒中，是由于内伤积损、情志过极、饮食不节、体态肥盛等引起虚气留滞，或肝阳暴张，或痰热内生，或气虚痰湿，以致内风旋动，气血逆乱，横窜经脉，直冲犯脑，导致脑脉瘀阻或血溢脉外，出现以突然昏倒、不省人事、半身不遂、肌肤不仁、口舌歪斜、言语不利为主要表现的病证。因其突然发病，变化迅速，有“风性善行而数变”的特点，故名中风。可伴有头晕、目眩、头痛、行走不稳、呛水呛食、目偏不瞬等症状。本病发病率高、病死率高、致残率高，严重危害着中老年人的健康。

中风的病位在脑，涉及心、肝、脾、肾等多个脏腑，其主要病机概而论之，有风、火（热）、痰、瘀、虚五端，在一定条件下相互影响，相互转化，引起内风旋动，气血逆乱，横窜经脉，直冲犯脑，导致血瘀脑脉或血溢脉外而发中风。风痰入络，血随气逆，横窜经脉，瘀阻脑脉，则发中风，甚则阳极化风，风火相煽，气血逆乱，直冲犯脑，血溢脉外，神明不清，可致中风神昏。此外，气虚而无力帅血，导致血液留滞不行，血瘀脑脉而发中风，即所谓“虚气留滞”；阴虚则不能制阳，内风动越，上扰清窍，也发本病。临床上，五端之间常互相影响，或兼见或同病，如气虚与血瘀并存，痰浊和瘀血互结等。本病的病机演变常见于本虚标实之间。急性期以风、火（热）、痰、瘀为主，常见风痰上扰、风火相煽，痰瘀互阻，气血逆乱等“标”实之象。恢复期及后遗症期则以虚中夹实为主，多见气虚血瘀、阴虚阳亢，或血少脉涩、阳气衰微等“本”虚之证。通常情况下，若病情由实转虚，为病情趋于稳定；若病情由虚转实，常见外感或复中之证，提示病情波动或加重。

在临床上，根据病灶性质可分为缺血性中风和出血性中风；根据病情程度，可分为中经络（符合中风诊断标准但无神志异常）和中脏腑（符合中风诊断标准但有神志异常），中脏腑又可分为闭证（邪闭于内，多为实证）和脱证（阳脱于外，多为虚证）；根据病程时间，可分为急性期（发病后2周以内，中脏腑可至1个月）、恢复期（2周到6个月内）和后遗症期（6个月以上）。

黄政德在临床上善用补阳还五汤化裁以治疗中风恢复期及后遗症期属气虚血瘀证者。其重用黄芪，峻补气分，此即李东垣主气之说，以期气旺血行，瘀去络通，为君药。当归活血通络，兼能养血，有化瘀而不伤血之妙，为臣药。赤芍、川芎协同当归以活血祛瘀；地龙通经活络，力专善走，周行全身，以行药力，亦为佐药。全方以大量补气药配伍少量活血药，共奏补气活血通络之功。

黄政德临证用药特色：黄政德每每临证之时，常根据患者具体情况，灵活加减化裁。黄政德尤其重视脾胃在论治中风时的突出地位，他遵叶天士“肝风鸱张，胃气必虚”“制木必先安土，恐防久克难复”之训，若遇脾胃虚弱者，加党参、白术等以补气健脾；若半身不遂以上肢为主者，加桑枝、桂枝以引药上行，温经通络；下肢为主者，加牛膝、杜仲以引药下行，补益肝肾；若兼有痰湿为患者，加羌活、半夏以化痰祛湿；若有清阳不升，中气下陷者，加柴胡、升麻之品以升举阳气，或加用补中益气汤；若口眼歪斜者，可合用牵正散以化痰通络止痉。

黄政德特别强调须重视中风的先兆症状，如头晕头痛，突发肢体麻木、活动不利、乏力，一过性视物黑蒙等。正如刘完素所说：“中风者，俱有先兆之证。凡人如觉大拇指及次指麻木不仁，或手足不用，或肌肉蠕动者，三年内必有大风之至。”（《素问病机气宜保命集·中风论》）此外，黄政德认为中风病人切忌狗、羊、兔、油腻、酒、醋、荞面等动风之物，强调中风病人治疗期间勿用酒醪厚味之物，以免助风生痰。

案一：气虚血瘀证

刘某，女，70岁，2019年9月3日初诊。主诉：左侧肢体乏力1月余。患者于7月25日出现左侧肢体乏力，口齿不清，于外院行尿激酶溶栓治疗后。现症见：左侧肢体乏力，左上肢肌力2级，左下肢肌力3级，麻木感，胸痛，左肩关节痛，纳寐可，二便调，舌淡红苔薄白，脉滑。

西医诊断：脑梗塞恢复期。

中医诊断：中风恢复期。

辨证：气虚血瘀证。

治法：益气活血通络。

处方：补阳还五汤加减。

黄芪30g，防风10g，川芎10g，赤芍10g，川牛膝20g，白术10g，地龙10g，丹参15g，蒲黄10g，姜黄10g，桑枝10g，党参15g，炙甘草10g，龙眼肉10g。

14剂，水煎服，1日分2次口服。

2019年9月23日二诊：患者诉服药后胁下痛较前好转。现症见：左侧肢体乏力，麻木，胁下疼痛，口淡，纳寐可，二便调，舌暗红，苔白腻，脉滑。前方既效，效不更方，以前方稍作变化继续服用：黄芪30g，姜黄10g，地龙10g，川芎10g，羌活10g，赤芍10g，白术10g，蒲黄10g，丹参15g，川牛膝20g，玄胡10g，甘草3g，乳香10g，没药5g，炒麦芽15g。

14剂，水煎服，1日分2次口服。

2019年10月15日三诊：患者诉服药后症状好转。现症见：左侧肢体麻木，口干口苦明显，畏冷，左侧肩关节疼痛，纳寐可，二便调，舌淡红，苔黄腻，脉滑。处方：赤芍10g，丹参15g，柴胡10g，姜黄10g，羌活10g，当归10g，川牛膝20g，红花10g，熟地20g，蒲黄10g，大血藤10g，秦艽10g，白术10g，甘草3g。

14剂，水煎服，1日分2次口服。

2019年10月29日四诊：患者诉服药后症状好转。现症见：左侧肢体麻木乏力，视物昏蒙，稍口干口苦，纳寐可，服药后大便稀，小便可，舌淡红，苔薄白，脉弦。处方：丹参15g，地龙10g，蒲黄10g，羌活10g，白术10g，茯苓15g，当归10g，川牛膝20g，桑枝10g，香附10g，红花10g，黄芪15g。

14剂，水煎服，1日分2次口服。

2019年11月19日五诊：患者诉服药后症状改善。现症见：左侧肢体麻木乏力，屈伸不利，伴下肢及左侧胁痛，流涎，纳寐可，二便调，舌淡红苔白，脉滑。处方：黄芪30g，丹参15g，蒲黄10g，地龙10g，白术10g，补骨脂10g，益智仁10g，川牛膝20g，姜黄10g，赤芍10g，当归10g，红花10g。

21剂，水煎服，1日分2次口服。

病案分析：此患者老年女性，由中风之后，正气亏虚，气虚运血无力，血行瘀滞，络脉瘀阻，肌肉筋脉失于濡养所致。大体以气虚为本，血瘀为标，乃因虚致瘀，故治当以补气为主，兼以活血通络。方中重用黄芪，补益元气，意在气旺则血行。

赤芍、川芎、丹参活血祛瘀，且丹参有“破宿血，补新血”之用，使活血而不伤血。地龙通经活络，力专善走，周行全身，以行药力。蒲黄化瘀止血，以防行血太过。防风辛温，既能祛风，又能胜湿止痛，以疗关节痹痛，有“风药之润剂”“治风之通用药”之说。党参、白术、炙甘草益气健脾，且前人誉白术为“脾脏补气健脾第一要药”，能助中运化以使药力充分发挥。姜黄辛行苦泄，温散通滞，既入血分，又入气分，长于止痛，善治气滞血瘀诸痛证，且能祛除关节经络之风寒湿邪，通行气血而通络止痛，尤长于行肢臂而除痹痛。川牛膝逐瘀通经，通利关节，引药下行，可疗足痿筋挛；桑枝祛风湿，利关节，引药上行，二者合用，上下分走而使肢体关节经络通利。龙眼肉补益心脾，益气血，既不滋腻，又不壅滞。诸药合用，标本兼顾，补而不滞，活血又不伤血，使气旺、瘀消、络通。二诊时患者诉症状改善，故此后皆守此方，只是加减变化，总以益气活血，兼祛风湿痹痛。盖因本方需久服才能有效，王清任谓“服此方愈后，药不可断，或隔三五日吃一付，或七八日吃一付。”

案二：痰热内扰证

游某，男，52岁，2018年11月26日初诊。主诉：夜寐欠安半月余。患者诉半月前出现夜寐欠安，难以入睡，乏力，于2018年10月30日诊断为“脑梗死”。现症见：夜寐欠安，难以入睡，神疲乏力，舌痛，左手大指活动无力，食纳可，大小便尚可，舌淡苔黄厚，脉弦滑。测血压：124/68mmHg。

西医诊断：脑梗死恢复期。

中医诊断：中风恢复期。

辨证：痰热内扰。

治法：理气化痰，清胆和胃。

处方：温胆汤加减。

茯苓 15g，法半夏 10g，枳实 10g，竹茹 10g，陈皮 9g，甘草 3g，生姜 5g，大枣 3 枚，姜黄 10g，地龙 10g，黄芪 20g。

14 剂，水煎服，1 日分 2 次口服。

2018 年 12 月 10 日二诊：患者诉服上药后夜寐不安、乏力等症状好转。现症见：面色萎黄，左手指活动乏力，神疲乏力，易犯困，嘴唇色紫，食纳可，夜寐安，大小便可，舌干，舌淡苔黄，脉弦小。患者夜寐安，痰热大体已祛，考虑中风恢复期，有气虚之象，用补阳还五汤加减以补气活血通络；左手遗留活动不利，合用葛根姜黄散加减以祛风除湿，活血通络。处方：黄芪 40g，全蝎 10g，姜黄 10g，葛根 20g，蒲黄 10g，地龙 10g，川芎 10g，丹参 15g，羌活 10g，薏苡仁 15g，夜交藤 10g，茯苓 10g，甘草 3g。

14 剂，水煎服，1 日分 2 次口服。

2019 年 1 月 7 日三诊：患者诉服上药后乏力症状未见明显好转。现症见：神疲乏力，伴食纳减少，左侧半身活动受限，夜寐安，大小便正常，舌淡紫，苔薄白腻，脉弦小。测血压：116/64mmHg。患者仍苦于乏力等气虚之象，予补阳还五汤再加四君子汤加减以益气健脾，活血通络。处方：黄芪 40g，西洋参10g，白术10g，茯苓15g，地龙10g，葛根20g，羌活10g丹参15g，薏苡仁20g，红花5g，甘草3g，炒山楂15g，僵蚕10g。

14剂，水煎服，1日分2次口服。

2019年1月22日四诊：患者诉服用上药后症状较前好转。现症见：仍稍有手足活动不利，自觉舌部麻木，食纳较前改善，夜寐一般，二便可，舌淡苔薄黄，脉细弱。予补阳还五汤合涤痰汤加减：胆南星10g，黄芪30g，地龙10g，僵蚕5g，法半夏10g，陈皮9g，党参15g，茯苓15g，白术10g，红花5g，丹参15g，甘草3g，羌活10g。14剂，水煎服，1日分2次口服。

2019年11月19日五诊：患者诉服上药后症状明显减轻。现症见：左手活动稍不利，偶感舌麻，脾气暴躁，口干，精神一般，纳食可，夜寐一般，二便可，舌暗红，苔黄腻，脉弦滑。患者距上次服药已有10月，已属中风后遗症期，本有气虚经络不通，又久未服药，急躁易怒，气机更加郁滞，以致痰湿内生，予补阳还五汤合二陈汤加减以燥湿化痰，补气活血通络：黄芪30g，法半夏10g，陈皮9g，僵蚕5g，丹参15g，茯苓15g，姜黄10g，羌活10g，地龙10g，当归10g，赤芍10g，甘草3g。

7剂，水煎服，1日分2次口服。

2019年11月26日六诊：患者诉近日后颈部不适，仍有左侧肢体活动不利，食纳差，夜寐安，二便调，舌红少苔，脉弦细。继续予前方加砂仁、山楂以化湿开胃，再稍作变化以补气活血通络。处方：川芎10g，黄芪30g，白术10g，葛根

20g，丹参 15g，茯苓 10g，当归 10g，砂仁 10g，陈皮 9g，山楂 15g，甘草 3g。

14 剂，水煎服，1 日分 2 次口服。

病案分析：中风的发生多因荣卫不和，清浊升降失常，而后肝风上越、外邪侵袭而成，为本虚标实，其根本在于中焦脾胃虚弱。脾属土，风属木，木克土，脾在体合肉，主四肢，风中于脾，故肢体活动不利。所以，健运中焦治疗中风十分重要。此案患者属中风恢复期，神疲乏力、舌痛、左手活动无力，乃气虚经络不通之故；患者 52 岁，尚在中年，骤然患有此疾，必会郁郁不欢，甚则胡思乱想，以致肝气不舒，气机郁滞，本已有气虚行津无力，今再添气滞，则津停为痰，气郁痰停则有化火之虞；肝胆互为表里，胆为清净之府，性喜宁谧而恶烦扰，若胆为邪扰，失其宁谧，则虚烦不宁、失眠多梦。初诊时患者苦于夜寐不安，乃痰热内扰之证，又兼神疲乏力、活动不利，乃中风恢复期之气虚经络不通，故此证是虚实夹杂之证，“急则治其标，缓则治其本”，先以温胆汤理气化痰，清胆和胃，待痰热之象除，再根据患者具体情况，总以补阳还五汤益气活血通络。在初诊所用温胆汤中，半夏燥湿化痰，竹茹清胆和胃，清热化痰除烦；陈皮理气和中，燥湿化痰，枳实破气化痰，二者合用，使气行痰消；茯苓渗湿健脾，生姜、大枣和中培土，因“脾为生痰之源”，以期从源头去除痰湿，使水湿无以留聚。但患者中风后本属气虚经络不通，可配少许益气通络之品，故用黄芪益气，地龙通经活络，姜黄化瘀。甘草调和诸药。综观全方，半夏、陈皮、生姜偏温，竹茹、枳实偏凉，温凉兼进，令全方不寒不燥，理气化痰以和胃，胃气和降则胆郁得舒，痰浊得去则胆无邪扰，如是则复其宁谧，夜寐自安。二诊时患者夜寐已安，则用补阳还五汤以补气活血通络，再以葛根姜黄散之葛根通经活络，姜黄理气活血通络，行肢臂而除痹。此后则坚持服用补阳还五汤以获良效，期间根据患者出现的具体症状及舌脉象合用他方。观黄政德对此患者的诊治思路，如抽丝剥茧，环环相扣，在虚实之间如何侧重，首诊时便已考虑其后治疗整体思路，正是治病如下棋，走一步定十步，但这些都需要对病机的了然于胸，方能如此。

案三：风痰瘀阻证

曹某，男，54岁，2019年9月24日初诊。主诉：右侧肢体乏力、麻木1周。患者诉右侧肢体乏力、麻木，余无不适，纳寐可，二便调，舌胖大色淡，苔白腻，脉弦。查体四肢肌力5级。

西医诊断： 脑梗死急性期。

中医诊断： 中风急性期中经络。

辨证： 风痰瘀阻。

治法： 化痰息风通络。

处方： 半夏白术天麻汤合补阳还五汤加减。

法半夏10g，白术10g，天麻10g，地龙10g，僵蚕5g，黄芪15g，丹参15g，川牛膝20g，川芎10g，蔓荆子10g，茯苓

15g，甘草 3g。

14 剂，水煎服，1 日分 2 次口服。

2019 年 10 月 8 日复诊：患者诉服药后症状改善。现症见：偶有右侧肢体麻木，肢体乏力较前明显好转，头晕耳鸣，纳寐可，二便调，舌淡苔白，脉弦。患者病情好转，苔腻已除，痰浊渐去，继续予半夏白术天麻汤化痰息风止眩，合用补中益气汤补益中气，升举阳气：黄芪 30g，白术 10g，茯苓 15g，法半夏 10g，天麻 10g，川芎 10g，党参 15g，蔓荆子 10g，竹茹 10g，陈皮 9g，升麻 5g，柴胡 10g，当归 10g，炙甘草 5g。

14 剂，水煎服，1 日分 2 次口服。

病案分析：此案患者肢体麻木乏力一周，正处于中风之急性期，未有神昏，乃是中经络，诚如仲景《金匮要略·中风历节病脉证并治》云："夫风之为病，当半身不遂……邪在于络，肌肤不仁；邪在于经，即重不胜；邪入干腑，即不识人；邪入于脏，舌即难言，口吐涎。"患者风痰阻络，经络不通，脑脉瘀阻，则发中风。本病的病机演变多在于本虚标实之间。急性期以风、火（热）、痰、瘀为主，常见风痰上扰，风火相煽，痰瘀互阻，气血逆乱等"标"实之象。恢复期及后遗症期则以虚中夹实为主，多见气虚血瘀、阴虚阳亢，或血少脉涩、阳气衰微等"本"虚之征。通常情况下，若病情由实转虚，为病情趋于稳定；若病情由虚转实，常见外感或复中之证，则提示病情波动或加重。故初诊时主要以化痰息风通络为治法，以除标实。但在用半夏白术天麻汤化痰息风以治标实的同时，不忘佐以补阳还五汤之剂，以益气活血通络。二诊时患者麻木乏力症状已见好转，中风已逾14天，属中风之恢复期，以本虚为主，治当补虚，再结合舌脉象，乃气虚之证。又兼见头晕耳鸣，一者乃脾胃气虚，清阳不升，浊阴不降，脑窍失养所致；二者是风痰上扰清窍之故。故用补中益气汤，一者补益中气，升举阳气，恢复脾主升清之功能，则头晕耳鸣自除；二者健脾益气，以除生痰之源。正所谓“千寒易祛，一湿难除”，继续合用半夏白术天麻汤，以化痰息风止眩。

案四：气虚血瘀证

刘某，男，64岁，2019年11月18日初诊。主诉：头昏2月余。患者2月前突发头昏不适，走路踩棉花感，遂与当地医院住院，诊断为腔隙性脑梗死。住院治疗后出院，自觉症状无明显改善。现症见：患者头晕不适，无肢体麻木无力，无言语不清，现规范服用二级预防药物，既往有高尿酸病史，丙肝病史，二便可，舌红，苔薄黄，脉滑。外院MRI提示：①左侧基底节区急性或亚急性腔隙性脑梗塞。②脑白质病变，脑萎缩。

中医诊断：中风恢复期。

辨证：气虚血瘀。

治法：益气活血化瘀，通络醒脑。

处方：补阳还五汤加减。

蔓荆子10g，川芎10g，当归10g，葛根20g，蒲黄10g，丹参 15g，地龙 10g，熟地 15g，红花 10g，赤芍 10g，川牛膝 20g，黄芪 30g。

21 剂，水煎服，1 日分 2 次口服。

病案分析：患者年过半百，正气亏虚、气虚血滞、脉络瘀阻可致中风。正气亏虚，不能行血，以致脉络瘀阻，筋脉肌肉失养，故见头昏不适，走路不稳。本案证以气虚为本，血瘀为标，黄政德善从益气扶正入手，气行则血行，治当以补气为主，活血通络为辅。方中重用黄芪补气为主药，气足才能推动血行，营养周身；配合川芎、蒲黄、红花、赤芍活血祛瘀；川芎配伍蔓荆子、葛根，又可舒展清阳，清脑复神；当归、熟地补血养血，地龙通经络；川牛膝强足益精。诸药共达补气活血、疏通经络之功。全方的配伍重用补气药与活血补血药相伍，使气旺血行以治本，祛瘀通络以治标，标本兼顾，且补气而不壅滞，活血又不伤正，合而用之，则气旺、瘀消、络通。

案五：气虚血瘀

张某，男，65 岁，2019 年 11 月 25 日初诊。主诉：言语不利，双下肢乏力 8 月余。患者今年三月突发言语不利，双下肢无力，于当地医院住院治疗后出院，症状无明显改善。现症见：双下肢仍乏力，言语稍有含糊，食纳可，夜寐安，二便调，舌淡苔白，舌下脉络迂曲，脉弱。外院 MRI 提示：双侧基底节区、侧脑室旁及半卵圆中心多发腔梗。

中医诊断：中风恢复期。

辨证：气虚血瘀。

治法：益气活血，化瘀通络。

处方：补阳还五汤加减。

黄芪 30g，丹参 15g，蒲黄 10g，川芎 10g，赤芍 10g，怀牛膝 20g，地龙 10g，党参 15g，红花 10g，水蛭 5g，桔梗 10g，当归 10g，淮山药 20g。

21 剂，水煎服，1 日分 2 次口服。

病案分析：本例患者年岁已高，其气自虚、气虚则血不行，瘀阻廉泉，为舌强不语，瘀阻脉络，肌肉失养，则左手足不用。黄老认为本案患者以气虚为本，兼有瘀滞，因此治疗时应补气与化瘀并行。方中重用黄芪为君，黄芪味甘性温，善补一身之气，尤适于中风后气虚不足，肢体不用患者；以党参、山药为臣，配合黄芪，大补元气；佐以丹参、川芎、蒲黄、红花、赤芍活血祛瘀；更以水蛭、地龙破血活络；桔梗开肺利咽，怀牛膝强足填精，两药配伍使升降有序，共为使药。此方虚实同治，益气活血，强筋振痿。

第六章 肾 病

第一节 水 肿

水肿是指因感受外邪，饮食失调，或劳倦过度等，使肺失宣降通调，脾失健运，肾失开阖，膀胱气化失常，导致体内水液潴留，泛滥肌肤，以头面、眼睑、四肢、腹背，甚至全身浮肿为临床特征的一类病证。水肿初起多从眼睑开始，继则延及头面、四肢、腹背，甚者肿遍全身，也有的水肿先从下肢足胫开始，然后及于全身。轻者仅眼睑或足胫浮肿，重者全身皆肿，肿处皮肤绷急光亮，按之凹陷即起，或皮肤松弛，按之凹陷不易恢复，甚则按之如泥。如肿势严重，可伴有胸腹水而见腹部膨胀，胸闷心悸，气喘不能平卧等症。

本病的病位在肺、脾、肾三脏，与心有密切关系。基本病机是肺失宣降通调，脾失转输，肾失开阖，膀胱气化失常，导致体内水液潴留，泛滥肌肤。人体水液的运行，有赖于气的推动，即有赖于脾气的升化转输，肺气的宣降通调，心气的推动，肾气的蒸化开阖。这些脏腑功能正常，则三焦发挥决渎作用，膀胱气化畅行，小便通利，可维持正常的水液代谢。若因外感风寒湿热之邪，水湿浸渍，疮毒浸淫，饮食劳倦，久病体虚等导致上述脏腑功能失调，三焦决渎失司，膀胱气化不利，体内水液潴留，泛滥肌肤，即可发为水肿。在发病机理上，肺、脾、肾三脏相互联系，相互影响，如肺脾之病水肿，久必及肾，导致肾虚而使水肿加重；肾阳虚衰，火不暖土，则脾阳也虚，土不制水，则使水肿更甚；肾虚水泛，上逆犯肺，则肺气不降，失其宣降通调之功能，而加重水肿。因外邪、疮毒、湿热所致的水肿，病位多在肺脾；因内伤所致的水肿，病位多在脾肾。因此，肺脾肾三脏与水肿的发病，是以肾为本，以肺为标，而以脾为制水之脏，诚如《景岳全书·肿胀》所云："凡水肿等证，乃肺脾肾三脏相干之病。盖水为至阴，故其本在肾；水化于气，故其标在肺；水惟畏土，故其制在脾。今肺虚则气不化精而化水，脾虚则土不制水而反克，肾虚则水无所主而妄行"。

黄政德在多年临床实践中认为肺主行水，通过宣发和肃降对体内水液的输布、运行和排泄起着疏通和调节的功能。《内经》记载"开鬼门"即属于宣肺利水法。临床中头面肿胀明显者，常在利水组方中加入紫苏子、杏仁、桑白皮、葶苈子、紫菀、麻黄、连翘、赤小豆等药物，通过宣肺、泻肺恢复肺之宣肃功能。宣肺利水之剂，临证当根据表证之寒热，辨证使用。如风寒者，可取麻黄汤、麻黄附子细辛汤、麻黄附子甘草汤；若属风热者，则取越婢汤、越婢加术汤、麻黄连翘赤小豆汤。《素问·至真要大论》“诸湿肿满，皆属于脾”，脾虚运化水液的功能减退，必然导致水液在体内的停滞，虚不运则水聚为肿。单纯健脾，反可致气滞而肿胀愈甚。应标本同治，以健脾或温脾合渗湿之剂治之，常用香砂六君子汤或防己黄芪汤健脾利水。脾阳虚者，治宜温脾利水，可用实脾饮加减。脾虚夹湿者，治宜健脾渗湿，可用参苓白术散或升阳益胃汤加减。临床常见慢性水肿迁延不愈，腹部胀大，腹色灰暗，皮肤增厚，按之坚硬，需运用行气药与利水药配伍。《普济方》指出：“三焦有水气者，气滞不通，决渎之官内壅也……治宜导气而行之，气通则水自决矣。”常用方剂如茯苓导水汤等。疏利三焦气机，气行水行，方能收到明显成效。临床以下肢水肿多见，按之凹陷，皮肤不润为其特点。常见烦热口渴，腰膝酸软，手足心热，眩晕耳鸣，遗精，舌红少津或无苔，脉细数。此类患者若阴虚较重者则宜侧重养阴为主以利水，切不可重用利水之剂，以免重伤阴津。临床施治，贵在权衡，不可偏倚。做到有利有补，补而不滞湿，利而不伤阴，既可清下焦湿热，又可治少阴之源。方如猪苓汤、知柏地黄汤、六味地黄汤加牛膝、车前子之类。症见面浮肢肿，畏寒肢冷，腰腿重痛，神疲乏力，舌体胖有齿印，脉细而无力等。此类患者多为虚中夹实之证。临床常用真武汤合五苓散、附子五苓散等。临床证实，温肾药如不加利水药则利尿作用不明显，单用利水药效果也较差，两者合用才有显著的利尿效果。水肿顽固难消，日久不愈，或痛有定处，舌质紫黯或有瘀斑、瘀点为特点。久病入络，久病必瘀。“血不利则为水”。同时，

"水必夹瘀"，水湿蕴于体内，日久不退，水病及血，也可致血流不畅而成瘀。故在治疗水肿时，常用药物有红花、泽兰、益母草等，可达到活血化瘀、化瘀为水，使血脉流畅，水液得以渗利而外泄。临证处方常用桂枝茯苓丸合五饮皮、血府逐瘀汤加车前子、冬瓜皮、大腹皮等。肺、脾、肾脏腑功能失调，水液代谢障碍，湿浊内留，郁而化热，湿热毒泛溢皮下为肿。针对湿热、热毒引起的水肿，临证常用五味消毒饮合五皮饮、疏凿饮子、八正散、萆薢分清饮、三仁汤、六一散加连翘、板蓝根、蒲公英等。

案一：水湿内停

黄某，男，65 岁，2012 年 4 月 9 日就诊。主诉：双下肢浮肿 4 月。现症见：患者诉 4 月前，无明显诱因出现双下肢浮肿，行各种检查：心脏彩超：①左房稍大，左室肥厚；②主动脉弹性稍减退；③左室顺应性降低。ECG 示：①窦性心律；②左心房异常。后服利尿剂效果不佳。现症见：双下肢浮肿，时有紧绷感，踝关节尤甚。咳嗽，痰白质黏，口干，小便少，大便可。舌苔白微腻，脉沉小。BP：140/80mmHg。既往史：高血压病病史，心脏病病史。

西医诊断：心力衰竭。

中医诊断：水肿。

辨证：水湿内停。

治法：利水渗湿，温阳化气。

处方：五苓散加减。

茯苓 15g，白术 10g，桂枝 15g，猪苓 10g，车前仁 20g，赤芍 15g，当归 10g，牛膝 20g，泽泻 15g，附子 10g，薏苡仁 20g。

7 剂，水煎服，日 1 剂，早晚 2 次温服。

2012 年 4 月 16 日二诊：患者诉服上药后症状较前明显有所改善，水肿基本消退，前来续方，纳寐可，小便多，大便正常。药已既效，效不更方，继续上方进 7 剂以巩固。

病案分析：本例属水肿，辨证为膀胱气化失司，水湿内停。五苓散为基本方。口渴是五苓散证另一个核心症状。五苓散证为水蓄于膀胱，体内有大量水液蓄积，从机体水液总量而言，体内并非缺水，焉何口渴？其因有二：一是虽有水停，但所停之水为邪水，机体不能利用；二是因水蓄于下，气化不利，人体正常津液难以均匀布散于口，于是造成邪水蓄于下，津液虚于上，水蓄于下则小便不利，津虚于上则口渴欲饮。此正是五苓散证之临床特征。对此，绝不可用生津之法，而当温阳化气，布散水气，待气化畅通，邪水一去，津液自能均匀布散，而口渴自除。方中加车前仁、薏苡仁、牛膝以利水通淋，并引血下行；附子温阳；赤芍、当归活血。全方共奏利水渗湿，温阳化气之效。

案二：水湿内停

王某，男，65 岁，2012 年 10 月 8 日初诊。主诉：双下肢浮肿伴乏力2月余。现病史：患者诉2月前自觉双下肢无力，浮肿，午后肿甚。1月前曾于当地医院来行系统检查，诊断为“慢性肾炎”。服药后效果不明显（具体用药不详），劳累后感胸闷不适，故前来就诊。现症见：双下肢无力，浮肿，下午尤甚，无胸闷、胸痛，纳差，寐可，二便调。舌苔白腻，脉沉缓。BP：140/85mmHg。

西医诊断：慢性肾炎。

中医诊断：水肿。

辨证：水湿内停。

治法：利水渗湿，温阳化气。

处方：五苓散加减。

桂枝10g，白术10g，茯苓10g，猪苓10g，丹参15g，泽泻15g，牛膝20g，杜仲15g，黄芪15g，淮山药10g，熟附子10g，薏苡仁15g，甘草3g。

14剂，煎服，日1剂，早晚2次温服。

2012年10月22日二诊：患者诉服上药后症状较前明显有所缓解，水肿基本消退，乏力有所改善，前来续方，纳寐可，小便多，大便正常。药已既效，效不更方，继续上方进7剂以巩固。

病案分析：本例属水肿，辨证为膀胱气化失司，水湿内停。方以五苓散加减，方中泽泻、茯苓、猪苓疏通三焦水道，使水湿之邪从小便而出；桂枝辛温通阳、提壶揭盖，助水液下行；方中黄芪、白术相互为用，健脾补气利水；茯苓能利能补，利水而不伤阴，补虚而不留邪；牛膝、杜仲补益肝肾；附子温阳；淮山药、薏苡仁健脾；丹参活血。

案三：湿毒浸淫

陈某，男，18岁，2018年6月4日就诊。主诉：眼睑浮肿1月。现病史：患者诉1月前，受凉后发热、咽痛，眼睑浮肿，遂就诊当地医院，口服利尿剂及中药后症状改善不明显，现前来就诊。现症见：眼睑浮肿，按之成凹，晨起明显，纳寐可，小便短赤，大便调。舌尖红苔薄白，脉弦浮。辅助检查：尿常规：尿蛋白（+），白细胞（+），血压130/80 mmHg。

西医诊断：急性肾小球肾炎。

中医诊断：水肿。

辨证：湿毒浸淫。

治法：宣肺解毒，利尿消肿。

处方：麻黄连翘赤小豆汤合五苓散加减。

蜜麻黄10g，杏仁10g，连翘20g，赤小豆15g，猪苓15g，茯苓10g，桂枝6g，泽泻10g，丹参10g，甘草10g。

7剂，煎服，日1剂，早晚2次温服。

2018年6月11日二诊：患者诉上症以缓解，原方继服1周，水肿消失。

病案分析：水不自行，赖气以动，水肿一证，是全身气化功能障碍的一种表现。本案患者因不慎感邪，邪毒内归脾肺，脾失健运，导致津液气化失常，肺失宣畅，水道不能通调，三焦气化不利，发为水肿。水道不通，久郁化热，故小便短赤。内有水热，故见舌尖红，苔薄白，表邪仍在，故脉弦浮，为风束太阳，湿阻膀胱证。治以宣肺解毒，利尿消肿。正如《素问·汤液醪醴论篇》云："平治于权衡，去菀陈莝……开鬼门，洁净府。"指出对于水肿病，应用发汗及利小便的治疗方法。此案方中用蜜麻黄、杏仁辛散表邪，开提肺气以利水湿，麻黄蜜用以敛其辛温之性，伍以杏仁取其"辛开苦降"之意，使宣肺之力更强，水道通调，则水肿可消。连翘、赤小豆清泄湿热。合以五苓散：茯苓、猪苓、泽泻导水下行，通利小便；桂枝辛温解表，通阳化气以行水。丹参则能祛瘀凉血。甘草调和诸药。诸药合用，外解表邪，内通水腑，清热利湿，表里双解。一般而言，阳水易消，阴水难治，阳水患者如属初发年少，体质尚好，脏气未损，治疗及时，则病可向愈。此案辨证准确，方证相符，本案以麻黄连翘赤小豆汤合五苓散加减开鬼门，洁净府。治疗得当，水肿即愈。

案四：风水泛滥

朱某，女，30岁，2019年6月17日初诊。主诉：水肿3天。患者诉3天前受凉后，出现恶寒发热，身体困重，颜面浮肿，迅速波及全身。现症见：双眼睑水肿，双目难睁，四肢肿胀明显，皮肤紧绷发亮，小便量少短赤，大便3日未解。舌淡苔白滑，脉浮紧。尿常规：尿蛋白（+++），白细胞（1~5个），颗粒管型（0~3个）。血压140/90 mmHg。

西医诊断：急性肾炎。

中医诊断：水肿。

辨证：风水泛滥。

治法：疏风清热，宣肺行水。

处方：越婢加术汤加减。

麻黄 10g，石膏 20g，白术 10g，茯苓 10g，桂枝 10g，生姜 10g，甘草 10g，大枣 5 枚，杏仁 10g，赤小豆 15g，紫苏叶 10g，防风 10g，荆芥 10g，连翘 10g。

7 剂，水煎服，日 1 剂，早晚 2 次温服。

2019 年 6 月 24 日二诊：服药之后，小便量开始增多，周身汗出，水肿消退。继续予原方加泽泻 15g。7 剂，煎服，日 1 剂，早晚 2 次温服。

病案分析：肺为娇脏，肺卫不固，感受风寒之邪，宣降失职，不能通调水道，水邪泛滥。加之内伤寒饮，内外合邪，故病水肿。当以宣肺散寒，利水消肿之法治之。越婢加术汤合杏仁宣肺利水；白术、茯苓、桂枝温中运脾，且助膀胱气化，既能防止肺病传脾，又能开膀胱下窍，通利小便。

案五：脾肾阳虚

张某，女，78 岁，2019 年 4 月 8 日初诊。主诉：反复周身浮肿 10 余年，再发加重 1 月。现病史：患者诉 10 余年前，反复周身浮肿，气短，乏力，多次在外院住院治疗，诊断为“肾病综合征”，间断使用激素、利尿剂、中成药等。1 月前，患者诉受凉感冒后上症再发加重，经输液治疗症状改善不明显，遂前来就诊。现症见：周身浮肿，眼睑、双下肢明显。面色萎黄，胸闷脘痞，食少纳呆，腹胀脐冷，精神萎靡，疲乏倦怠，畏寒肢冷，大便量少难解，小便尚可。舌淡胖，苔白滑腻，脉沉细无力。

西医诊断：肾病综合征。

中医诊断：水肿。

辨证：脾肾阳虚。

治法：温阳利水。

处方：济生肾气丸加减。

附子 10g，茯苓 15g，泽泻 15g，山茱萸 15g，山药 20g，车前子 15g，牡丹皮 10g，官桂 6g，牛膝 15g，熟地黄 15g，鸡内金 10g，砂仁 6g，焦三仙 10g。

7 剂，水煎服，日 1 剂，早晚 2 次温服。

2019 年 4 月 15 日二诊：患者服药后浮肿丝毫未见缓解，反而食纳更少，腹部膨胀明显，倦怠懒言。仔细询问，患者嗳气不畅，矢气不通，胸腹困闷，恶心欲吐，四肢沉重，小便清长。此是湿邪弥漫三焦之征。治以理气化湿，开胃进食为首要。方用三仁汤加减。

炒杏仁 10g，白豆蔻 10g，厚朴 10g，法半夏 10g，淡竹叶 10g，莱菔子 10g，通草 10g，滑石 10g，焦三仙 10g，薏苡仁 15g，砂仁 6g，木香 6g，甘草 5g，生姜 3 片，大枣 3 枚。

5 剂少量频服。

2019 年 4 月 20 日三诊：药后浮肿稍缓解，腹胀明显减轻，食纳较前可。继予前方 5 剂，并嘱患者少量多次饮食稀烂易消化之品。此后继予前方加减调治 15 剂后，水肿消失，眼睑、足背可见皱皮。

病案分析：济生肾气丸方中附子温肾助阳而消阴翳为君药；官桂温肾补火，助膀胱气化，泽泻、车前子利水渗湿，合桂、附温阳利水，标本兼治，共为臣药；茯苓、山药益气健脾，补土制水，熟地黄滋肾填精，可奏“阴中求阳”之功，又制桂附之温燥，牛膝益肝肾而滑利下行，牡丹皮寒凉清泄，俱为佐药，共奏温肾助阳，利水消肿之效。本案初诊失误，在于拘泥于已有诊断，标本未明，思考不周所致。患者素有脾肾阳虚之征，经输液治疗，寒饮直中，其阳愈虚，其湿愈盛，湿邪弥漫，盘踞三焦不化。山茱萸、熟地黄之滋腻，不能受补，误用则有过无功，反添膜胀腹满。经曰：“先病而后生中满者先治其标”，当从中满考虑，调节气机，开胃进食，疏通三焦。故用三仁汤宣上畅中渗下，加焦三仙、砂仁、木香开胃消食，先治其标。且湿邪弥漫日久，脾气不运，所用药物必以轻轻开化，用量宜轻，且忌用滋腻重剂，正所谓“大气一转，其气乃散”，所幸能够及时察明治逆，挽回病势。水肿日久，治疗亦不应拘泥温阳利水，通过理气化湿，疏通三焦，导水湿之邪从二便出，亦可达到消肿的目的。

第二节 淋 证

淋证是指因饮食劳倦、湿热侵袭而致的以肾虚，膀胱湿热，气化失司为主要病机，以小便频急，滴沥不尽，尿道涩痛，小腹拘急，痛引腰腹为主要临床表现的一类病证。其起病或急或缓，其病程或长或短，长者久淋不已，时作时止，遇劳即发。小便频急者每日小便可达数十次，而每次尿量较少，或伴有发热，小便热赤；或小便排出砂石，排尿时尿流中断，腰腹绞痛难忍；或尿中带血或夹有血块；或小便浑浊如米泔或滑腻如脂膏，种种不一。病久或反复发作后，常伴有低热，腰痛，小腹坠胀，疲劳等症。“诸淋者，由肾虚而膀胱热故也。”淋证的病位在肾与膀胱，且与肝脾有关。其病机主要是肾虚，膀胱湿热，气化失司。肾与膀胱相表里，肾气的盛衰，直接影响膀胱的气化与开合。淋证日久不愈，热伤阴，湿伤阳，易致肾虚；肾虚日久，湿热秽浊邪毒容易侵入膀胱，引起淋证的反复发作。因此，肾虚与膀胱湿热在淋证的发生、发展及病机转化中具有重要的意义。淋证有虚有实，初病多实，久病多虚，初病体弱及久病患者，亦可虚实并见。实证多在膀胱和肝，虚证多在肾和脾。

对于热淋，临床多表现为小便频数，淋漓涩痛，尿黄尿赤，急迫，口渴欲饮，小腹胀痛或坠胀，或腰痛、发热，或大便秘结等，舌质红，苔薄黄或黄腻，脉滑或数。黄政德在多年临床实践中发现，八正散在热淋的治疗中疗效较好。如湿重者，加二妙、四妙之类；热毒盛者加冬葵子、蒲公英、金银花；若兼有气滞加入青皮、元胡、川楝子；若口苦、发热者可加龙胆草、青蒿、羌活；若大便秘结不通，可加大黄、枳壳、厚朴等。淋证以肾阴虚膀胱热为其辨证要点。黄政德认为此肾阴虚即为机体防御功能降低，致湿热蕴结于下，膀胱气化不利。急性期治疗时应以祛邪为主，正所谓“祛邪即可安正”也。慢性阶段若出现肾阴虚，症见腰痛时作，眩晕，低热，排尿不适，掌心发热，舌红、苔薄，脉细数。黄政德一再告诫：第一，切不可一味利尿通淋，竭泽而渔，使津液更耗、阴虚过甚反变生他疾，此时虽须标本兼顾，但要以滋益肾阴为主；第二，酌情佐以淡渗利湿，不可过用苦寒之品，因滋阴药皆为寒凉之性，本身即有清热之功，苦寒太过，反有化燥伤阴之嫌。方中瞿麦苦寒沉降，性滑利，善利小肠而导热下行，能利小便，通淋闭，化湿热，黄元御谓其“利水而开癃闭，泻热而清膀胱”，《本草正》认为：“凡下焦湿热疼痛诸病，皆可用之”。萹蓄亦善下行利水，清膀胱湿热；瞿麦、萹蓄二药伍用，清热通淋止痛效佳。黄政德常用治湿热淋浊，小便不利，热淋涩痛。滑石，味甘淡性寒，质重而滑，李时珍释其名曰：“滑石性滑利窍，其质又滑腻，故以名之。”可下利膀胱水道，除三焦内蕴之热，使湿热之邪从小便而出，为利下窍之要药；少佐甘草泻火解毒，和其中气，并可缓和滑石寒之性。滑石、甘草二药相配，共奏清热利水通淋之效，使内蕴之湿从下而泄，则热可退，淋可通。二药能清热利水通淋，使清热而不留湿，利水而不伤正，治一切砂石诸淋。车前草，甘淡渗利，《本草汇言》称之“能散，能利，能清”，性专降泄滑利，可导湿热下行，还有清热解毒作用，用于热毒痈肿，其效更著。黄政德认为血淋分虚实之别，临床症状：实证表现为小便热涩刺痛，尿色深红，或夹有血块，疼痛满急加剧，或见心烦，舌苔黄，脉滑数。虚证表现为尿色淡红，尿痛涩滞不明显，腰酸膝软，神疲乏力，舌淡红，脉细数。实证常用小蓟饮子加减。小蓟饮子方中小蓟、生地、蒲黄、藕节清热凉血止血，小蓟能凉血止血，兼能利尿通淋，清利膀胱湿热，故尤长于治血尿、血淋，可重用至30g；生地以生者为宜；木通、淡竹叶通淋利小便，降心火；栀子清三焦之湿热；滑石利尿通淋；当归引血归经；生甘草梢泻火而能达茎中以止痛。若热重出血多者，可加黄芩、白茅根，重用生地；若血多痛甚者，可另服参三七、琥珀粉，以化瘀通淋止血。知柏地黄丸滋阴清热以治血淋虚证，亦可加旱莲草、阿胶、小蓟、地榆等以补虚止血，有瘀血征象，加牛膝化瘀止血；肾阴不足者，加二至丸滋阴补肾；久病气虚不摄者，加黄芪、党参益气摄血。瘀血阻滞较明显者加入僵蚕、蝉蜕、水蛭活血通络；湿热较重者，加四妙散。治疗膏淋常以清利湿热为法，辅以分清别浊，多以萆薢分清饮加减，小腹胀，尿涩痛，淋沥不畅，加乌药、青皮疏利肝气；肾虚者加枸杞、续断、覆盆子补益肝肾。气淋亦分虚实两治，实证多用沉香散加减。气淋虚证，多用补中益气汤加减；若肝郁化火，加栀子、黄芩清热泻火；胁肋胀痛者，加元胡、郁金疏肝理气。劳淋治疗上遵“虚则补之”之则，大补元气，益肾填精，以助膀胱气化，以无比山药丸加减。若腰痛，加杜仲、桑寄生、枸杞子、续断补肾强腰；若阳虚明显者，加仙茅、仙灵脾温肾暖阳。

案一：热淋

陈某，女，35岁，2018年7月16日初诊。主诉：尿频、尿急、尿痛1周。现病史：1周前，患者诉无明显诱因出现尿频、尿急、尿不尽感，尿道灼热、疼痛，伴腰酸。舌红苔黄，脉滑数。查尿常规示：隐血3+，红细胞30个/微升。

中医诊断： 淋证。

辨证： 湿热蕴结下焦。

治法： 清热利湿通淋。

处方： 八正散加减。

瞿麦10g，萹蓄10g，大蓟10g，生地黄10g，车前草10g，淡竹叶10g，蒲公英12g，野菊花10g，炒栀子10g，黄芩10g，滑石24g，乌药10g，山萸肉15g，白茅根10g，甘草4g。

7剂，水煎服，日1剂，早晚2次温服。

2018年7月23日二诊：患者诉药后尿频急、灼热疼痛症状减轻，复查尿常规：隐血1+，红细胞8个/微升，原方加牛膝10g。

2018年7月30日三诊：诉药后症状好转，复查尿常规正常，原方巩固。

病案分析：根据患者症状，辨为淋证之热淋。患者急性起病，为实证。湿热毒邪蕴结下焦，故见尿频、尿急、尿不尽感，尿道灼热、疼痛，此为主要矛盾；热灼血络，故尿常规中见潜血；病位在肾与膀胱，腰为肾之府，故可伴见腰酸，二者为次要矛盾。故治疗上以清热解毒、利湿通淋为主，兼以凉血止血，予瞿麦、萹蓄、生地黄、车前草、滑石、甘草清热利湿通淋，清下焦之热；蒲公英、野菊花清热解毒；淡竹叶、黄芩清上焦之热；炒栀子清三焦之热；大蓟、茅根凉血止血；乌药、山萸肉防大队苦寒药物利水伤阴，诸药合用清热利湿通淋。药后患者尿频急、尿道灼热疼痛感减轻，故二诊守方，加牛膝引热从小便而出，兼补肝肾，利水而不伤正。症状好转后，因淋证易反复，故予守方巩固。

案二：血淋

周某，女，36岁，2018年6月11日初诊。主诉：尿频、尿急、尿血4月。现病史：患者诉4月前无明显诱因出现尿频、尿急伴肉眼血尿，到某医院就诊，查尿常规：红细胞（++++），白细胞（+++），蛋白（+），予以抗感染治疗后症状好转，停药后又出现尿频、尿急、尿道口不适，自行服用抗生素治疗，效果不佳，故来求中医治疗。现症见：口干，尿频、尿急，可见肉眼血尿，尿后尿道口不适，无发热畏寒，无腰背疼痛，纳一般，夜寐欠安。舌红，苔薄，脉沉细。检查尿常规：红细胞（+++），白细胞（++），蛋白（+）。

西医诊断：膀胱炎。

中医诊断：血淋。

辨证：肾阴亏虚，湿热内盛。

治法：滋阴清热，凉血止血，化湿行瘀。

处方：知柏地黄丸加减。

知母 10g，黄柏 10g，生地黄 10g，山药 10g，山茱萸 10g，女贞子 10g，墨旱莲 10g，血余炭 10g，茜草炭 10g，白茅根 10g，大蓟 10g，小蓟 10g，石韦 10g，通草 5g，薏苡仁 30g，土茯苓 10g。

7 剂，水煎服，日 1 剂，早晚 2 次温服。

2018 年 6 月 18 日二诊：服用上方后，患者无尿频、尿急、尿道口不适等症，口干减轻，查尿常规：红细胞（+），白细胞（-），蛋白（+）。湿热之邪已经大部消退，但仍有尿蛋白，考虑肾虚不固，原方去石韦、通草，加芡实 10g。7 剂，水煎服，每日 1 剂。

2018 年 6 月 25 日三诊：服用前方后，患者无口干，无尿路及腹痛症状，但时感乏力、足踝部略水肿，上方去土茯苓，加黄芪 15g，冬瓜皮 30g。7 剂，水煎服，每日 1 剂。

2018 年 7 月 2 日四诊：服用上方后，诸症均消，尿常规（-）。效不更方，守前方 7 剂，水煎服，每日 1 剂。

病案分析：血淋之证多是湿热聚积，灼伤血络，迫血妄行，即“血淋”，日久伤精耗液，致肾阴亏虚。方中知母上清肺热而泻火，下润肾燥而滋阴；黄柏沉寒下降，善泻肾火，清膀胱湿热。生地黄、山茱萸、女贞子、墨旱莲养阴滋肾，山药健脾补肾；白茅根、大蓟、小蓟有凉血止血作用，血余炭、茜草炭活血止血而不留瘀；土茯苓、薏苡仁健脾化湿开化源。通草、石韦专攻湿热之浊邪，引邪下出，此对药对虚实夹杂患者应用时，当尿路症状好转即可停用，以防长时间使用伤正气。全方性偏苦寒，脾胃虚寒者慎服以防败胃。

案三：气淋

李某，女，52岁，2019年11月18日就诊。主诉：反复小便淋漓涩痛4年，再发加重伴小腹坠胀1月。现病史：患者诉4年来，反复尿频、尿急、尿痛，曾多次在外院住院治疗，予静滴抗生素、口服中药，症状改善不明显，遂前来就诊。现症见：小便淋漓涩痛，面色晦黄，纳寐差，叹息为快。舌淡胖齿痕，苔厚腻，脉弦细无力。

西医诊断：尿路感染。

中医诊断：淋证。

辨证：脾虚肝郁，湿热下注，脾失升发，肝失疏泄，三焦气滞，水道不利。

治法：健脾益气，疏肝理气，通调三焦。

处方：补中益气汤加减。

黄芪15g，党参10g，炒白术10g，陈皮10g，升麻6g，柴胡 10g，甘草 6g，当归 10g，白芍 10g，桔梗 10g，枳壳 10g，沉香 6g，琥珀 3g，石韦 10g。

7 剂，水煎服，日 1 剂，早晚 2 次温服。

2019 年 11 月 25 日二诊：患者诉尿痛较前明显有所改善，少腹坠胀减轻，食欲精神大有好转，脉转有力，继续原方连用 15 余剂，病未见复发。

病案分析：《医宗必读·淋证》指出："气淋有虚实之分"。实证表现为小便涩痛，淋沥不宜，小腹胀满疼痛，苔薄白，脉多沉弦。虚证表现为尿时涩滞，小腹坠胀，尿有余沥，面白不华，舌质淡，脉虚细无力。因肝失调达疏泄，气机阻滞，形成肝郁气滞，脾虚湿阻，三焦气郁，气化失节，水道不利。故用补中益气汤健脾化湿升阳，用柴胡、白芍、当归疏肝柔肝，桔梗、枳壳、沉香宣通上中下三焦气机，琥珀、石韦通利水道，诸药合施疏肝健脾，气血并调，宣通三焦，升降不悖，气化有常。加牛膝引热从小便而出，兼补肝肾，利水而不伤正。症状好转后，因淋证易反复，故予守方巩固。

案四：热淋

孙某，女，28 岁，2019 年 4 月 13 日就诊。主诉：尿频、尿急、尿痛 5 天。现症见：患者诉 5 天前，无明显诱因出现尿频、尿急、尿不尽感，尿道灼热、疼痛，伴腰酸，舌红苔黄，脉滑数。尿常规：红细胞 40 个 / 微升。

西医诊断：尿路感染。

中医诊断：淋证。

辨证：湿热蕴结下焦。

治法：清热利湿通淋。

处方：八正散合六一散加减。

瞿麦 10g，萹蓄 10g，大蓟 10g，生地黄 10g，车前草 10g，淡竹叶 10g，蒲公英 10g，栀子 10g，黄芩 10g，滑石 20g，乌药 10g，山萸肉 10g，白茅根 10g，甘草 5g。

7 剂，水煎服，日 1 剂，早晚 2 次温服。

2019 年 4 月 20 日二诊：患者诉药后尿频尿急、尿灼热疼痛症状减轻，复查尿常规：红细胞 7 个 / 微升。患者治疗有效，效不更方，守方加牛膝 10g。

2019 年 4 月 27 日三诊：患者诉药后无明显症状，复查尿常规正常，守方巩固。

病案分析：根据患者症状，辨为淋证之热淋。患者急性起病，为实证。湿热毒邪蕴结下焦，故见尿频、尿急、尿痛，此为主要矛盾；热灼血络，故尿常规中见红细胞；病位在肾与膀胱，腰为肾之府，故可伴见腰酸，二者为次要矛盾。故治疗上以清热解毒、利湿通淋为主，兼以凉血止血，予瞿麦、萹蓄、生地黄、车前草、滑石、甘草清热利湿通淋，清下焦之热，蒲公英清热解毒，淡竹叶、黄芩清上焦之热，栀子清三焦之热，大蓟、茅根凉血止血，乌药、山萸肉防大队苦寒药物利水伤阴。诸药合用清热利湿通淋。药后患者尿频急、尿道灼热疼痛感减轻，故二诊守方。

第三节 癃 闭

癃闭是由于肾和膀胱气化失司导致的以排尿困难，小便点滴而出，甚则闭塞不通为临床特征的一种病证。其中以小便不利，点滴而短少，病势较缓者称为“癃”；以小便闭塞，点滴全无，病热较急者称为“闭”。癃和闭虽有区别，但都是指排尿困难，只是轻重程度上的不同，因此多合称为癃闭。本病以排尿困难，全日总尿量明显减少，甚至小便闭塞不通，点滴全无为主要临床表现。起病或突然发生，或逐渐形成。一般在癃的阶段表现为小便不利，排尿滴沥不尽，或排尿无力，或尿流变细，或尿流突然中断，全日总尿量明显减少；在闭的阶段表现为小便不通，全日总尿量极少，甚至点滴全无，或小便欲解不出，小腹满胀，状如覆碗。尿闭可突然发生，亦可由癃逐渐发展而来。病情严重时，尚可出现头晕，胸闷气促，恶心呕吐，口气秽浊，水肿，甚至烦躁，神昏等症。尿道无疼痛感觉。

癃闭基本病机可归纳为三焦气化不利，或尿路阻塞，导致肾和膀胱气化失司。水液的吸收、运行、排泄，还有赖于三焦的气化和肺脾肾的通调、转输、蒸化，故癃闭的病位还与三焦、肺脾肾密切相关。上焦之气不化，当责之于肺，肺失其职，则不能通调水道，下输膀胱；中焦之气不化，当责之于脾，脾气虚弱，则不能升清降浊；下焦之气不化，当责之于肾，肾阳亏虚，气不化水，肾阴不足，水府枯竭，均可导致癃闭。肝郁气滞，使三焦气化不利，也会发生癃闭。此外，各种原因引起的尿路阻塞，均可引起癃闭。

黄政德认为“年老肾虚”为发病之本，《素问·上古天真论篇》中所谓男子五八之时，即肾气渐衰，至八八之时，肾精衰竭，说明“年老肾虚”是癃闭发病之本。从中医角度而言，肾虚是癃闭发生的基本条件之一，肾虚则导致膀胱气化无权，出现小便不畅、无力、尿频、夜尿频多，甚则小便失禁之症状。黄政德在治疗癃闭时，注重年龄因素在发病中的作用，年老多肾气亏虚，治疗上补肾贯穿始终。肾为先天之本，气化之根，内寄命门之火，主温煦万物。此火一衰，气不化水，是以“无阳则阴无以生”，膀胱寒水便成结冰，欲出而不能矣。年老体弱，或久病体虚，肾阳不足，命门火衰，气化不及州都，是以无阳则阴无以化，膀胱气化无权而致尿不得出。治拟济生肾气丸加减。方中附子温肾助阳而消阴翳。官桂辛热纯阳，温肾补火，并助膀胱之气化，与附子同用则温阳补肾之功相得益彰；泽泻、车前子功擅利水渗湿，为治水肿、小便不利之良药，合桂、附可温阳利水，标本兼治。茯苓、山药益气健脾，补土制水；熟地黄为滋肾填精要药，既可协桂附而奏“阴中求阳”之功，又能藉其柔润而制桂、附温燥之偏；山茱萸酸温质润，功擅补精助阳，为益肾之上品，肉苁蓉甘酸咸温，入肾，补肾益精，温补肾阳，二药合熟地可增其滋润之功，伍桂、附可助其温肾之力；牛膝益肝肾而滑利下行，配合泽、车、苓则利水消肿之效益佳，亦制桂、附之过于温燥。诸药配伍，补而不滞，利而不峻，使肾阳复而水湿化。如肾阴亏虚者加女贞子、旱莲草；血瘀重者加丹参、桃仁；湿热下注者加知母、黄柏；口干舌红少苔者加沙参、石斛；心烦失眠者加黄连、淡竹叶；伴血尿者加三七、小蓟；脘痞纳呆者加苍术、黄柏、茯苓；腺体质硬者可加穿山甲、王不留行。

案一：下焦虚寒

张某，男，56岁，2015年5月11日初诊。主诉：排尿困难半年。现病史：患者诉半年前无明显诱因出现尿憋、尿频、尿少、余沥不尽，会阴部灼热，隐痛不适。某医院检查，诊断为前列腺炎伴增生。半年来断续服用西药治疗，病情反复不愈。近2月来出现腰酸腰痛，久坐后加重，排尿有突然断尿感，性欲低下，精神不振。现症见：面色略晦暗，排尿不畅，时有断尿现象，尿频、尿少、尿无力、尿后余沥不尽，腰酸腰痛。舌淡、苔白润，脉沉缓。

中医诊断：癃闭。

辨证：下焦虚寒。

治法：温振元阳，通利小便。

处方：济生肾气丸加减。

熟地黄15g，车前子15g，淮牛膝15g，山药10g，山茱萸10g，牡丹皮10g，茯苓15g，泽泻10g，附子6g，肉桂6g。

7剂，水煎服，日1剂，早晚2次温服。

2015年5月18日二诊：上药服完后诸症明显减轻，小便利，排尿有力，无断尿，腰酸腰痛减轻。效不更方，守原方继服7剂。

2015年5月25日三诊：精神佳，小便通利，无不适。守原方继续服用。随诊未再复发。

病案分析：癃闭好发于老年男性，正值“五八，肾气衰”后，因肾主水，司膀胱开阖，体内水液的分布与排泄，都主要依赖肾的气化，肾虚则气化无力。方中熟地黄滋补肾阴；肉桂辛热直入下焦，可通水道，可温下元，助膀胱气化，以利小便；附子温阳化气；山茱萸、山药补益肾脾肝之虚，兼能养肾阴，对脾肾俱虚者，其补后天亦有助于充养先天；淮牛膝补肝肾，善引气血下行；茯苓、泽泻利水渗湿，并可防地黄之滋腻；牡丹皮清肝泄热；车前子清热利湿，补中寓泻。诸药共奏温肾化气，利水消肿之功。

案二：肾阳虚衰

丁某，男，63岁，2016年3月7日初诊。主诉：小便不畅8月。现症见：小便排出无力，点滴不通，腰膝酸软，平素畏寒怕冷，精神不振。舌淡，苔白，脉沉细无力。

中医诊断：癃闭。

辨证：肾阳虚衰。

治法：温肾助阳，通利小便。

处方：济生肾气丸加减。

熟地黄15g，附子6g，肉桂6g，山茱萸10g，山药10g，淮牛膝 15g，茯苓 15g，泽泻 10g，牡丹皮 10g，车前子 15g，甘草 6g。

7 剂，水煎服，日 1 剂，早晚 2 次温服。

2016 年 3 月 14 日二诊：患者诉服完上药后症状较前明显有所改善，小便可以排出，无明显怕冷，仍稍许腰膝酸软。效不更方，继续上药进服 14 剂。

病案分析：患者年老，肾气渐衰，膀胱气化无权，则小便难。肾阳亏虚失于温煦，故平素畏寒怕冷，当辨为肾阳虚弱之癃闭。治以“温肾助阳，通调三焦”为治则。方中肉桂、附子补下焦之阳，以鼓动肾气；六味地黄丸滋补肾阴；牛膝、车前子补肾利水，故本方可温补肾阳，化气行水，使小便得以通利。

案三：肝郁气滞

郑某，男，63 岁，2019 年 10 月 14 日就诊。主诉：小便不畅 20 天。现病史：患者诉 20 天前，受情绪影响后开始出现小便不畅，未予足够重视，未曾诊治，现为求中医治疗遂来就诊。既往有前列腺增生病史。现症见：小便不畅，伴胁腹胀满，善太息，平素多烦善怒。舌红，苔薄黄，脉弦。

西医诊断：前列腺增生。

中医诊断：癃闭。

辨证：肝郁气滞。

治法：疏利气机，通利小便。

处方：沉香散加减。

沉香 5g，陈皮 10g，当归 10g，石韦 10g，滑石 10g，冬葵子 10g，王不留行 5g，丹皮 10g，栀子 10g，白芍 10g，甘草 10g。

7 剂，水煎服，日 1 剂，早晚 2 次温服。

病案分析：患者平素多烦善怒，致使肝气郁结，失于疏泄，三焦水液运化及气化功能失常，则肾不能蒸腾气化水液，致使水道通调受阻，形成癃闭。肝气不舒，气滞不行，不通则痛，故胁腹胀满；肝气郁结，日久化热，上扰于心，故多烦善怒；结合舌苔脉象，当辨为肝郁气滞之癃闭。治以“疏肝解郁，通调三焦”为治则。沉香辛香温通，能祛除胸腹阴寒，并具有良好的行气止痛作用，为君药。滑石性寒而滑，寒能清热，滑能利窍，故能清膀胱热结，通利水道；冬葵子、石韦助滑石利水通淋；当归、王不留行活血通络；白芍善于养血柔肝，缓急止痛，加之陈皮气香性温，能行能降，具有理气运脾之功；栀子清热；甘草调和诸药。合而成方，共奏理气活血、通淋止痛之效。

案四：中气不足

李某，女，62 岁，2019 年 5 月 20 日就诊。主诉：小便不畅 1 月。现病史：患者诉 1 月前行子宫癌切除术后开始出现小便不畅，甚至点滴不出。现症见：面色微黄，下腹坠胀，食欲差，睡眠可，大便溏。舌质淡，苔白，脉沉细。

西医诊断：尿潴溜。

中医诊断：癃闭。

辨证：中气不足。

治法：补中益气。

处方：补中益气汤加减。

黄芪 15g，党参 10g，白术 15g，炙甘草 10g，升麻 5g，柴胡 5g，当归 10g，陈皮 10g，焦三仙 15g，续断 10g，狗脊 10g。

7 剂，水煎服，日 1 剂，早晚 2 次温服。

2019 年 5 月 27 日二诊：患者诉小便可以排出，且比较顺畅。效不更方，继续按原方案服药，以巩固疗效。

病案分析：本例患者辨证为中气不足证，中气下陷，升提无力，故小腹坠胀不适；脾虚气弱，升运无力，膀胱气化无权，故小便不畅；脾气虚衰，气血生化乏源，气血亏虚不能濡养皮肤，则面黄；舌淡、苔白、脉沉细均为中气不足之佐证。明代医家言："大虚者，非与温补之剂，则水不能行。"本案选用补中益气汤为基础方，随症加味，考虑患者经济情况，将原方中的人参换成了党参。方中黄芪益气；党参、白术、炙甘草益气健脾；陈皮理气；当归补血；柴胡、升麻升阳举陷；考虑患者饮食差，加用焦三仙开胃健脾，以增强食欲；续断、狗脊补益肾气。全方升提药与补气药同用，既能温补脾胃，又能补益肾气，从而达到补养后天脾胃之气和先天肾气的作用。

第七章　肢体经络病

经络是经脉与络脉的总称，纵横交错并且规律地分布于肢体内，具有沟通机体内外结构、运行气血、协调阴阳、通利为顺的作用。《灵枢·海论》云："夫十二经脉者，内属于脏腑，外络于肢节。"揭示了其分布特点。肢体经络病证系由于外邪、内伤、七情、饮食、劳倦等因素，导致机体病变，出现肢体经络相关症状，甚或肢体功能障碍、结构失常的一类疾病。肢体经络病在临床上涉及面较广，本章仅就痹证、腰腿疼、四肢麻木展开讨论。

第一节　痹　证

痹证是由于正气亏虚，卫外不固，感受风、寒、湿、热等外邪，闭阻经络，致使气血运行不畅，出现肢体关节、肌肉、筋骨等处疼痛、麻木、酸楚、重着、肿胀，甚则关节强直、屈伸不利、变形、活动受限或累及脏腑的一类病证。本病的发生及病情的加重常与劳累、季节气候、环境以及饮食不当等密切相关。

祖国医学对痹证的认识早在《内经》中即有记载，如《素问·痹论篇》提出："风寒湿三气杂至，合而为痹。"《灵枢·百病始生篇》又云："风雨寒热，不得虚，邪不能独伤人。"此言痹证的发生是内外相合的结果，患者先天禀赋不足、劳欲过度、年老久病，正气亏虚、卫外不固，易为风、寒、湿、热等外邪所侵袭，痹阻于肌肉、筋骨、经脉之间，致气血不通，发生疼痛、酸楚、重着、肿胀、关节变形、活动不利等，甚则耗伤气血，损及脏腑，使病情迁延难愈。《景岳全书·风痹》曰："盖痹者闭也，以血气为邪所闭，不得通行而病也。"痹证的病机关键在于邪气痹阻经脉，其病位初在肌表经络，病久深入筋骨，病及五脏，与肝、脾、肾三脏密切相关。痹证病初以邪实为主，因人体禀赋的不同，而有寒热不同的转化。《素问·痹论》云："其寒者，阳气少，阴气多，与病相益，故寒也。其热者，阳气多，阴气少，病气胜，阳遭阴，故为痹热。"素体阳气偏盛，内有郁热者，易从阳化热；素体阳气亏虚者，寒自内生，易从阴化寒。八纲辨证从"寒热理论"入手辨治痹证，执简驭繁。寒痹主症为关节肌肤触之冰冷，疼痛部位较深，畏寒明显，疼痛得热则舒；热痹主症为关节肌肉红肿热痛，病位较浅，轻按重按均不可耐，疼痛得冷则舒。痹证日久，可见下述病变：一是气血运行不畅而瘀血生，寒凝、热炼或湿聚生痰，或正虚鼓动无力，津停为痰、血停为瘀，痰瘀痹阻出现皮下结节、关节肿大畸形等病变；二是病久耗伤气血阴阳，造成气血亏虚、肝肾不足；三是痹病日久，复感外邪，病邪由经络传及脏腑，出现五脏痹，如《素问·痹论篇》描述：“凡痹之客五脏者，肺痹者，烦满喘而呕；心痹者，脉不通，烦则心下鼓，暴上气而喘，嗌干，善噫，厥气上则恐；肝痹者，夜卧则惊，多饮数小便，上为引如怀；肾痹者，善胀，尻以代踵，脊以代头；脾痹者，四肢解堕，发咳呕汁，上为大塞。”

黄政德认为脾主运化水谷精微，胃主升清降浊以化生气血津液而温养全身。故脾胃功能正常，则气血化源充足，营卫得养，外邪不易侵袭，痹证不生。如张仲景曰：“四季脾旺不受邪。”李东垣《脾胃论》中又云：“若胃气一虚，脾无所禀受，则四脏经络皆病。况脾全借胃土平和，则有所受而生荣，周身四脏皆旺，十二神守职，皮毛固密，筋骨柔和，九窍通利，外邪不能侮也。”都说明了脾胃功能的失常与痹证的发病密切相关，且痹证的发展转归过程中脾虚贯穿始终，故黄政德在痹证的治疗过程中尤其重视从脾胃论治。痹证病程较长，缠绵难愈，治疗中常运用祛风除湿的藤蔓类药物及走窜的虫类药，久服易伤脾胃，因此在治疗痹证的过程中应注意对脾胃的调护，用药讲究调和，主张以平为期。

黄政德临证用药特色：若脾虚无寒热偏盛者，予补中益气汤、四君子汤以健脾益气，如黄芪、党参、陈皮、升麻、柴胡、白扁豆、茯苓、白术、淮山等；若脾阳不振或脾肾阳虚者，予苓桂术甘汤、实脾饮以温阳健脾，如白术、茯苓、桂枝、附子、肉桂、厚朴、木瓜等；若脾虚湿邪偏盛者，予薏苡仁汤以健脾除湿通络，如薏苡仁、白术、苍术、茯苓、砂仁、羌活等；若脾虚湿邪郁而化热者，予四妙散加减以清热除湿，如苍术、黄柏、薏苡仁等；若腰痛伴有下肢疼痛者，加牛膝、独活、木瓜等引药下行。

案一：湿热内蕴证

吴某某，66岁，男性，湖南常德人，2018年5月31日就诊。主诉：确诊痛风10余年。患者诉10余年前无明显诱因出现左足第一跖趾关节红肿热痛，遂前往当地医院就诊，行相关检查后，诊断为痛风，予以相关对症治疗（具体诊疗过程不详），症状有所缓解。但此后10年期间反复出现多处单个关节红肿热痛，并双手逐渐出现痛风石沉积，后双手指关节逐渐变形，多次行肾功能检查提示尿酸偏高，遂服用“双氯芬酸钠缓释片”及相关西医治疗（具体诊疗过程不详），但病情未见明显好转，遂患者此次前来就诊，寻求中医治疗。现症见：双手指关节变形，可见多个痛风石，其余关节无明显红肿热痛，食纳正常，夜寐安，稍感口干口苦，大便可，夜尿多。舌红，苔薄黄，脉弦细。BP：160/100mmHg。

西医诊断：痛风。

中医诊断：痛风。

辨证：湿热内蕴。

治法：清热化湿，通络止痛。

处方：四妙散加减。

黄柏 10g，苍术 10g，薏苡仁 20g，川牛膝 15g，地龙 10g，萆薢 15g，蚕砂 10g，威灵仙 15g，连翘 10g，车前子 10g。

7 剂，水煎服，日 1 剂，早晚 2 次温服。

2018 年 6 月 7 日二诊：服上方后患者症状明显缓解，稍有口干口苦，纳寐可，二便正常。舌红，苔薄白，脉弦细。药已既效，效不更方，继进 10 剂以善后。

病案分析：《万病回春》中曾云：“一切痛风肢体痛者，痛属火，肿属湿，不可食肉……所以膏粱之人，多食煎炒、炙煿、酒肉热物蒸脏腑，所以患痛风、恶毒、痈疽者最多。”故中医认为痛风的发生是由于过食肥甘厚味，或饮食不节，致脾胃虚弱，水湿无以运化，痰浊、湿热内生，流注四肢关节经络；湿热蕴结，气血运行受阻，不通则痛，从而发生疼痛、肿胀；热郁于内，故见皮温升高、皮色发红等典型症候。本例患者年迈，脾胃虚损；且双手指关节变形，见多个痛风石形成，同时患者久居湖南常德，气候潮湿，饮食以辛辣油腻为主，诊断为痛风病，病机以脾胃虚弱为本，以痰浊、湿热内蕴，流注四肢关节经络造成痹阻不通为标，辨证为湿热内蕴证。舌苔薄黄，脉弦细均为湿热内蕴之征。故本例治法以清热利湿，通络止痛为法；方选四妙散加减。方中苍术辛苦性温，芳香燥烈，一方面其苦温，可直达中焦，燥中焦之湿浊，达表可除表之湿邪；

另一方面其辛苦开散，芳香化湿，能化解流注四肢关节经络之湿热，且芳香透邪外出，并与黄柏清热配伍，使湿热走下焦而去。同时苍术、薏苡仁相配健脾化湿，且苍术、薏苡仁、牛膝三药皆有除痹之功，再配以萆薢、车前子清热利湿；威灵仙、地龙通络散结止痛，连翘清热利湿散结；蚕砂祛风除湿，和胃化浊，活血通经，相辅相成。全方共奏清热利湿，通络止痛之效。

案二：气血虚滞，营卫不和证

李某，男，66岁，长沙本地人，2018年12月4日就诊。主诉：左上肢反复胀痛5月余。患者自诉5月前无明显诱因出现左上肢胀痛，以肘关节、肌肉胀痛不适为主，肩颈关节、腕关节、手指关节暂无明显受累，伴左上肢乏力，向上抬举稍受限，提举重物不能，偶有左手手心麻木感，自行按摩或活动后稍有改善，暂未予特殊处理。现症见：左上肢胀痛，伴左上肢乏力，向上抬举稍受限，提举重物不能，偶有左手手心麻木感，饮食可，夜寐佳，大小便调。舌淡红偏紫，苔薄白，脉小。患者既往有“腔隙性脑梗阻“病史。

西医诊断：骨关节炎。

中医诊断：痹证。

辨证：气血虚滞，营卫不和。

治法：益气温经，活血通络。

处方：黄芪桂枝五物汤加减。

黄芪15g，桂枝5g，白芍10g，柴胡10g，川芎10g，地龙

10g，姜黄10g，红花5g，丹参15g，当归10g，羌活10g，独活10g，甘草3g，白术10g。

15剂，水煎服，日1剂，早晚2次温服。

2018年12月24日二诊：患者自诉服用上方后左上肢疼痛明显缓解。现症见：仍有少许左上肢胀痛，活动未见明显受限，但仍不能提举重物，肘关节无明显不适，肩颈关节、腕关节、手指关节无受累，食纳可，夜寐一般，大小便正常。舌红，苔薄白，脉弦细。诊断及治法同前，以黄芪桂枝五物汤合桃红四物汤加味化裁，具体如下：

黄芪30g，桂枝5g，桃仁10g，红花5g，当归10g，川芎10g，地龙10g，白芍10g，羌活10g，丹参10g，生地10g，石斛10g，制川乌5g（先煎），甘草3g。

14剂，水煎服，日1剂，早晚2次温服。

病案分析：本例属气血虚滞，营卫不和之虚实夹杂证，加味黄芪桂枝五物汤为益气健脾、温经通络之良方。本例中体现了缓则治其本，追本溯源的中医特色治疗理念，认为脾主筋骨肌肉，脾虚，气血运化不利，肌肉筋骨萎缩不用，故治痹当治脾。两次选方均重用黄芪，并在首次就诊的方药中加用白术，以增强益气健脾之力。中医谓之痛有“不通则痛”和“不荣则痛”之分，患者以胀痛为主，暂无明显虚证表现，结合舌、脉象，考虑实证偏多，予以丹参、桃仁、红花、川芎活血化瘀通络；又因患者为老年男性，病程较久，加用当归、白芍养血活血，使其祛瘀不伤正；另独活、羌活、地龙均有通经络、除痹痛之效。复诊时，患者局部疼痛不适的症状明显缓解，但由舌、脉象可知瘀证仍未完全清除，且体内蕴藏郁热，仍以黄芪桂枝五物汤为基础方，加用桃仁四物汤以增强活血祛瘀之力，并加用少量川乌以增强镇痛之效，最后辅以石斛养阴清热以祛郁热，达到标本兼治的治疗效果。

案三：风湿热郁证

刘某某，28岁，男性，湖南宁乡人，2019年6月19日就诊。主诉：反复右踝关节肿痛4年，加重2天。患者诉4年前饮酒后出现右踝关节肿痛伴皮色发红，皮温升高，自行予以外敷治疗，但未见好转，遂前往当地社区医院就诊，行相关检查后提示尿酸偏高，结合患者症状体征和相关检查后诊断为痛风，予以抗炎止痛对症治疗（具体用药不详）后症状消失，遂未予以重视。此后4年期间反复出现右踝关节红肿热痛，多次行肾功能检查提示尿酸偏高，遂予以降尿酸治疗，但控制不佳。2天前患者吹风后症状加重，无法行走，故前来寻求中医诊治。现症见：右踝关节红肿热痛，伴有右足第一跖趾关节肿痛，活动受限，无法行走，咳嗽，伴汗出，食纳可，夜寐安，稍感口干口苦，大小便正常。舌淡苔黄腻，脉弦滑。

西医诊断：痛风。

中医诊断：痛风。

辨证：风湿热郁。

治法：清热化湿，祛风通络。

处方：四妙散合麻杏苡甘汤加减。

麻黄 10g，杏仁 10g，蝉蜕 5g，蚕砂 10g，土茯苓 10g，萆薢 15g，黄柏 10g，苍术 10g，薏苡仁 20g，川牛膝 20g，制川乌 5g，羌活 10g，白芷 10g，甘草 3g。

14 剂，水煎服，日 1 剂，早晚 2 次温服。

2019 年 7 月 2 日二诊：服上方后患者症状明显缓解，右踝及右足第一跖趾关节稍有肿胀，无明显疼痛，活动可，纳寐可，二便正常，舌淡，苔薄黄，脉弦滑。药已既效，效不更方，疼痛明显缓解，去制川乌，继进 10 剂以善后。

病案分析：《幼科铁镜》中云："四肢上或身上一处肿痛，或移动他处，色红不圆块，参差肿起，按之滚热，便是痛风"。点明了痛风病的典型临床表现便是四肢关节处不对称的红肿热痛，而中医学认为痛风病的病机可分为外因和内因两个方面：人体正气不足，腠理不密，卫外不固，风、寒、湿、热之邪乘虚侵袭人体肢体、经络、肌肉，致筋骨、关节、经络痹阻，气血运行不畅，不通则痛。其病位在四肢关节，与肝、脾、肾相关。可根据感邪不同，分为风寒湿痹和风湿热痹等类型。而本例患者有饮酒史，酒伤脾胃，脾胃虚损；且居住在湖南宁乡，气候潮湿，饮食以辛辣油腻为主，患者关节处红肿热痛，舌淡苔黄腻，脉弦滑。故结合舌脉症诊断为痛风病，病机为饮酒伤脾胃，脾胃虚弱为本，加之正处夏季，居处潮湿，发病前患者曾吹风受凉出现咳嗽汗出，故风湿热郁于内，痹阻经络，滞留四肢关节为标，故辨证为风湿热郁证。

故本例治法以清热利湿，祛风除湿为法，方选四妙散和麻杏苡甘汤加减。四妙散中苍术辛苦性温，芳香燥烈，可直达中焦燥中焦之湿浊达表除表之湿邪，同时其辛苦开散，芳香化湿，能使痹阻四肢关节经络之湿热得以化解，透邪外出；而黄柏清热为臣药，两者配伍，使湿热走下焦而去；同时苍术、薏苡仁相配能健化脾运除湿，而苍术、薏苡仁、牛膝三药皆有除痹之功，全方共奏清热除湿通络之效。再配合麻杏苡甘汤，麻黄辛散发汗祛风，宣肺平喘，一方面能散体表之风湿，另一方面配以杏仁苦降肃肺平喘，通调水道，一升一降，通调气机，同时薏苡仁甘淡微寒健脾渗湿，配合麻杏发散渗湿同施，则风湿尽除。方中加以萆薢清热利湿；土茯苓燥湿消肿通利关节；羌活、蚕砂祛风除湿，活血通经，白芷、蝉蜕祛风散邪，相辅相成，共奏清热利湿、祛风除湿之效。

案四：寒湿痹阻证

肖某涛，男，71岁，湖南邵阳人，2018年9月3日就诊。主诉：右肩疼痛乏力20天。诉20天前无明显诱因出现右肩疼痛伴见乏力，遇寒及天气变化时疼痛加重，自行未予特殊处理，病情逐渐加重。既往无特殊疾病史，现来求中医诊治。现症见：右肩疼痛，乏力，活动不利，稍有麻木感，畏寒，喜暖，纳可，夜寐不安，二便调。舌淡红，苔薄白，脉弦细。BP：136/85mmHg。本院肩关节X线示：未见明显关节病变。ECG：正常心电图。

西医诊断： 肩周炎。

中医诊断： 颈肩痛。

辨证： 寒湿痹阻。

治法： 温阳散寒，祛湿通络。

处方： 黄芪桂枝五物汤加减。

黄芪 40g，桂枝 10g，白芍 10g，地龙 10g，丹参 15g，制川乌 5g，羌活 10g，川牛膝 10g，安痛藤 10g，桑枝 10g，茯苓 10g，甘草 3g，当归 10g。

15 剂，水煎服，日 1 剂，早晚 2 次温服。

2018 年 9 月 24 日二诊：患者诉服上药后症状明显缓解，现右肩稍疼痛，可忍受，稍乏力，关节仍活动不利，无明显麻木感，稍畏寒，纳寐可，二便调。舌淡红，苔薄白，脉弦细。效不更方，前方去川乌，加蒲黄 10g，葛根 20g，再进 14 剂。

2018 年 10 月 22 日三诊：患者诉现无明显关节疼痛，关节活动可，无乏力感，无明显畏寒怕冷，纳寐可，二便调。舌淡红，苔薄白，脉细。药已效，前方再进 7 剂巩固后效。

病案分析： 本例为寒湿痹阻证，黄芪桂枝五物汤是治疗营卫虚弱，血脉痹阻的方药，本案中对其进行加减使原方变成了温阳散寒、祛湿通络之方。本病使用黄芪桂枝五物汤加减体现了治病求本的特点。本病中其本在于病人正气不足，因而外邪侵袭肌表时正气不能固护肌表，导致本病发生。故本案中，重用黄芪大补肺脾之气，以扶正御邪；桂枝发散风寒，温阳通痹，助黄芪温阳通卫；黄芪得桂枝，固表不留邪，桂枝得黄芪，散邪而不伤正气；芍药养血和营，与桂枝配伍调和营卫；川乌散寒祛湿，助黄芪桂枝温阳通痹；丹参、地龙、当归养血活血，使血行而痹除；羌活、川牛膝、安痛藤、桑枝、茯苓祛风除湿。甘草调和诸药。患者年老，年老者体质多弱，难以耐受药物的攻伐，故二诊时去大辛大热之川乌。患者仍关节活动不利，因此加用葛根疏利关节、蒲黄化瘀通络。三诊时患者病情基本已愈，为防再复，继服 7 剂收尾，以固后效。纵观本病，虽患者症状主要为关节疼痛，但症见乏力，且年老，舌淡苔薄白，脉细，可知本病之本为体虚。方药对证，故有良效。

案五：脾胃气虚，风湿在表证

廖某，女，54 岁，2016 年 5 月 3 日就诊。主诉：四肢小关节游走性疼痛半月余。患者诉半月前淋雨后出现手指关节疼痛，伴有少许麻木，未予重视及处理，后逐渐出现足趾关节疼痛，自觉在阳光照射下关节疼痛加重，今为求进一步治疗前来就诊。现症见：四肢小关节游走性疼痛，伴有麻木感，无僵硬感，偶有腰背部疼痛，胃脘部隐痛，胸脘痞闷，恶心欲呕，面色萎白，语声低微，气短乏力，食少便溏，干咳有痰鸣，痰不易咳出，夜寐不安，噩梦扰，小便可，大便溏，2 ~ 3 次 / 天，舌淡苔白腻，脉浮弱。本院检查：血常规、风湿全套、CRP、肝肾功能正常。

西医诊断：关节痛查因。

中医诊断：痹证。

辨证： 脾胃气虚兼风湿。

治法： 益气健脾，解表祛湿。

处方： 麻杏苡甘汤合六君子汤加减。

麻黄 6g，苦杏仁 10g，薏苡仁 20g，茯苓 10g，陈皮 9g，法半夏 10g，白术 10g，党参 10g，苍术 10g，羌活 10g，白芷 10g，木香 10g，川贝母 10g，甘草 3g 。

7 剂，水煎服，日 1 剂，早晚 2 次温服。

2016 年 5 月 10 日二诊：患者诉四肢小关节疼痛较前减轻，仍有麻木感，面色萎白，语声较前有力，乏力仍在，无咳嗽咳痰，小便可，大便溏，1 ~ 2 次 / 天，舌淡苔白腻，脉浮弱。药已既效，效不更方，前方继服 7 剂。

2016 年 5 月 10 日三诊：患者诉晨起偶有关节痛，少许麻木，面色较前有光泽，精神较前明显好转，纳可，寐安，二便调。

病案分析： 本病属脾胃气虚证兼风湿在表证，患者淋雨后出现手指关节疼痛，风湿系于表，阻滞经络，气血运行不利，卫阳不充，风湿之邪乘虚而入，致四肢关节疼痛。湿邪侵袭肌表，郁而化热，故关节受到太阳照射时疼痛加重；脾主运化，胃主受纳。脾胃气虚，纳化失职，故食少便溏；气血生化不足，脏腑组织失养，故面色萎白，语声低微，气短乏力。舌淡、苔白腻、脉浮弱，均为风湿在表兼脾胃气虚证的表现。方中党参，补益脾胃之气，为君药；白术甘温而兼苦燥之性，甘温补气，苦燥健脾，与党参相协，益气健脾之力显著，为臣药；茯苓甘淡，健脾渗湿，与白术相伍，前者补中健脾，后者渗湿助运，走而不守，二者相辅相成，健脾助运相得益彰，共为佐药；半夏辛温而燥，为化湿痰之要药；陈皮既可理气机除胸脘痞闷，又能止呕以降胃气，还能燥湿化痰以消湿聚之痰，所谓“气顺痰自消”，加用川贝母润肺化痰；麻黄疏风散邪，除湿温经；杏仁宣肺卫之表，充卫通阳；薏苡仁除湿祛风，兼能运脾化湿；木香行气止痛；苍术既可燥湿健脾又可祛风散寒，缓解关节疼痛；羌活解表散寒、祛风除湿；白芷祛风止痛；甘草益气，合党参、白术可加强益气补中之力，又能调和方中诸药。全方共奏益气健脾、解表祛湿之功。

第二节 腰腿疼

腰腿疼是指因外感、内伤或挫闪，导致腰部气血痹阻不通或失于濡养所致的以腰部疼痛、重着甚则屈伸不利，或连及一侧或双侧下肢疼痛、麻木甚则不能行走为主要表现的风湿病。本病常与居住环境阴冷、长期劳损及跌仆闪挫等相关，可分为急性和慢性。急性腰腿疼病程较短，症状较重，轻微活动即可引起疼痛加重，常伴有活动受限；慢性腰腿疼病程较长，病情反复，疼痛以隐痛酸痛为主，常因劳累或天气变化等而加重。古代医籍中关于腰腿疼的论述颇多，《内经》最早提出“腰痛”病名，后又有“肾着、腰强、腰痹、腰腿痛、股痛”等描述。西医学的腰椎间盘突出、腰肌劳损、腰肌纤维炎等均可参照本节。

腰腿疼的致病因素有内因和外因，一般认为内因多与肾气亏虚，痰饮内阻，瘀血阻滞等有关，外因多与感触风寒之邪，跌仆闪挫等有关。如《圣济总录》："论曰腰者一身之要，屈伸俯仰，无不由之，或风寒所客，或肾气损伤，使筋脉拘急，动摇转侧不得，故腰痛也。"患者先天禀赋不足，或劳累过度，或年老久病，或房劳产后等，致肾气亏虚，腰部肌肉、筋脉失于濡养，而致本病；患者久居冷湿之地，或涉水冒雨等，致风寒湿等邪入侵，留着腰部，致腰部经脉阻滞，或长夏之际，湿热交蒸，或寒湿蕴积日久化生湿热，阻遏经脉，伤及腰府，发为本病；患者跌仆闪挫，或长期劳损，损伤经脉气血，腰部筋脉痹阻，发为本病。本病病位在腰部，可涉及至腰背及下肢，与肾、肝、脾等脏腑关系密切。因致病因素的不同可分为外感与内伤腰痛，病机分别为外邪阻滞经络，气血运行不畅，或肾虚精亏，腰府失于濡养。治疗原则根据外感内伤的不同当分标本虚实论治，外感腰痛根据病因的不同分别予以温经通络止痛、清热利湿通络止痛及活血祛瘀通络止痛；内伤腰痛治益补肾固本，虚实错杂时应辨清主次，标本兼顾。腰腿疼的转归及预后与病因、素体强弱等因素有关。若得到及时正确治疗，一般预后较好；若治疗不及时或不当，病情迁延，日久不愈易反复；若病久伤及筋骨，致腰部畸形，或内舍脏腑，则预后较差。

黄政德其在临床实践中发现脾胃在腰腿疼的发病中占有重要地位，分别体现在以下两点：①脾胃气虚：脾主运化，胃主受纳腐熟水谷，其所化生的精微部分化为精气血内养五脏六腑，外养四肢百骸、皮毛筋肉。肾为先天之本，所藏先天之精有赖于后天之精的充养，而腰为肾之府。若脾胃化源充足，则肾经自盛；若脾胃气虚，运化功能减退，则腰部失养，不荣则痛。治疗上可予以升阳益胃汤、补中益气汤、玉屏风散、异功散等健脾益气。②痰湿内生：脾胃为气血生化之源，亦为气机升降之枢纽，在水液代谢中起着重要作用。脾喜燥恶湿，为生痰之源。若因外感、饮食不节、情志不畅等因素损伤脾胃，其运化输布功能失常，则水湿内生，聚而成痰，痰湿留滞关节，经络阻闭不通，不通则痛。治疗上可予以二陈汤、六君子汤、参苓白术散等健脾祛湿，若湿聚成痰，可予以温胆汤理气和胃，化痰祛湿。

黄政德临证用药特色：若腰痛以冷痛为主，伴有大便质稀，完谷不化等，可予附子理中汤加减以温中散寒，如附子、人参、白术、干姜等；若腰痛以重着疼痛为主，伴有平素痰多，食少呃逆，便溏等，加党参、白术、茯苓、半夏、薏苡仁等健脾利湿；若腰痛疼痛重着而热，伴有身体困重，小便短赤，加苍术、黄柏、薏苡仁等清利湿热；若腰痛日久，可加桃仁、红花、地龙、全蝎等活血化瘀，搜风通络。

案一：脾胃亏虚，湿邪阻络证

王某某，女，67 岁，2017 年 10 月 6 日初诊。主诉：腰痛 4 月余。现病史：患者诉 4 个月前因弯腰搬重物后出现腰痛，症状渐加重，伴有左侧小腿疼痛麻木，蹲起站立时症状加重，于当地医院行腰椎 CT 检查示：L3、4 椎间盘突出，予以对症处理后（具体不详）症状稍有好转，但每因劳累及天气变化加重，症状反复，今为求进一步治疗就诊于我院。现症见：腰部及左侧小腿疼痛，伴有左下肢麻木，腰部发冷，行走不受限，食欲欠佳，偶有呃逆，乏力，夜寐尚可，小便调，大便偶有不成形，舌淡胖尖红，苔薄黄，脉沉滑。

西医诊断：腰椎间盘突出症。

中医诊断：腰痛。

辨证：脾胃亏虚，湿邪阻络。

治法：健脾益胃，清热除湿。

处方：升阳益胃汤合四妙散化裁。

黄芪 30g，白术 10g，防风 10g，茯苓 10g，党参 10g，苍术 10g，川牛膝 15g，白芍 10g，法半夏 10g，独活 10g，地龙 10g，黄柏 10g，薏苡仁 20g，甘草 3g。

14 剂，水煎服，日 1 剂，早晚 2 次温服。

2017 年 10 月 20 日二诊：服上药后腰痛及小腿疼痛较前减轻，麻木缓解，纳食较前好转，寐可，二便正常。继服 14 剂。

病案分析：脾胃为机体精气血津液化生之源，亦为气机升降之枢纽，在水液代谢中起着重要作用。脾喜燥恶湿，易为湿困，为生痰之源。若因外感、饮食不节、情志不畅等，损伤脾胃，不能正常腐熟运化、输布水谷，则水湿内生，郁久化热，聚而成痰，流于肾经，经气不利可致腰痛。《续名医类案·腰痛》载："裴兆期治一人腰痛……乃胃中湿痰之候也……此盖湿痰乘气静而陷于腰胯之间，故作痛。"故治疗上应注重健脾益胃，清热除湿，湿邪除则腰痛愈。从患者舌脉来看，中焦亏虚，湿气内盛，郁久化热，故用升阳益胃汤合四妙散加减，方中重用黄芪甘温补气，党参、白术、甘草益气健脾和中；防风、独活祛风除湿；法半夏、茯苓、黄柏、苍术燥湿健脾、清利湿热；薏苡仁入阳明胃经祛湿热而利筋络，白芍养血和营，地龙搜风通络，牛膝补肝肾兼领诸药之力以直入下焦。诸药相辅相成，共奏健脾益胃、清热除湿之效。

案二：脾阳虚证

郑某，女，57岁，2016年5月9日就诊。主诉：腰痛伴双下肢冷痛10余天。患者10天前无明显诱因出现腰痛伴双下肢冷痛，疼痛难忍，弯腰、下蹲时活动受限，行动不便，自行予以膏药贴敷（具体不详），症状无明显缓解。为求进一步诊治，遂来我院就诊。现症见：腰痛，伴双下肢冷痛，疼痛难忍，弯腰、下蹲时活动受限，行动不便，触之双下肢肤温正常，寐不安，纳尚可，小便可，大便秘结，舌红，苔薄白，边有齿痕，脉弦。本院腰椎X线示：①腰椎退行性变；②L2、3、4、5椎间改变，不排除椎盘病变可能。本院胸部X线示：胸骨处可见1×5cm高密度影，建议行CT检查，排除占位性病变可能。

西医诊断：腰椎退行性变。

中医诊断：腰痛。

辨证：脾阳虚。

治法：温补脾阳，益气和血，散寒止痛。

处方：黄芪桂枝五物汤合附子理中汤加减。

黄芪 30g，白术 10g，防风 10g，桂枝 10g，地龙 10g，熟附子 9g，西党参 15g，当归 10g，云茯苓 15g，白芍 10g，甘草 3g，五味子 5g。

7 剂，水煎服，日 1 剂，早晚 2 次温服。

2016 年 5 月 16 日二诊：患者症状明显改善，腰部仍有疼痛，无活动受限，双下肢无冷痛，无活动受限，纳寐可，二便调，舌淡红，苔薄白，舌边仍有齿痕，患者病情较前好转，提示药已中病，前方减附子至 6g，加茯苓至 20g，继服 7 剂。

2016 年 5 月 23 日三诊：患者腰部无明显疼痛，无活动受限，双下肢无冷痛、无活动受限，纳寐可，二便调，舌淡红，苔薄白，舌边无明显齿痕，患者无明显疼痛，停药。嘱患者注意避寒湿、畅情志。

病案分析：本例患者属脾阳虚，脾阳受损，脾主运化功能受损，外感寒邪，寒邪阻滞经络，以至气血运行不畅，不通则痛，故温补脾阳之时，还应注重益气和血，散寒止痛，方选附子理中汤合黄芪桂枝五物汤化裁。方中黄芪甘温益气，与桂枝配伍，益气温经，和血通痹，白芍养血和营，与桂枝合用调表里而和营卫，当归和血通痹，附子补虚回阳，温中散寒，白术、茯苓健脾益气，调理脾胃，改人参为党参，党参性甘，味平，较人参补益温和，以免过于伤阴。除此之外，加用防风，以胜湿止痛并祛表之邪，五味子滋阴生津，地龙为引经药，引诸药通达病所，并通利经络。诸药配伍，温补脾阳、益气和血、散寒止痛功效显著。

案三：脾肾两虚证

李某，男，46岁，初诊：2017年12月28日。主诉：腰部疼痛半年。患者诉近半年来出现腰部两侧疼痛，伴坠胀不适，不能久坐，休息后减轻，每遇劳累、寒冷或阴雨天气加重，甚则活动受限，须以手按摩或热敷可起身，于外院行腰椎X片检查未见异常（具体不详），自贴膏药可缓解，但反复发作。现症见：腰部酸痛，两侧肌肉为主，伴坠胀不适，无活动受限，平素怕冷，四肢末端不温，纳食一般，食后腹胀，夜寐可，小便正常，大便质稀，舌淡，苔薄白，脉细。

西医诊断：慢性腰肌劳损。

中医诊断：腰痛。

辨证：脾肾两虚。

治法：补益脾肾，通络止痛。

处方：补中益气汤加减。

黄芪30g，党参15g，白术10g，陈皮10g，桂枝10g，附子9g，当归10g，杜仲10g，升麻10g，鸡血藤15g，牛膝15g，甘草3g。

10剂，水煎服，日1剂，早晚2次温服。

2018年1月12日二诊：患者症状明显改善，腰部稍有疼痛，坠胀缓解，四肢末端稍冷，二便调，舌淡红，苔薄白，脉细，患者病情较前好转，提示药已中病，继服 14 剂。

病案分析：《续名医类案·腰痛》载："腰痛数年不愈……乃胃气虚之证。"患者因职业关系长期处于坐位，"久坐伤肉"，中气亏虚，气机失常，气陷于下，故腰胀坠不适，休息后症状缓解，劳累时症状加剧。腰为肾之府，肾藏先天之精有来后天之精的充养，故脾虚日久累及于肾，形成脾肾两虚证，以脾虚为主。治疗脾气虚腰痛，黄政德选用补中益气汤加减以补益脾肾，通络止痛。方中黄芪、党参、白术、甘草甘温益气，补益脾胃；陈皮调理气机；当归补血和营；少入升麻协助益气之品以升提下陷之中气；附子温补脾肾，桂枝味辛而性温，辛能发散，温能通络；肾气充足有利于脾气之健旺，故加牛膝、杜仲补益肾气；气为血帅，脾虚则推动气血运行功能降低，故加鸡血藤行瘀通络。诸药合用，气机顺畅，脾气得旺，故奏奇功。

案四：脾气虚证

胡某，女，60 岁，2018 年 7 月 9 日就诊。主诉：腰部疼痛 2 年，加重 1 个月。患者诉 2 年前无明显诱因出现腰部疼痛，每于天气变化时加重，未行治疗，1 个月前自觉腰部疼痛逐渐加重，甚则影响活动，伴有双下肢麻木，双膝疼痛，为求进一步治疗前来我院就诊。现症见：腰部疼痛，以酸痛为主，双膝关节疼痛，活动及变天时关节疼痛加重，休息后可稍缓解。少气懒言，语声低微，面色萎黄，神疲乏力，气下坠息，形体消瘦，纳差便溏，易汗出，小便可，夜寐欠安，舌淡红，苔薄白，脉细弱。2018年7月9日本院检查：血常规、风湿全套、CRP、肝肾功能正常。X线：双膝关节退行性改变。腰椎CT：①腰椎退行性变；② L3、4椎间盘突出。

西医诊断：①腰椎间盘突出；②骨关节炎。

中医诊断：腰痛。

辨证：脾气虚证。

治法：健脾益气，通络止痛。

处方：补中益气汤加减。

黄芪30g，白芍10g，当归10g，白术10g，茯苓15g，陈皮9g，升麻5g，柴胡10g，党参15g，天麻10g，生地10g，甘草3g，鸡血藤10g，薏苡仁10g。

10剂，水煎服，日1剂，早晚2次温服。

2018年7月20日二诊：患者诉四肢关节痛程度较前缓解，精神较前好转，纳可，寐安，小便可，大便偶有便溏。舌淡红，苔薄白，脉细弱。药已既效，效不更方，前方继服7剂。

2018年7月28日三诊：患者诉天气变化时关节疼痛较前缓解，乏力、气虚较前缓解，纳可，寐安，小便可，大便正常。舌淡红，苔薄白，脉弱较前有力。患者现脾胃已顾护，气血生化充足，濡养四肢，四肢关节疼痛得已缓解，今可加用青风藤祛风湿、通经络，进一步缓解关节疼痛。

病案分析：本例本质属脾气虚证，患者脾胃虚弱，生化失源，无法濡养四肢，故四肢关节痛；腰为肾府，先天之精亦有赖于后天之精的充养，故脾虚腰痛；后天之本缺乏，脏腑组织失养，则少气懒言，语声低微，面色萎黄，形体消瘦，纳差便溏；中虚不升，水谷精微不能上输，则神疲乏力，气坠下息，故选补中益气汤加减，健脾益气，通络止痛。方中黄芪甘温质轻，入脾肺二经，一则补中益气，升阳举陷，二则补肺实卫，固表止汗，重用为君药。党参（代替人参）、白术健脾益气，增强黄芪的药力，同为臣药。气虚日久，常损及血，故配伍当归养血合营，气虚易滞，配陈皮理气行滞，兼以补气防壅，俱为佐药。佐使升麻、柴胡，协助益气之品以升提下陷之气。辅以生地、白芍滋敛阴而止痛，天麻、鸡血藤舒经通络止痛，茯苓、薏苡仁增强健脾益气之功；炙甘草健脾益气，协调诸药。

第三节　四肢麻木

麻木是指肌肤感觉异常或知觉障碍，不知痒痛，麻木不仁的一种症状，见于四肢者称为四肢麻木。“麻”指感觉肌肉内有如虫行感，按之不止，“木”指皮肤无痛痒感觉，按之不知，掐之不觉，如《医学正传》曰：“麻者，非痒非痛，……唧唧然不知痛痒，如绳扎缚初松之状。”《医学入门》曰：“木者，不痒不痛，按之不知，搔之不觉，如木之厚。”临床上，麻与木常并见，有“麻为木之微，木为麻之甚”之说，故通称“麻木”，又有“不仁、麻痹、着痹、麻木痹”等病名。临床以四肢肌肤麻木不仁为特点，常伴有肢冷不温，遇寒加重，或倦怠乏力，面色无华，劳累后加重等特点。

麻木在《黄帝内经》中最早出现，被称为“不仁”，多作为“痹病、中风、脚气”等疾病的一个症状出现，而《丹溪手镜》首次将“麻木”作为一个病证名列出，明代以后诸多医家把“麻木”作为独立疾病进行论治。麻木的形成不外乎“虚、邪、瘀”三方面，患者素体血虚，产后病后或饮食劳倦，气血亏虚，肌肤经脉失养发为本病；或气血亏虚，卫外不固，风、寒、湿等外邪乘虚而入，客于肌表经脉，使气血运行受阻，发为本病；或情志不遂，气机郁滞，气血运行不畅，痰瘀内生，发为本病。其基本病机为气血亏虚或气血郁滞，气血不能通达束养肌腠，致肢体肌肤失养。本病病位在肢体、肌肤，与肝、脾、肺等脏腑关系密切。病理性质属虚实夹杂，为本虚标实之证。如顾靖远《顾松园医镜》曰：“麻木之症……亦有因气虚，因血少，因气滞，因死血，因湿痰之不一，各有的症可凭。”麻木虽常并称，但两者又存在一定的区别。本病初起，多以麻为主证，若未能及时治疗或治疗不当，则可由麻致木，在病理上，麻多属气病，气虚为本，风痰为标，木则多为气病及血，常夹湿痰瘀血，所谓“气不至则麻”“血不荣则木”。麻木的诊治应当注重早期治疗，见微知著，顾靖远《顾松园医镜》强调：“大抵痹而知痛知痒者易治，不痛不仁者难医，又宜图之于早。”

黄政德其在临床实践中常常化裁黄芪桂枝五物汤以治疗麻

木证属气虚血滞者，并获得良好临床疗效。黄芪桂枝五物汤出自《金匮要略·血痹虚劳病脉证并治第六》篇，原文载："血痹阴阳俱微，寸口关上微，尺中小紧，外证身体不仁，如风痹状，黄芪桂枝五物汤主之。"黄芪桂枝五物汤由黄芪三两、桂枝三两、白芍三两、生姜六两、大枣十二枚组成。方中以黄芪为君，取其甘温补气之功，因"黄芪一源三派，浚三焦之根，利营卫之气，故凡营卫间阻滞，无不尽通"（《本经疏证》）。桂枝有通达之性，味辛而性温，辛能发散，温通卫阳，且桂枝又兼具甘味，能疗虚损不足，一物而两擅其功。芍药酸微寒，有养血敛阴和营之功，能通血分之郁滞，与桂枝配伍，一阴一阳，一收一散，调和营卫，共为臣药。佐以倍量之生姜，取其辛温宣散，走而不守，通畅营卫之功，助黄芪与桂枝温通经脉。《神农本草经·中经·卷二》言干姜"能除皮肤间结气"，而"生者尤良"。使以甘温之大枣，养血益气，顾护脾胃，兼以调和诸药。全方药仅五味，但温、补、通、调并用，共奏益气通阳、和营行痹之效。

黄政德临证用药特色：若倦怠乏力，劳则加重，气虚明显者，重用黄芪，或加补中益气汤，用药如党参、人参、升麻、甘草、柴胡、茯苓、白术等；若气虚以脾胃症状明显者，见有胃脘痞闷，嗳气，食后饱胀等症，加香砂六君子汤，用药如党参、白术、茯苓、陈皮、法半夏、木香、砂仁、甘草等；若脾阳不振或脾肾阳虚者，加苓桂术甘汤、实脾饮以温阳健脾，用药如白术、茯苓、桂枝、附子、肉桂、厚朴、木瓜等；若伴见面色无华，心悸不寐，健忘者，加四物汤，用药如当归、熟地、川芎、茯苓、白术、香附、甘草等；若气滞血瘀者，加红花、桃仁、牛膝、川芎、丹皮、郁金等；若上肢症状明显者，可加桑枝、桂枝、姜黄等引药达于上肢；若下肢症状明显者，可加牛膝、木瓜等引药达于下肢。

案一：脾胃虚寒，气虚血滞证

张某，女性，32岁，2016年4月25日就诊。主诉：双下肢麻木伴双膝关节冷痛2周。现症见：无明显诱因反复出现双下肢麻木、双膝关节冷痛，伴双上肢关节发凉，背部有冷感，腹胀，晨起反酸水，食纳不佳，夜寐不安，不易入睡，小便正常，大便不成形，平素易腹泻，舌淡，边有齿痕，苔薄黄，脉弱。

中医诊断：麻木。

辨证：脾胃虚寒，气虚血滞证。

处方：附子理中汤合黄芪桂枝五物汤加减。

黄芪30g，桂枝10g，白芍10g，怀牛膝20g，熟附子10g，白术10g，安痛藤15g，川芎10g，当归10g，地龙10g，丹参15g，甘草3g，大枣3枚，自备生姜3片。

14剂，水煎服，日1剂，早晚2次温服。

2016年5月16日二诊：患者诉服上药后症状缓解，双膝关节冷痛较前减轻，仍有左上肢关节发凉疼痛，腹胀，食欲一般，体重下降，夜寐可，小便正常，大便时有质稀，舌淡，苔薄白，脉弱。药已既效，效不更方，患者食欲不佳，体重下降，加红参 10g，患者左上肢关节发凉疼痛，加姜黄 10g，再进 10 剂。

2016 年 6 月 6 日三诊时：患者症状明显改善，已停药，前来续方，现偶有双膝发冷，纳寐可，小便可，大便偶有质稀。舌淡，苔薄白，脉细。药已中病，前方去安痛藤、姜黄继进 14 剂以善后。

病案分析：本例属麻木之脾胃虚寒，气虚血滞之证，附子理中汤合黄芪桂枝五物汤是温中散寒、益气通阳、和营行痹之良方。患者素体脾胃虚寒，不能温煦，故食纳不佳，大便质稀，易腹泻；阳不温散，阴寒内生，故形寒肢冷；胃不和则卧不安，故夜寐欠佳，舌淡，边有齿痕，脉弱亦为脾胃虚寒之表现，故选用附子理中汤温中散寒。方中附子温补脾肾，白术健脾燥湿，甘草和中补土，生姜散寒温中，郑钦安《医理真传》中云："非附子不能挽救欲绝之真阳，非姜术不能培中宫之土气"，诸药配伍，治疗中下焦虚寒之证。脾胃为后天之本，脾胃虚寒则气血生化乏源，气血亏虚，或气虚鼓动无力，血行不畅，气虚血滞，而致肢体肌肤失养，则见肢体麻木，治疗上选用黄芪桂枝五物汤加减益气通阳、和营行痹。方中重用黄芪为君，取其甘温补气之功，凡营卫阻滞，无不尽通。桂枝味辛而性温，辛能发散，温能通阳，白芍酸微寒，有养血敛阴和营之功，能通血分之郁滞，与桂枝配伍，一收一散，调和营卫，共为臣药。生姜辛温宣散，通畅营卫，大枣养血益气，顾护脾胃，当归补血活血，川芎、丹参行气活血，地龙、安痛藤通经活络。全方配伍，共奏温中散寒、益气通阳、和营行痹之效。

案二：肝郁脾虚证

桂某方，女，53岁，2016年9月12日就诊。主诉：四肢远端麻木半年余。现病史：患者诉半年前无明显诱因出现四肢远端麻木，时轻时重，无疼痛，无活动受限，休息时明显，活动后稍减轻，未经诊治。既往史无特殊。现症见：四肢远端麻木，双上肢尤甚，无疼痛感，无活动受限，休息时明显，活动后稍减轻，平素性情急躁，伴有头晕乏力，口干口苦，晨起尤甚，偶有反酸，食欲欠佳，夜寐安，小便正常，大便质稀。舌淡红有齿痕，苔白，脉细。

中医诊断：麻木。

辨证：肝郁脾虚。

治法：疏肝解郁，养血健脾。

处方：逍遥散加减。

柴胡10g，白芍10g，西洋参10g，当归10g，川芎5g，熟地15g，法半夏 10g，降香10g，木香10g，甘草3g，白术10g。

14剂，水煎服，日1剂，早晚2次温服。

2016年9月26日二诊：患者诉四肢远端麻木感明显减轻，仍以休息时为主，活动后稍减轻，无疼痛，无活动受限，无明显头晕头痛，无明显口干口苦，偶有反酸，食欲可，夜寐安，二便调。舌淡红，苔薄白，脉细。患者病情较前明显好转，药已既效，效不更方，前方继服 7 剂，巩固疗效。

病案分析：本例属肝郁脾虚证。肝喜条达而恶抑郁，体阴而用阳，为藏血之脏，患者心情急躁，肝气失条达，肝体失柔和，肝郁血虚，经络运行不畅，故出现四肢远端麻木，头晕乏力；肝木为病，木乘脾土，易于传脾，脾胃虚弱，故食纳不佳，反酸，方选逍遥散加减，疏肝解郁，养血健脾。方中柴胡苦，微寒，入肝胆经，疏肝解郁，使肝气得以调达，为君药，当归养血和血，白芍养血敛阴，柔肝缓急，共为臣药，三药同用，补肝体而助肝用，使血和则肝和，血充则肝柔。肝病传脾，故加白术、法半夏健脾燥湿，木香健脾行气，使运化有权，气血有源，熟地、西洋参益气滋阴补血，加川芎、降香活血行气，使补而不滞，炙甘草益气补中，缓肝之急。诸药配伍，共奏舒肝解郁、养血健脾之效。

案三：气血亏虚，风寒侵袭证

陈某，女性，50 岁，2018 年 5 月 7 日初诊，湖南岳阳人。自诉近 10 年来无明显诱因反复出现左上肢发凉，伴有麻木感，劳累后头晕伴胀痛，颈部酸胀，于当地诊所予以中药汤剂（具体不详）、针灸治疗，未见明显疗效，近日自觉症状加重，遂于我院门诊诊治。既往史未见特殊。刻下：左上肢发凉伴麻木感，头晕伴头部胀痛，颈部酸胀感，每于阴冷天气加重，精神一般，易疲劳，乏力，睡眠欠佳，多梦，食欲欠佳，二便可。

舌淡红，边有齿痕，苔白稍腻，脉细缓。

中医诊断： 麻木。

辨证： 气血亏虚，风寒侵袭证。

治法： 益气健脾，养血通络，祛风散寒。

处方： 八珍汤加减。

黄芪 30g，党参 15g，白术 10g，茯苓 10g，当归 10g，川芎 10g，白芍 10g，熟地黄 15g，升麻 10g，白芷 10g，细辛 3g，桑枝 10g，羌活 10g，甘草 3g。

7 剂，水煎服，日 1 剂，早晚 2 次温服。

2018 年 5 月 16 日二诊：患者服上药后左上肢发凉感明显好转，麻木感稍减轻，头晕胀痛感明显好转，仍有颈部酸胀感，纳寐尚可，二便调。舌淡红，苔稍白，脉细缓。药已既效，效不更方，患者左上肢发凉感好转，去细辛、白芷、羌活，患者颈部酸胀，加葛根 10g，再进 10 剂。

病案分析： 本例患者病程长，病情缠绵难愈，属气血亏虚，风寒侵袭之证。患者年过半百，食欲欠佳，舌淡红边有齿痕，苔白稍腻，为脾气虚弱之象。脾为后天之本，气血生化之源，气血的生成与运行都与脾的生理功能密不可分，脾虚则气血亏虚，气虚则难以推动精微物质运行，精微物质难以输布四肢及头面，肌肤经脉失养，则出现肢体麻木，头面部失养，则出现头晕伴胀痛；气血亏虚，卫外不固，风寒等外邪乘虚而入，客于肌表经脉，使气血运行受阻，邪气留滞于颈部，则出现颈部的酸胀，留滞于肢体，则出现肢体发凉；心血不足，心神失养则出现睡眠欠佳，多梦；脾主运化水湿，喜燥恶湿，脾虚易生湿，湿则进一步困脾，使病情缠绵难愈。综合患者症状体征分析，本例患者可从脾论治，采用八珍汤加减，益气健脾，养血生血，以扶正祛邪。此方使用黄芪、党参、白术、甘草健脾益气，当归、川芎、白芍、熟地黄养血活血，以扶助正气为本；脾虚生湿，遂予以茯苓助白术健脾祛湿；患者气血亏虚，卫外不固，风寒等外邪乘虚而入，客于肌表经脉，故予以细辛、白芷、羌活解表散寒，祛风通络，辅以桑枝引药达于上肢，升麻升举透发，引药向上达表。诸药配伍，总以益气健脾，养血通络，祛风散寒为要，从而药到病除，治疗效果明显。

案四：气血亏虚证

周某阳，女，43岁，初诊：2016年6月13日。主诉：反复双手指关节麻木疼痛2年余。患者自诉2年来无明显诱因反复出现双手指关节麻木、疼痛，偶有肿胀，双手指近端指间关节畏寒明显，受凉后关节活动不畅，取暖后可自行恢复。曾于湘雅医院就诊，具体诊断及治疗不详，予以抗炎、止痛等对症处理后症状缓解，但仍反复发作，秋冬季节尤甚，暂未予其他特殊处理。现症见：双手指关节疼痛麻木，伴颈椎、双肩关节少许疼痛不适，时有双下肢麻木感，活动尚可。食纳可，夜寐欠安，易惊醒，小便正常，大便时稀，否认腹泻、腹痛等不适。舌红，苔薄黄，脉弦细。

中医诊断：麻木。

辨证：气血亏虚证。

治法：益气温经，荣血通痹。

处方：黄芪桂枝五物汤并四物汤加减。

黄芪30g，桂枝10g，白芍10g，地龙10g，姜黄10g，当归10g，丹参15g，川芎5g，防风10g，白术10g，甘草3g。

14剂，水煎服，日1剂，早晚2次温服。

2016年6月27日二诊：患者自诉双手指仍有疼痛麻木、怕冷明显好转，双下肢未诉明显麻木、酸胀等不适，颈肩部仍有少许胀痛，余未诉特殊不适。食纳可，夜寐一般，大小便正常。加用葛根30g，余同原方，继服14剂。

病案分析：本病同属气血亏虚，运化无力，以致局部不荣麻木疼痛，以黄芪桂枝五物汤为基础方，益气补血通痹。患者老年女性，舌红，苔薄黄，脉弦细，为素体气血亏虚，虚热内生的表现，而体内生虚热病位多在肝经，故用丹参滋阴清热，又从地龙搜风通络。患者以上肢麻木、疼痛为主，故用姜黄引药上行，且可祛风邪。气、血、阴、阳互为根本，相互化生，故加用当归、川芎、白芍组成的四物汤，补血活血的基础上再加用葛根升发清阳，舒筋通络，则颈椎、颈肩部的疼痛不适得舒。

案五：湿热痹阻证

黎某某，男，70岁，长沙本地人，2016年6月14日就诊。

主诉：骶尾部疼痛伴右下肢疼痛、麻木20余年。患者诉20年来反复出现骶尾部疼痛，疼痛甚时伴右下肢麻木疼痛，服用中药（独活寄生汤加减）后症状有所减轻，但易反复。既往有痛风病史。现症见：右下肢麻木、疼痛，骶骨部疼痛，颈根胀，耳鸣，视物模糊，食纳可，夜寐安，大便不成形，小便正常。舌暗红，苔白腻，脉弦滑。

中医诊断：麻木。

辨证：湿热痹阻证。

治法：清热利湿，舒筋通络。

处方：四妙散加减。

黄柏10g，苍术10g，川牛膝15g，薏苡仁20g，萆薢10g，蚕砂10g，安痛藤15g，地龙10g，独活10g，白芷10g，威灵仙15g，甘草3g。

14剂，水煎服，日1剂，早晚2次温服。

2016年6月28日二诊：患者服上药后症状较前明显好转，仍有耳鸣，视物模糊，食纳可，夜寐安，大小便正常。药已既效，效不更方，再进14剂。

病案分析：本例患者年70，脏腑亏虚，尤以肾精亏虚为主，故见年龄相关性的耳鸣、视物模糊。患者久居长沙，地处南方，气候潮湿，加之饮食口味重且脾气渐衰，易生内湿，故内外合湿。湿邪为阴邪，其性趋下，流注骶部及下肢则见重着疼痛；湿性黏腻，阻滞经络气血运行，则见麻木；湿滞脾胃，郁而化热，则见暗红舌白腻苔，脉象亦符。四妙散出自清代张秉成所著的《成方便读》，组方主要包括黄柏、苍术、薏苡仁、牛膝，诸药合用，能够起到清热利湿、舒筋通络的功效：黄柏苦以燥湿，苦寒入下焦；苍术苦温燥湿；薏苡仁既甘淡利湿又可清热；牛膝补肝肾、强筋骨，同时还可以通血脉而利关节。本方将怀牛膝改为川牛膝，活血通经之力更强，同时还可以起到引药下行的作用，以便直达病所。萆薢归肾、胃经，利湿去浊，祛风除痹；威灵仙祛风除湿、通络止痛，尤其善治痛风顽痹；蚕砂、安痛藤、独活善治风湿痹痛；地龙长于通行经络，用于多种原因引起的经络阻滞、血脉不畅、肢节不利之证；再加白芷祛风燥湿，消肿止痛，以解颈部胀痛；甘草调和诸药。故全方总以清热利湿、舒筋通络为要。诸药配伍，确有良效。

第八章　其他内科杂病

第一节　郁　证

郁证是由于情志不舒、气机郁滞所致，以心情抑郁、情绪不宁、胸部满闷、胁肋胀痛，或易怒易哭，或咽中如有异物梗塞等症为主要临床表现的一类病证。郁有积、滞、结等含义。郁证由精神因素所引起，以气机郁滞为基本病变，是内科病证中最为常见的一种。据统计，类属郁证的病例，约占综合性医院内科门诊人数的10%左右。据有的医院抽样统计，内科住院病例中，有肝郁证表现者占21%左右。郁证的中医药疗效良好，尤其是结合精神治疗，更能收到显着的疗效。所以属于郁证范围的病证，求治于中医者甚多。《金匮要略·妇人杂病脉证并治》记载了属于郁证的脏躁及梅核气两种病证，并观察到这两种病证多发于女性，所提出的治疗方药沿用至今。元代《丹溪心法·六郁》提出了气、血、火、食、湿、痰六郁之说，创立了六郁汤、越鞠丸等相应的治疗方剂。明代《医学正传》

首先采用郁证这一病证名称。自明代之后，已逐渐把情志之郁作为郁证的主要内容。如《古今医统大全·郁证门》说："郁为七情不舒，遂成郁结，既郁之久，变病多端。"《景岳全书·郁证》将情志之郁称为因郁而病，着重论述了怒郁、思郁、忧郁三种郁证的证治。《临证指南医案·郁》所载的病例，均属情志之郁，治则涉及疏肝理气、苦辛通降、平肝息风、清心泻火、健脾和胃、活血通络、化痰涤饮、益气养阴等法，用药清新灵活，颇多启发，并且充分注意到精神治疗对郁证具有重要的意义，认为"郁证全在病者能移情易性"。综上可知，郁有广义狭义之分。广义的郁，包括外邪、情志等因素所致的郁滞于内。狭义的郁，即单指情志不舒为病因的郁。明代以后的医籍中记载的郁证，多单指情志之郁而言。根据郁证的临床表现及其以情志内伤为致病原因的特点，主要见于西医学的神经衰弱、癔病及焦虑症等。另外，也见于更年期综合征及反应性精神病。当这些疾病出现郁证的临床表现时，可参考本节辨证论治。

郁证的病因可分为以下几点：①愤懑郁怒，肝气郁结。厌恶憎恨、愤懑恼怒等精神因素，均可使肝失条达，气机不畅，以致肝气郁结而成气郁，这是郁证主要的病机。因气为血帅，气行则血行，气滞则血瘀，气郁日久，影响及血，使血液运行不畅而形成血郁。若气郁日久化火，则发生肝火上炎的病变，而形成火郁。津液运行不畅，停聚于脏腑、经络，凝聚成痰，则形成痰郁。郁火耗伤阴血，则可导致肝阴不足。②忧愁思虑，脾失健运。由于忧愁思虑，精神紧张，或长期伏案思索，使脾气郁结，或肝气郁结之后横逆侮脾，均可导致脾失健运，使脾的消磨水谷及运化水湿的功能受到影响。若脾不能消磨水谷，以致食积不消，则形成食郁。若不能运化水湿，水湿内停，则形成湿郁。水湿内聚，凝为痰浊，则形成痰郁。火热伤脾，饮食减少，气血生化乏源，则可导致心脾两虚。③情志过极，心失所养。由于所愿不遂，精神紧张，家庭不睦，遭遇不幸，忧愁悲哀等精神因素，损伤心脾，使心失所养而发生一系列病变。若损伤心气，以致心气不足，则心悸、短气、自汗；耗伤心阴以致心阴亏虚，心火亢盛，则心烦、低热、面色潮红、脉细数；心失所养，心神失守，以致精神惑乱，则悲伤哭泣，哭笑无常。心的病变还可进一步影响到其他脏腑。情志内伤是郁证的致病原因。但情志因素是否造成郁证，除与精神刺激的强度及持续时间的长短有关之外，也与机体本身的状况有极为密切的关系。正如《杂病源流犀烛·诸郁源流》说："诸郁，脏气病也，其原本于思虑过深，更兼脏气弱，故六郁之病生焉。"说明机体的"脏气弱"是郁证发病的内在因素。综上所述，郁证的病因是情志内伤。其病机主要为肝失疏泄，脾失健运，心失所养及脏腑阴阳气血失调。郁证初起，病变以气滞为主，常兼血瘀、化火、痰结、食滞等，多属实证。病久则易由实转虚，随其影响的脏腑及损耗气血阴阳的不同，而形成心、脾、肝、肾亏虚的不同病变。临床上，绝大多数郁证的患者发病缓慢，发病前均有一个情志不舒或思虑过度的过程。气机郁滞所引起的气郁症状，如精神抑郁、情绪不宁、胸胁胀满疼痛等，为郁证的各种证型所共有，是郁证的证候特征。郁证所表现的胸胁胀满疼痛，范围比较弥散，不易指明确切部位，一般多以胸胁部为主；以满闷发胀为多见，即或有疼痛一般也较轻，胀满的感觉持续存在。郁证表现的各种症状，其程度每随情绪的变化而增减。在气郁的基础上继发其他郁滞，则出现相应的症状，如血郁兼见胸胁胀痛，或呈刺痛，部位固定，舌质有瘀点、瘀斑，或舌紫暗；火郁兼见性情急躁易怒，胸闷胁痛，嘈杂吞酸，口干而苦，便秘，舌质红，苔黄，脉弦数；食郁兼见胃脘胀满，嗳气酸腐，不思饮食；湿郁兼见身重，脘腹胀满，嗳气，口腻，便溏腹泻；痰郁兼见脘腹胀满，咽中如物梗塞，苔腻。脏躁发作时出现的精神恍惚，悲哀哭泣，哭笑无常，以及梅核气所表现的咽中如有炙脔，吞之不下，吐之不出等症，是郁证中具有特征性的证候。郁证日久，则常出现心、脾、肝、肾亏损的虚证症状。

临床上根据患者的表现，如：出现忧郁不畅，情绪不宁，胸胁胀满疼痛，或易怒易哭，或咽中如有炙脔等症状；既往有忧愁、焦虑、悲哀、恐惧、愤懑等情志内伤的病史；近期有与情志密切相关的改变，而后各系统检查和实验室检查正常，除外器质性疾病，即可诊断为郁证。同时郁证需要与以下几点进行鉴别诊断：

（1）郁证的梅核气应注意和虚火喉痹相鉴别：梅核气多见于青中年女性，因情志抑郁而起病，自觉咽中有物梗塞，但无咽痛及吞咽困难，咽中梗塞的感觉与情绪波动有关，在心情愉快、工作繁忙时，症状可减轻或消失，而当心情抑郁或注意力集中于咽部时，则梗塞感觉加重。虚火喉痹则以青中年男性发病较多，多因感冒，长期烟酒及嗜食辛辣食物而引发，咽部除有异物感外，尚觉咽干、灼热、咽痒。咽部症状与情绪无关，但过度辛劳或感受外邪则易加剧。

（2）梅核气应当与噎膈相鉴别：梅核气的诊断要点如上所述，噎膈多见于中老年人，男性居多，梗塞的感觉主要在胸骨后的部位，吞咽困难的程度日渐加重，食管检查常有异常发现。

（3）郁证中的脏躁一证需与癫病相鉴别：脏躁多发于青中年妇女，在精神因素的刺激下呈间歇性发作，发作时症状轻重常受暗示影响，在不发作时可如常人。而癫病则多发于青壮年，男女发病率无显著差别，病程迁延，心神失常的症状极少自行缓解。中医除了辨病外，还应注重辨证，在郁证中，首先要辨明受病脏腑与六郁的关系。郁证的发生主要为肝失疏泄，脾失健运，心失所养，应依据临床症状，辨明其受病脏腑侧重之差异。郁证以气郁为主要病变，但在治疗时应辨清楚六郁，一般说来，气郁、血郁、火郁主要关系于肝；食郁、湿郁、痰郁主要关系于脾；而虚证证型则与心的关系最为密切。其次要辨别证候虚实。六郁证变，即气郁、血郁、化火、食积、湿滞、痰结均属实，而心、脾、肝的气血或阴精亏虚所导致的证候则属虚。

在郁证的治疗中，理气开郁、调畅气机、怡情易性是治疗郁证的基本原则。正如《医方论·越鞠丸》方解中说："凡郁病必先气病，气得疏通，郁之何有？"对于实证，首当理气开郁，并应根据是否兼有血瘀、痰结、湿滞、食积等而分别采用活血、降火、祛痰、化湿、消食等法。虚证则应根据损及的脏腑及气血阴精亏虚的不同情况而补之，或养心安神，或补益心脾，或滋养肝肾。对于虚实夹杂者，则又当视虚实的偏重而虚实兼顾。郁证一般病程较长，用药不宜峻猛。在实证的治疗中，应注意理气而不耗气，活血而不破血，清热而不败胃，祛痰而不伤正；在虚证的治疗中，应注意补益心脾而不过燥，滋养肝肾而不过腻。正如《临证指南医案·郁》指出，治疗郁证"不重在攻补，而在乎用苦泄热而不损胃，用辛理气而不破气，用滑润濡燥涩而不滋腻气机，用宜通而不揠苗助长"。除药物治疗外，精神治疗对郁证有极为重要的作用。解除致病原因，使病人正确认识和对待自己的疾病，增强治愈疾病的信心，可以促进郁证好转、痊愈。

黄政德在临床实践中常常化裁逍遥散以治疗郁证，证属肝气郁结轻证。本方证为肝郁血虚，脾失健运所致。治宜疏肝解郁，养血健脾。逍遥散中柴胡疏肝解郁，使肝气得以条达而为君药。当归甘辛苦温，养血和血，且气香可理气，为血中之气药；白芍酸苦微寒，养血敛阴，柔肝缓急；归、芍与柴胡同用，补肝体而和肝用，使血和则肝和，血充则肝柔，共为臣药。白术、茯苓、甘草健脾益气，既能实土以御木侮，且使营血生化有源，共为佐药。薄荷少许，疏散郁遏之气，透达肝经郁热；生姜温运和中，且能辛散达郁，亦为佐药。柴胡为肝经引经药，又兼使药之用。当临床上遇到肝气郁结较重的患者，黄政德则常常化裁柴胡疏肝散对患者进行治疗，肝主疏泄，性喜条达，其经脉布胁肋循少腹。若情志不遂，木失条达，则致肝气郁结，经气不利，故见胁肋疼痛，胸闷，脘腹胀满；肝失疏泄，则情志抑郁易怒，善太息；脉弦为肝郁不舒之征。遵《内经》“木郁达之”之旨，治宜疏肝理气之法。方中以柴胡功善疏肝解郁，用以为君。香附理气疏肝而止痛，川芎活血行气以止痛，二药相合，助柴胡以解肝经之郁滞，并增行气活血止痛之效，共为臣药。陈皮、枳壳理气行滞，芍药、甘草养血柔肝，缓急止痛，均为佐药。甘草调和诸药，为使药。诸药相合，共奏疏肝行气、活血止痛之功。而当遇到郁证属痰气郁结证，见患者出现咽中如有物梗塞，吞之不下，咯之不出的症状时，黄政德往往以半夏厚朴汤加减来治疗。半夏厚朴汤，常用于梅核气，即咽中如有炙脔者，炙脔，炒肉也，形同炒肉，黏附于咽，吐之不出，吞之不下，有似梅核，故有梅核气之称，西医谓歇斯底里球或癔病。本病为情怀抑郁，忧思气结，脾不化湿，则痰涎生之，痰气相结，凝阻于咽，系妇女常见之症。表现有胸膈满闷，饮食无味，善疑虑，易惊恐，甚者心情沉重，情绪低落。咽峡色淡红润，舌苔白腻，脉象弦滑。一般吞咽无阻，开心或忙碌之际其症竟忘，心情不快或闲静时其症尤显。半夏厚朴汤中半夏降逆气，燥湿祛痰，降逆止呕，消痞散节，是为君药；厚朴解结气，燥湿行气，化痰降逆，助半夏以宣通郁气，宽胸畅中。茯苓渗湿健脾，俾脾运湿去，痰无由生，以增强半夏化痰之力，共为臣药。紫苏叶舒肝理脾，理气宽中，善理脾胃之气，协厚朴开郁散结，其质轻入肺，宣肺上行以达病所，为佐药。生姜温胃止呕，温肺止咳，通神明助正祛邪，为之使药。诸药合用，痰气并治，行中有降，利气化痰，宽中解郁，使痰化则气行郁开，气顺则痰消结散。

黄政德临证用药特色：若失眠多梦，盗汗自汗，加酸枣仁汤，如酸枣仁、茯神、柏子仁、远志、五味子等。若多疑易惊，悲忧善哭，喜怒无常，加甘麦大枣汤，如甘草、大枣、小麦、茯神、茯苓等。若气血虚弱，面色㿠白，少气懒言，精神疲乏，加归脾汤，如龙眼肉、黄芪、西洋参、白术。若胸闷胸闷、胃脘不适，加小陷胸汤，如瓜蒌、郁金等。若大便秘结，加麻子仁丸，如麻子仁、大黄、枳实、杏仁等。

案一：气郁化火证

柯某，女，汉族，46 岁，居住于湖南省长沙市雨花区，2013 年 10 月 20 日初诊。主诉：自觉郁闷不舒 5 月余，加重 1 周。患者自诉自 2013 年 5 月感情破裂后，便开始心情郁闷，时感肝区胀闷不适，易烦躁，双目酸涩，有热感，近一周又遇到工作不顺，上述不适加重，遂来就诊。现症见：心情郁闷，肝区胀闷不适，易烦躁，双目酸涩，有灼热感，纳差，寐不安，小便黄，舌红苔黄，脉弦数。

西医诊断：焦虑状态。

中医诊断：郁证。

辨证：气郁化火。

治法：疏肝解郁，清热泻火。

处方：丹栀逍遥散加减。

柴胡 15g，丹皮 10g，栀子 10g，茯苓 20g，白术 15g，香附 15g，白芍 20g，当归 10g，薄荷 5g。

7 剂，水煎服，日 1 剂，早晚 2 次温服。

2013 年 10 月 28 日二诊：患者自诉服药后，心情郁闷，双目热痛好转，现已不热不痛，心情有所好转，但仍有抑郁感，夜寐不安，纳转佳，二便可，舌红苔薄白微腻，脉弦。方以柴胡疏肝散加减。

柴胡 15g，酒白芍 20g，川芎 15g，枳壳 10g，陈皮 10g，香附 15g，酸枣仁 20g，知母 10g，茯苓 20g，茯神 15g。

共 7 剂，日 1 剂，分 2 次温服。

2013 年 11 月 6 日三诊：患者自诉心情、睡眠转佳，但仍感抑郁不舒，肝区胀闷消失，舌红苔薄白，脉弦。方以柴胡疏肝散加减。

柴胡 15g，酒白芍 20g，川芎 15g，枳壳 10g，陈皮 10g，香附 15g，酸枣仁 20g，知母 10g，茯苓 20g，茯神 15g。

共 7 剂，日 1 剂，分 2 次温服。

病案分析：患者来就诊时以心情抑郁为主诉，近期有情感方面变化及打击，遂辨病为郁证。患者初诊时心情郁闷，肝区胀闷不适，易烦躁，双目酸涩，有灼热感，纳差，寐不安，小便黄，舌红苔黄，脉弦数。此为肝气郁结，气郁化火之象，故辨病为气郁化火证。方用丹栀逍遥散加减，以逍遥散疏肝解郁，加丹皮、栀子清肝泻火。二诊时，患者情况转佳，其舌苔黄转为白腻苔，双目热痛消失，示体内热邪已消，而患者夜寐不安，遂予柴胡疏肝散合酸枣仁汤加减，柴胡疏肝散疏肝解郁，酸枣仁汤安神助眠。三诊时，患者症状再次减轻，遂予前方巩固治疗。

案二：心神失养证

龚某兵，女，汉族，28岁，湖南省长沙市人，于2013年4月22日就诊。主诉：患者诉自2010年6月份剖宫产后便得了抑郁症，精神恍惚，心神不宁，多疑善惊，头昏，耳鸣，纳寐尚可，小便偏黄，大便偏稀，有解不尽之感。舌淡暗，脉弦。

西医诊断：抑郁症。

中医诊断：郁证。

辨证：心神失养。

治法：补心养血安神。

处方：柴胡疏肝散合甘麦大枣汤加减。

柴胡10g，川芎5g，白芍10g，木香10g，郁金10g，当归10g，薄荷5g，生地12g，白术10g，甘草10g，大枣10枚，小麦15g。

共7剂，日1剂，分2次温服。

病案分析：患者来就诊时，以产后抑郁为主诉，遂辨病为郁证，妇人生产易伤血，产后易血虚，而患者精神恍惚，心神不宁，多疑善惊，头昏，耳鸣，此亦是一派血虚之象，故辨证为心神失养证，方用柴胡疏肝散合甘麦大枣汤加减。以柴胡疏肝散疏肝理气解郁，配以甘麦大枣汤养心安神。

案三：痰气互结证

周某，男，42 岁，居住于湖南省长沙市开福区，2014 年 10 月 22 日就诊。主诉：咽部异物感一周。患者自诉一周前出现咽部异物感，吞之不下，咯之不出，去医院检查，喉镜示：咽部无异物堵塞，问及家庭、工作，患者自诉，孩子现已高三，家长为配合高考，工作繁重，心情紧张，而自己的工作，近期也遇到瓶颈，难以攻克，遂倍感压力。现症见：咽部异物感，胸闷，精神紧张，纳可，寐差，二便调，舌红苔白腻，脉弦滑。

西医诊断：焦虑症。

中医诊断：郁证。

辨证：痰气互结。

治法：行气化痰。

处方：半夏厚朴汤合酸枣仁汤加减。

半夏 15g，厚朴 10，茯苓 10g，茯神 15g，酸枣仁 15g，知母 6g，紫苏 15g，生姜 6g。

共 7 剂，日 1 剂，分 2 次温服。

病案分析：患者来就诊时，自诉咽部异物感，吞之不下，咯之不出，医院检查，喉镜示：咽部无异物堵塞，结合患者近期家庭及工作情况，辨病为郁证，辨证为痰气互结证。方用半夏厚朴汤合酸枣仁汤加减。半夏厚朴汤行气开郁，化痰散结，配以酸枣仁汤安神助眠。

第二节 汗 证

汗证是指由于阴阳失调，腠理不固，而致汗液外泄失常的病证。其中，不因外界环境因素的影响，而白昼时时汗出，动辄益甚者，称为自汗；寐中汗出，醒来自止者，称为盗汗，亦称为寝汗。

汗证的病因主要是病后体虚、情志不调、饮食不节。病后体虚、情志不调、饮食不节导致患者阴阳失调，腠理不固，营卫失和，汗液外泄失常。汗证的病变脏腑涉及心、肝、脾、胃、肺、肾。汗证的病理性质有虚实之分，但虚多实少。一般自汁多为气虚，盗汗多为阴虚。属实证者，多由肝火或湿热郁蒸所致。汗证的虚证实证相互之间每可兼见或相互转化。如邪热郁蒸，久则伤阴耗气，转为虚证；实证亦可兼有火旺或湿热。虚证自汗日久可伤阴，盗汗久延则伤阳，以致出现气阴两虚或阴阳两虚之候，从而发为汗证。

往往根据患者在临床上的表现，如：①患者出现不因外界环境影响，在头面、颈胸或四肢、全身出汗者，昼日汗出溱溱，动则益甚；睡眠中汗出津津，醒后汗止。②有病后体虚、表虚受风、思虑烦劳过度、情志不舒、嗜食辛辣等易于引起汗证的病因存在。③除外其他疾病引起的汗证，可诊断为汗证。当汗证作为其他疾病过程中出现的时候，因疾病不同，各具有该疾病的症状及体征，且出汗大多不居于突出地位，此时应注意鉴别诊断：①汗证与脱汗：脱汗在临床上往往表现为患者全身大汗淋漓，汗出如珠，常与声低息微，精神疲惫，四肢厥冷，脉微欲绝或散大无力等症状同时出现，多在疾病发展到后期、危重期时出现，为病势危急的征象，故脱汗又称为绝汗。其汗出的情况及病情的程度均较汗证为重。②汗证与战汗：战汗主要是出现于急性热病过程中，在临床上患者往往表现为突然恶寒战栗，全身汗出，发热，口渴，烦躁不安，此为邪正交争的征象。若汗出之后，热退脉静，气息调畅，则为正气拒邪，病趋好转。与阴阳失调、营卫不和之汗证迥然有别。③汗证与黄汗：黄汗汗出色黄，染衣着色，常伴见口中黏苦，渴不欲饮，小便不利，苔黄腻，脉弦滑等湿热内郁表现。可以为汗证中的邪热郁蒸型，但汗出色黄的程度较重。

临床上遇到汗证的患者，不能因病症单一就一概而论，应着重辨证论治，辨明阴阳虚实。一般来说，汗证属虚者多。自汗多属气虚不固，盗汗多属阴虚内热。但因肝火、湿热等邪热郁蒸所致者，则属实证。病程较久或病重者，会出现阴阳虚实错杂的情况。自汗久则可以伤阴，盗汗久则可以伤阳，出现气阴两虚或阴阳两虚之证。虚证当根据证候的不同而治以益气、养阴、补血、调和营卫；实证当清肝泄热，化湿和营；虚实夹杂者，则根据虚实的主次而适当兼顾。此外，由于自汗、盗汗均以腠理不固、津液外泄为共同病变，故可酌加麻黄根、浮小麦、糯稻根、五味子、瘪桃干、牡蛎等固涩敛汗之品，以增强止汗的功能。

黄政德其在临床实践中常常化裁加味玉屏风散以治疗汗证中气虚不固证（或肺气不固证），并获得良好临床疗效。玉屏风散所治疗的病证，多由卫虚腠理不密，感受风邪所致。表虚失固，营阴不能内守，津液外泄，则常自汗；面色皖白，舌淡苔薄白，脉浮虚皆为气虚之象。方中黄芪甘温，入脾肺二经，内可补脾肺之气，外可固表止汗，为君药；白术健脾益气，助黄芪以加强益气固表之功，为臣药；佐以防风走表而散风邪，合黄芪、白术以益气祛邪。且黄芪得防风，固表而不致留邪；防风得黄芪，祛邪而不伤正，有补中寓疏，散中寓补之意。对于阴虚所致的盗汗，黄政德其在临床实践中常常化裁六味地黄丸。方中熟地黄为滋阴补肾，填精益髓，为君药。山萸肉补养肝肾，并能涩精，取“肝肾同源”之意；山药补益脾阴，亦能固肾，共为臣药。三药配合，肾肝脾三阴并补，是为“三补”，但熟地黄用量是山茱萸肉与山药之和，故仍以补肾为主。泽泻利湿而泄肾浊，并能减熟地黄之滋腻；茯苓淡渗脾湿，并助山药之健运，与泽泻共泄肾浊，助真阴得复其位；丹皮清泄虚热，并制山萸肉之温涩。三药称为“三泄”，均为佐药。六位合用，三补三泻，其中补药用量重于“泻药”，是以补为主；肝、脾、肾三阴并补，以补肾阴为主，在补益肾阴之时加入黄芪，则可以益气摄津，固表止汗或加入龙骨、牡蛎等收涩止汗。如若阴虚火旺者，黄政德其在临床实践中常常化裁当归六黄汤，以对证进行治疗，当归六黄汤为治阴虚火旺的盗汗而设。因肾水不足，不能上济心火，则心火偏亢。阴虚则火愈旺，火旺则阴液不守，蒸越外出，故见以盗汗为主的诸种阴虚火旺表现。治宜滋阴清热，固表止汗。方中当归、生地、熟地入肝肾而滋阴养血，阴血充则水能制火，为方中君药。盗汗因火旺迫阴，水不济火，故臣以黄连、黄芩、黄柏，三黄以泻火除烦，合苦以坚阴之意，热清则火不内扰，阴坚则汗不外泄，合君药以育阴清热。由于汗出过多，表气不固，故倍用黄芪以益气实卫固表止汗，又可合当归、熟地以益气养血。综观全方，其配伍特点，一是养血育阴与泻火除热并进，养阴以治本，泻火以治标，使阴固而水能制火，热清则耗阴无由；二是益气固表与育阴泻火相配，育阴泻火为本，益气固表为标，以使营阴内守，卫外固密。诸药合用，则有滋阴清热、固表止汗之功，于是内热、外汗皆可相应而愈。

黄政德临证用药特色：若心动悸，脉结代，加炙甘草汤，如生地、大枣、阿胶、麻子仁、桂枝、麦冬等。若盗汗自汗，兼失眠多梦，不安，加酸枣仁汤，如酸枣仁、茯神、柏子仁、远志、五味子等。若自汗盗汗，兼体内有痰湿者，加二陈汤，如法半夏、茯苓、陈皮；或加温胆汤，如法夏、茯苓、陈皮、竹茹、枳实等。若自汗盗汗，兼胸闷气促，加小陷胸汤，如半夏、瓜蒌、郁金等。若大便秘结，加麻子仁丸，如麻子仁、大黄、枳实、杏仁等。

案一：肺卫不固证

李某某，男，汉族，21岁，居住于湖南省长沙市雨花区，2013年10月14日来就诊。主诉：易出汗5月。患者自诉自己从2013年5月份开始出现易出汗，休息时也见汗多，活动后尤甚，未曾诊治，于2013年10月14日来求中药治疗。现症见：易汗出，自感平时经常疲乏无力，嗜睡，总有睡不醒的感觉，乏力，纳可，二便调。舌淡红，苔薄白，脉细弱。

中医诊断：汗证。

辨证：肺卫不固。

治法：益气固表。

处方：玉屏风散加减。

西洋参15g，黄芪10g，白术10g，防风10g，桔梗10g，升麻5g，茯苓15g，五味子5g，甘草3g。

共7剂，日1剂，分2次温服。

病案分析：患者就诊时以易出汗为主诉，故辨病为汗证。患者平素易汗出，自感平时经常疲乏无力，嗜睡，总有睡不醒的感觉，此为一派气虚之象。肺气不足，表虚失固，营卫不和，汗液外泄。故辨证为肺气不固证。方用玉屏风散加减。以玉屏风散益气固表，加西洋参、茯苓健脾益气；桔梗、升麻助清气上输于肺；五味子酸涩收敛，助玉屏风收涩敛汗。患者服尽药后，自感症状明显改善。

案二：肺卫不固兼有痰湿证

邓某，男，37岁，居住于湖南省长沙市雨花区，2014年7月21日就诊。主诉：易出汗，伴阵发性怕冷1月。患者自诉从2014年1月以来，出现易出汗症状，伴有阵发性寒战。现症见：易出汗，夜晚盗汗，伴阵发性怕冷，头晕，四肢感麻木，咳嗽，吐痰，量多，纳寐一般，二便调，舌边有齿痕，苔白腻，脉弦细弱。于西医医院检查出柯萨奇病毒阳性。

中医诊断：汗证。

辨证：肺卫不固兼有痰湿。

治法：益气固表，化痰祛湿。

处方：玉屏风散合二陈汤加减。

黄芪30g，白术10g，防风10g，法夏10g，陈皮10g，云苓15g，薏苡仁20g，柴胡10g，香附10g。

共7剂，日1剂，分2次温服。

患者于2014年7月28日二诊：患者自诉上药服完后自觉汗出与阵发性怕冷等症状稍好转。现症见：仍有汗出，出冷汗，寒战基本消失，但是出现阵发性四肢发麻，头晕，咳嗽较前好转，时感胸闷，痰多，纳寐尚可，二便调。中医辨证：肺卫不固夹有风湿证，方以玉屏风散合二陈汤加减。

黄芪20g，防风10g，白术10g，法半夏10g，陈皮9g，瓜蒌仁15g，郁金10g，当归10g，川芎15g，天麻10g，甘草3g。

共7剂，日1剂，分2次温服。

2014年8月11日三诊：患者诉服上药后自觉汗出、出冷汗、阵发性四肢发麻与头晕等症状好转，盗汗及怕冷明显减轻。现症见：出汗，汗出不冷，汗出时无寒战等症状，近几日自觉四肢麻木，身上自觉虫子在爬，面色白，精神欠佳，易打瞌睡，时有畏寒，怕风，胸闷，精神紧张，寐不安，多梦，纳可，大便可，小便偶黄。舌淡苔薄白，脉细小。中医辨证属肺卫不固兼营血不足证，方以玉屏风散合酸枣仁汤。

黄芪20g，防风10g，白术10g，熟地10g，酒白芍15g，当归10g，川芎15g，酸枣仁10g，甘草3g。

共7剂，日1剂，分2次温服。

2014年8月18日四诊：患者自诉服完上药后寐差等症状减轻。现症见：汗出，胸闷，时有欲吐，头晕，四肢疼时觉虫子爬感，纳寐可，二便调。身体偶有颤动。舌体胖边有齿痕，少许白苔，脉略滑。中医辨证属肺卫不固兼痰湿证，方以玉屏风散合温胆汤加减。

法半夏10g，陈皮10g，云伏苓15g，瓜蒌仁10g，川芎10g，郁金10g，桔梗10g，香附10g，甘草3g。

共7剂，日1剂，分2次温服。

2014年8月25日五诊：患者自诉服完上药后汗出症状明显好转。现症见：夜间盗汗畏冷，四肢仍麻木，多眼屎，口中少痰，咳嗽减轻，纳寐可，二便调。舌淡边有齿痕，脉弱。中医辨证属肺脾气虚证，方以玉屏风散合温胆汤加减。

黄芪10g，防风10g，白术10g，法半夏10g，陈皮10g，云伏苓 15g，瓜蒌仁 10g，川芎 10g，郁金 10g，桔梗 10g，香附 10g，甘草 3g。

共 7 剂，日 1 剂，分 2 次温服。

2014 年 9 月 1 日六诊：患者诉服上药后症状缓解。现症见：汗出显减，四肢麻木减轻，纳寐可，二便调。舌苔白腻，舌红边有齿痕。脉弱。予前方巩固调理。

病案分析：患者初来就诊时，以易汗出，伴有阵发性畏寒为主诉，故辨病为汗证。其肺卫不固，腠理不密，故畏风怕冷，阵发寒战、怕冷。其咯痰、量多，提示体内有痰，故此患者为肺气不固兼有痰湿。遂以玉屏风散合二陈汤加减治之。以玉屏风散益气固表，二陈汤健脾燥湿，加薏苡仁利湿健脾；加柴胡、香附行气化湿。虽加有柴胡、香附等行气之药，但方中重用黄芪以益气固表，此一行一补，使方药有行气化湿之效而不伤精气。患者二诊时，症状好转缓，后予上方继续调理，针对其胸闷痰多加瓜蒌、郁金，宣肺化痰，再配天麻、川芎、当归以养血祛风，治疗其四肢麻木之症。三诊时，患者夜寐不安，则合用酸枣仁汤，安神助眠。四诊，虽有汗出但明显减少，胸闷欲吐，四肢有虫行感，舌边出现齿痕，脉略滑，此为湿盛之象，遂以玉屏风散合温胆汤加减，固表止汗的同时，健脾燥湿，化痰止呕。五诊及六诊时患者症状好转，遂予前方继续巩固调理。

案三：阴虚火旺证

郭某，男，汉族，49 岁，居住于湖南省长沙市，2013 年

7月8日就诊。主诉：盗汗3月。患者家属代诉盗汗3月，双下肢尤甚，现求中药调理。现症见：夜间盗汗，双下肢尤甚，口苦，纳可，寐不安，舌红少苔，脉细数，二便调。其子代诉，要求服中药调治。

中医诊断：汗证。

辨证：阴虚火旺。

治法：滋阴降火。

处方：六味地黄丸合酸枣仁汤加减。

黄芪20g，熟地20g，淮山药20g，泽泻10g，龟板10g，知母10g，酸枣仁10g，五味子5g，甘草3g。

共14剂，日1剂，分2次温服。

病案分析：患者就诊时以夜间盗汗为主诉，遂辨病为汗证。盗汗多为阴虚所致，而患者舌红少苔、脉细数，也正是阴虚的舌证脉象。患者自觉口苦，示体内有热，故辨证为阴虚火旺证。方选六味地黄丸加减，以六味地黄丸中熟地、淮山药、酸枣仁滋补肾阴，泽泻再配伍龟板、知母，滋阴清热泻肾浊，患者夜寐不安，合用酸枣仁汤，安神助眠，最后加入黄芪、五味子益气敛汗。患者服尽药后，自感症状明显改善。

案四：阴虚火旺证

廖某忠，男，44，居住于湖南省长沙市，2014年3月3日来初次就诊。主诉：夜间盗汗20天，加重5天。现病史：患者诉近20天来经常盗汗，易烦躁，既往有乙肝“小三阳”，自觉肝区稍有隐痛不适，纳可，寐欠安，难以入睡，晨起需换衣，二便调。舌红苔黄腻，脉弦细小。

中医诊断：汗证。

辨证：阴虚火旺。

治法：滋阴降火。

处方：当归六黄汤加减。

当归 10g，熟地 10g，生地 10g，黄连 5g，黄柏 10g，薏苡仁 20g，五味子 5g，黄芩 10g，黄芪 15g，龙胆草 10g，甘草 10g。

共 14 剂，日 1 剂，分 2 次温服。

病案分析：患者就诊时以盗汗 20 天、加重 5 天为主诉，故辨病为汗证。盗汗多属于阴虚，而患者脉象细小，此也是阴虚之象。患者既往有肝病病史，现出现肝区隐痛不适，舌红苔黄腻，脉弦，此为肝胆湿热之证。故患者为阴虚火旺兼有肝胆湿热。治当滋阴清热，方选当归六黄汤加减。当归六黄汤有滋阴养血、清热止汗之效，加入薏苡仁除其体内湿气，配伍龙胆草清肝胆湿热，再以五味子、甘草酸甘化阴，益气敛汗。

案五：阴虚火旺证

李某冻，男，31 岁，居住于湖南省长沙市，2014 年 5 月 5 日初次就诊。主诉：盗汗 8 年，加重 1 月。现病史：患者诉 8 年来反复盗汗，近一月加重，冬天尤甚，自服六味地黄丸，效果尚可。现症见：夜间盗汗，腰痛，膝关节以下时感酸软，手足心发热，纳寐一般，大便正常，小便黄。舌淡略暗，脉细数。

中医诊断： 汗证。

辨证： 阴虚火旺。

治法： 滋阴降火。

处方： 当归六黄汤合六味地黄丸加减。

黄芪 30g，当归 10g，熟地黄 30g，淮山药 20g，黄柏 5g，黄芩 5g，枣皮 10g，酸枣仁 10g，龟板 15g，五味子 5g，白术 10g，泽泻 10g，甘草 3g。

共 14 剂，日 1 剂，分 2 次温服。

病案分析： 患者就诊时，以夜间盗汗反复发作 8 年为主诉，故辨病为汗证。患者腰痛，膝关节以下时感酸软，手足心发热，此为肾阴不足之象，故治当益肾补阴以止汗，以六味地黄丸滋补肾阴，当归六黄汤滋阴清热。针对盗汗，注重滋阴清热，养其阴液，除其热邪，从而收汗止汗。患者服尽 14 剂后，症状明显好转。

第三节　痞　证

痞满是由表邪内陷，饮食不节，痰湿阻滞，情志失调，脾胃虚弱等导致脾胃功能失调，升降失司，胃气壅塞而成的以胸脘痞塞满闷不舒，按之柔软，压之不痛，视之无胀大之形为主要临床特征的一种脾胃病证。胃痞是脾胃肠病证中较为常见的病证，中医药治疗本病具有较好的疗效。胃痞在《内经》称为痞、满、痞满、痞塞等，如《素问·异法方宜论篇》的“脏寒生满病”，《素问·五常政大论篇》的“备化之纪，……其病痞”，以及“卑监之纪，……其病留满痞塞”等都是这方面的论述。《伤寒论》对本病证的理法方药论述颇详，如谓“但满而不痛者，此为痞”，“心下痞，按之濡”，提出了痞的基本概念；并指出该病病机是正虚邪陷，升降失调，并拟定了寒热并用，辛开苦降的治疗大法。其所创诸泻心汤乃治痞满之祖方，一直为后世医家所赏用。《诸病源候论·痞噎病诸候》提出“八痞”“诸痞”之名，包含了胃痞在内，论其病因有风邪外入，忧恚气积，坠堕内损，基本病机有营卫不和、阴阳隔绝、血气壅塞、不得宣通。并对痞作了初步的解释：“痞者，塞也。言腑脏痞塞不宣通也。”东垣所倡脾胃内伤之说，及其理法方药多为后世医家所借鉴，尤其是《兰室秘藏·卷二》之辛开苦降、消补兼施的消痞丸、枳实消痞丸更是后世治痞的名方。《丹溪心法·痞》将痞满与胀满作了区分：“胀满内胀而外亦有形，痞则内觉痞闷，而外无胀急之形。”在治疗上丹溪特别反对一见痞满便滥用利药攻下，认为中气重伤，痞满更甚。《景岳全书·痞满》对本病的辨证颇为明晰：“痞者，痞塞不开之谓；满者，胀满不行之谓。盖满则近胀，而痞则不必胀也。所以痞满一证，大有疑辨，则在虚实二字，凡有邪有滞而痞者，实痞也；无物无滞而痞者，虚痞也。有胀有痛而满者，实满也；无胀无痛而满者，虚满也。实痞、实满者可散可消；虚痞、虚满者，非大加温补不可。”《类证治裁·痞满》将痞满分为伤寒之痞和杂病之痞，把杂病之痞又分作胃口寒滞停痰，饮食寒凉伤胃，脾胃阳微，中气久虚，精微不化，脾虚失运，胃虚气滞等若干证型，分寒热虚实之不同而辨证论治，对临床很有指导意义。综上所述，痞证可分为实痞和虚痞两大类。实痞包含外邪、食积、情志等因素所致的痞证在内，虚痞单指体虚久病为病因的痞证。根据痞证的临床表现及其以暴饮暴食，恣食生冷粗硬，嗜饮浓茶烈酒，过食辛辣等饮食因素，以及情志、起居、冷暖失调为致病原因的特点，主要见于西医学的慢性胃炎、胃下垂和功能性消化不良等。

痞证的病因可分为以下几点：胃痞的病机有虚实之分，实即实邪内阻，包括外邪入里，饮食停滞，痰湿阻滞，肝郁气滞等；虚即中虚不运，责之脾胃虚弱。实邪之所以内阻，多与中虚不运，升降无力有关；反之，中焦转运无力，最易招致实邪的侵扰，两者常常互为因果。如脾胃虚弱，健运失司，既可停湿生饮，又可食滞内停；而实邪内阻，又会进一步损伤脾胃，终至虚实并见。另外，各种病邪之间，各种病机之间，亦可互相影响，互相转化，形成虚实互见、寒热错杂的病理变化，为痞证的病机特点。总之，胃痞的病位在胃，与肝脾有密切关系。基本病机为脾胃功能失调，升降失司，胃气壅塞。

痞证的诊断主要分为以下几点：①以胃脘痞塞，满闷不舒为主要临床表现，其痞按之柔软，压之不痛，视之无胀大之形；②常伴有胸膈满闷，饮食减少，得食则胀，嗳气则舒等症；③

发病和加重常与饮食、情志、起居、冷暖失调等诱因有关；④多为慢性起病，时轻时重，反复发作，缠绵难愈；⑤纤维胃镜检查、上消化道K线检查、胃液分析等的异常，有助于本病的诊断。同时痞证需要与以下几点进行鉴别诊断：①胃痛。胃痛与胃痞的病位皆在胃脘部，且胃痛常兼胀满，胃痞时有隐痛，应加以鉴别。胃痛以疼痛为主，胃痞以痞塞满闷为主；胃痛者胃脘部可有压痛，胃痞者则无压痛。②鼓胀。鼓胀与胃痞同为腹部病证，且均有胀满之苦，鼓胀早期易与胃痞混淆。鼓胀腹部胀大膨隆，胀大之形外现；胃痞则自觉满闷痞塞，外无胀大之形。鼓胀按之腹皮急；胃痞胃脘部按之柔软。鼓胀有胁痛、黄疸、积聚等疾病病史；胃痞可有胃痛、嘈杂、吞酸等胃病病史。B型超声波和纤维胃镜等检查，有助于二病证的鉴别。③胸痹心痛。胸痹心痛可有脘腹满闷不舒，胃痞常伴有胸膈满闷，但二者有病在心胸和病在胃脘之不同，应予区别。胸痹心痛属胸阳痹阻，心脉瘀阻，心脉失养为患，以胸痛、胸闷、短气为主症，伴有心悸、脉结代等症状；胃痞系脾胃功能失调，升降失司，胃气壅塞所致，以胃脘痞塞满闷不舒为主症，多伴饮食减少，得食则胀，嗳气则舒等症状。心电图和纤维胃镜等检查有助于鉴别诊断。

胃痞的基本病机是脾胃功能失调，升降失司，胃气壅塞。因此，其治疗原则是调理脾胃，理气消痞。实者分别施以泻热、消食、化痰、理气，虚者则重在补益脾胃。正如《证治汇补·痞满》："大抵心下痞闷，必是脾胃受亏，浊气挟痰，不能运化为患。初宜舒郁化痰降火，二陈、越鞠、芩连之类；久之固中气，参、术、苓、草之类，佐以他药。有痰治痰，有火治火，郁则兼化。若妄用克伐，祸不旋踵。又痞同湿治，惟宜上下分消其气，如果有内实之证，庶可疏导。”对于虚实并见之候，治疗宜攻补兼施，补消并用。治疗中应注意理气不可过用香燥，以免耗津伤液，对于虚证，尤当慎重。

黄政德认为，治疗胃痞，通常采用以下五法进行论治：

（1）胃痞壅塞，平调升降。症见胃脘滞塞，胸脘满闷，逆气上冲，恶心呕吐，嗳气噫臭，为实痞，投以旋覆代赭汤；症见胃脘痞满，纳呆，气短，自汗，腹中鸣响，大便溏，为虚痞，治用补中益气汤升发脾阳，胃气自转；痞满食后加剧，空腹则胃饥思食，大便时溏时秘，为虚实夹杂之痞，治用调中益气汤补脾健胃，升降并调。

（2）久痞不愈，燮理阴阳。温中补阳以健脾运，养阴和络以润胃，常从阴中求阳。症见胃脘痞满日久，烧灼，嘈杂，不知饥，身体瘦，舌红少苔之阴虚，用黄精伍党参、淮山药益脾润胃，山楂伍芍药、甘草酸甘化阴，佐黄芪、陈皮、砂仁启发脾阳，助运化；症见痞满悠悠，晨宽暮急，喜温喜按，面色萎黄，大便清溏，舌淡苔白，属阳虚者用金匮肾气丸温运助阳。

（3）痞满兼痛，调和气血。胃痞一般是先痞不痛，发展才痛，因初起络脉尚通，后则瘀滞不通。气滞为主者，用砂仁、半夏、香附、枳壳、高良姜；血瘀为主，用五灵脂、乳香、没药、延胡索、草果等。

（4）痞满纳呆，健脾悦胃。病久常继发厌食纳呆，不知者常以消导为法，久治而不愈。此非尽是实证，多有因虚而发，虚者有在脾在胃之分。在脾者为脾虚不能“磨食”，无力为胃代行消化，每当进食脾运负荷加重，痞满餐后加重，此种胃肠钡餐造影时发现胃肠动力改变，张力低下，蠕动缓慢，排空迟缓。其特点为痞满而能食。治用香砂六君子汤加紫苏、厚朴，以理气消痞。在胃者多因胃津匮乏，致濡润顺降功能失常，空腹时尚能自全，而进餐后糜化濡和之力不胜，致中焦痞满。此类病人胃液分析，胃酸分泌水平及消化水平均较低。由于消化酶质量的变化而致食物消化过程延缓。临床特点是不知饥饿，食之无味。治之以沙参麦冬汤加炙枇杷叶、石斛、黄精，濡养胃腑，配枳实调气机，兼泛酸口苦，咽干，加大剂生山楂（30g以上），以酸制酸，兼可润胃敛阴。食停之痞，多见于胃痞之初。治用二陈汤加大黄、焦三仙、木香，行气除滞，消导和胃。大黄配木香可调整胃肠活动节律，促进胃肠排空。

（5）寒热痞满，调理肠胃。在病变的发展过程中，由于脾胃功能失调很易导致亦寒亦热的病理变化，如湿伤脾阳，热伤胃阴，形成寒热错杂之痞满。其常在胃炎的基础上，伴胃肠植物神经功能紊乱，钡餐常示有肠道激惹现象。临床表现胃经有热，脾寒下移于肠的上热下寒证。如胸脘痞塞满闷与肠鸣辘辘并见；口苦，烦躁，苔黄腻与腹中冷痛，下利清稀互见；脘膈灼热，欲冷饮与腹中畏寒，遇冷即泻互见，属胃热肠寒。治宜辛开苦降，选半夏泻心汤，兼呕吐加吴茱萸；腹中雷鸣，呕吐加生姜；湿热未清，加白蔻仁、薏苡仁、厚朴。

案一：邪热内陷证

侯某平，男，43岁，居住于湖南省湘阴县，2014年5月5日就诊。主诉：脘腹痞闷两日，伴大便不通。患者诉脘腹痞闷两日，伴大便不通。患者长期饮酒，两天前因饮酒过量，随后出现脘腹痞闷不适，灼热，拒按，大便不通。现症见：脘腹痞闷不适，灼热拒按，大便不通，心烦，咽干口苦，渴喜冷饮，纳差，小便黄赤，寐可，舌红苔黄，脉弦数有力。

西医诊断：急性胃肠炎。

中医诊断：痞证。

辨证：邪热内陷。

治法：清胃泻火。

处方：大黄黄连泻心汤加减。

生大黄10g（后下），黄连6g，黄芩10g。

共3剂，日1剂，分2次温服。

2014年5月9日二诊：患者服上药后症状较前明显好转，大便已解，胃脘满闷好转，但仍咽干口苦，小便仍色黄。药已既效，效不更方，前方加生地黄、甘草、玄参再进5剂。

病案分析：患者以脘腹痞闷两日，伴大便不通为主诉，故辨病为痞证，属邪热内陷之实痞。大黄黄连泻心汤属泻热消痞之常用方。叶天士云："酒热戕胃"，盖长期饮酒，湿热内生，壅阻中焦，阻滞中焦气机，升降失司，以致脘腹痞闷，大便不通。故用大黄黄连泻心汤泻热消痞，理气开结。然苦寒之品，久用伤阴，故加生地、玄参以养阴津，加甘草护胃，中病即止。

案二：痰湿内阻证

陈某蓉，女，居住于湖南长沙本地，2012年5月14日就诊。主诉：反复胃脘满闷不舒2余年。患者诉反复胃脘满闷不舒2余年，无明显诱因出现胃脘满闷不舒，按之柔软无物，外视无形，不痛。西医检查显示慢性胃炎，服奥美拉唑、阿莫西林等西药治疗，效果不明显。现症见：胃脘满闷不舒，头身疼重如裹，肢体困倦乏力，不思饮食，口淡不渴，寐可，小便可，大便黏稠，舌薄白苔厚腻，脉沉滑。

西医诊断：慢性胃炎。

中医诊断：痞证。

辨证：痰湿内阻。

治法：化痰祛湿。

处方：二陈汤合平胃散加减。

法半夏10g，陈皮10g，白术10g，厚朴10g，广木香10g，降香15g，云苓15g，玄胡10g，生姜5g，炒麦芽15g，甘草3g。

共7剂，日1剂，分2次温服。

2012年5月22日二诊：患者服上药后症状较前明显好转，胃口转佳，但仍胃脘满闷，进食后症状仍有些许加重，寐尚可，大便转佳，小便可。药已既效，效不更方，前方加一味党参补脾胃再进 14 剂。

2013 年 6 月 8 日三诊时：患者症状明显改善，已停药，前来续方，现进食后胃脘满闷少发，休息后可缓解，纳寐可，二便调，舌淡，脉缓。药已中病，现唯调补疏通为主，前方继进 7 剂以善后。

病案分析：患者以反复胃脘满闷不舒 2 余年为主诉，故辨病为痞证，属痰湿内阻之实痞，二陈汤和平胃散均为燥湿健脾之常用方。在本例中体现了重视调理气机的思想，燥湿健脾，调理脾胃升降，行气除痞消满。故在选用二陈汤合平胃散之外，根据病情而适当选用广木香、降香、玄胡等行气理气之品，总以燥湿健脾、化痰理气为要。患者痰湿内盛，困阻中焦，致脾不升清，胃不降浊，中焦气机壅滞，发为痞证。进食后湿阻中焦，脾胃不能运化水谷，故胃脘部满闷不适加重。舌薄白、苔厚腻、脉沉滑均为痰湿内阻之证。

案三：饮食积滞合肠道湿热证

陈某乡，女，57 岁，居住于湖南宁乡县，2014 年 4 月 14 日就诊。主诉：胃脘痞闷不舒 1 年余，加重 10 天。现症见：患者 1 年来吃不净食物或多食则胃脘痞闷不舒，按之尤甚，不痛，嗳腐吞酸，食欲不佳，厌食，大便不畅，偶夹杂鲜血，小便可。舌白苔腻，脉弦。

中医诊断：痞证。

辨证：饮食积滞合肠道湿热。

治法：健脾消食，清热祛湿。

处方：保和丸合槐花散加减。

山楂 10g，神曲 10g，莱菔子 15g，连翘 10g，陈皮 5g，法半夏 10g，甘草 3g，茯苓 15g，槐花 10g，荆芥穗 10g，侧柏叶 10g，枳壳 10g，白术 15g，白茅根 10g，车前子 10g，白扁豆 10g。

共 7 剂，日 1 剂，分 2 次温服。

2014 年 4 月 22 日二诊：患者服上药后症状较前明显好转，胃脘部胀满痞闷减轻，精神转佳，寐尚可。药已既效，效不更方，再进 7 剂。

病案分析：患者以胃脘痞闷不舒 1 年余，加重 10 天为主证，故辨病为痞证，属饮食积滞之实痞。饮食不节，化积而痰湿内生，气机被阻而见胃脘痞闷不舒，食欲不佳；肠道湿热灼伤血络而见大便不畅，偶夹杂鲜血。遂以保和丸合槐花散治之。加白术以健脾益气，加白茅根以清热凉血，加车前子以祛湿。

案四：脾胃虚弱证

王某检，女，62 岁，居住于湖南省汨罗市，于 2014 年 12 月 29 日就诊。主诉：胃脘部、腹部游走性胀满痞闷 3 年。患者 3 年前开始出现腹部游走性胀感，以胃脘部满闷多见。2011 年 10 月胃镜示非萎缩性胃炎，服奥美拉唑、阿莫西林、克拉霉素、中药（具体不详）治疗，效果不明显。现症见：胃脘部、腹部游走性胀满痞闷，时轻时重，得温稍减，不痛，纳食不佳，口中异味，伴神疲乏力，大便溏，不成形，一天 2 ~ 3 次，夜寐欠安，小便可。舌苔薄白，脉细。

西医诊断：慢性非萎缩性胃炎。

中医诊断：痞证。

辨证：脾胃虚弱。

治法：健脾益气。

处方：补中益气汤加减。

党参 15g，黄芪 20g，木香 10g，白术 10g，当归 10g，陈皮 5g，升麻 5g，柴胡 10g，炒麦芽 12g，甘草 5g，茯苓 15g。

共 14 剂，日 1 剂，分 2 次温服。

2014 年 1 月 14 日二诊：患者服上药后症状较前明显好转，胃脘部胀满痞闷减轻，大便溏好转，一天 1 ~ 2 次，精神转佳，寐尚可。药已既效，效不更方，再进 14 剂。

2014 年 1 月 28 日三诊：患者症状明显改善，前来续方，现胃脘满闷少发，纳寐可，二便调。舌苔薄白，脉缓。药已中病，现唯调补脾胃为主，前方继进 7 剂以善后。

病案分析：患者以胃脘部、腹部游走性胀满痞闷 3 年为主诉，故辨病为痞证，属脾胃虚弱之虚痞，补中益气汤为补脾健胃之常用方。《证治汇补·痞满》："大抵心下痞闷，必是脾胃受亏，浊气挟痰，不能运化为患。初宜舒郁化痰降火，二陈、越鞠、芩连之类；久之固中气，参、术、苓、草之类，佐以他药。"本例体现了重视固中气补脾胃的思想，补气健脾，升清降浊。故选用补中益气汤以补气健脾，根据病情而加茯苓、白术健脾益气，促进脾胃运化，加炒麦芽以消食健胃。患者脾胃虚弱，运化无力，饮食不消，滞于中焦，发为痞满。脾虚不能运化水谷，故大便稀溏。舌苔薄白，脉细均为脾胃虚弱之证。

第四节　虚　劳

虚劳又称虚损，是由于禀赋薄弱、后天失养及外感内伤等多种原因引起的，以脏腑功能衰退，气血阴阳亏损，日久不复为主要病机，以五脏虚证为主要临床表现的多种慢性虚弱症候的总称。气血津液病证中涉及脏腑及表现证候最多的一种病证，临床较为常见。中医药在调理阴阳、补益气血、促进脏腑功能的恢复等方面，积累了丰富的经验。虚劳多发生在先天不足，后天失调，及大病久病、精气耗伤的患者。病程一般较长，症状逐渐加重，短期不易康复。虚劳以脏腑功能减退、气血阴阳亏损所致的虚弱、不足的证候为其特征，在虚劳共有特征的基础上，由于虚损性质的不同而有气、血、阴、阳虚损之分。气虚损者主要表现为面色萎黄、神疲体倦、懒言声低、自汗、脉细；血虚损者主要表现为面色不华、唇甲淡白、头晕眼花、脉细；阴虚损者主要表现为口干舌燥、五心烦热、盗汗、舌红苔少、脉细数；阳虚损者主要表现为面色苍白、形寒肢冷、舌质淡胖有齿印、脉沉细。历代医籍对虚劳的论述甚多。《素问·通评虚实论》所说的“精气夺则虚”可视为虚证的提纲。而《素问·调经论》所谓“阳虚则外寒，阴虚则内热”，进一步说明虚证有阴虚、阳虚的区别，并指明阴虚、阳虚的主要特点。《难经·十四难》论述了“五损”的症状及转归。《金匮要略·血痹虚劳病脉证并治》首先提出了虚劳的病名。《诸病源候论·虚劳病诸候》比较详细地论述了虚劳的原因及各类症状，对五劳、六极、七伤的具体内容作了说明。金元以后，许多医家对虚劳的理论认识及临床治疗都有较大的发展。如李东垣重视脾胃，长于甘温补中。朱丹溪重视肝肾，善用滋阴降火。明代张景岳对阴阳互根的理论作了深刻的阐发，在治疗肾阴虚、肾阳虚的理论及方药方面有新的发展。李中梓《医宗必读》强调脾、肾在虚劳中的重要性。汪绮石《理虚元鉴》为虚劳专书，对虚劳的病因、病机、治疗、预防及护理均有较好的论述。清代的《不居集》对虚劳的资料作了比较系统的汇集整理，是研究虚劳的一部有价值的参考书。

虚劳涉及的内容很广，可以说是中医内科中范围最广的一个病证。凡禀赋不足，后天失养，病久体虚，积劳内伤，久虚不复等所致的多种以脏腑气血阴阳亏损为主要表现的病证，均属于本病证的范围。西医学中多个系统的多种慢性消耗性疾病，也会出现类似虚劳的临床表现。多种原因均可导致虚劳。《理虚元鉴·虚症有六因》所说的“有先天之因，有后天之因，有痘疹及病后之因，有外感之因，有境遇之因，有医药之因”，对引起虚劳的原因作了比较全面的归纳。多种病因作用于人体，引起脏腑气血阴阳的亏虚，日久不复而成为虚劳。结合临床所见，引起虚劳的病因病机主要有以下五个方面。

（1）禀赋薄弱，因虚致病。多种虚劳证候的形成，都与禀赋薄弱，体质不强密切相关。或因父母体弱多病，年老体衰，或胎中失养，孕育不足，或生后喂养失当，水谷精气不充，均可导致禀赋薄弱。先天不足、禀赋薄弱之体，易于罹患疾病，并在病后易形成久病不复的状态，使脏腑气血阴阳亏虚日甚，而成为虚劳。

（2）烦劳过度，损伤五脏。适当的劳作，包括脑力及体力的劳动，为人的正常生活以及保持健康所必需。但烦劳过度则有损健康，因劳致虚，日久而成虚劳。在烦劳过度中，以劳神过度及恣情纵欲较为多见。忧郁思虑，积思不解，所欲未遂等劳神过度，易使心失所养，脾失健运，心脾损伤，气血亏虚，久则形成虚劳。而早婚多育，房事不节，频犯手淫等，易使肾精亏虚，肾气不足，久则形成虚劳。

（3）饮食不节，损伤脾胃。暴饮暴食，饥饱不调，嗜食偏食，营养不良，饮酒过度等原因，均会导致脾胃损伤，不能化生水谷精微，气血来源不充，脏腑经络失于濡养，日久形成虚劳。

（4）大病久病，失于调理。大病之后，邪气过盛，脏气损伤，正气短时难以恢复，日久而成虚劳。久病而成虚劳者，随疾病性质的不同，损耗人体的气血阴阳各有侧重。如热病日久，则耗伤阴血；寒病日久，则伤气损阳；瘀血日久，则新血不生；或病后失于调理，正气难复，均可演变为虚劳。

（5）误治失治，损耗精气。由于辨证诊断有误，或选用药物不当，以致精气损伤。若多次失误，既延误疾病的治疗，又使阴精或阳气受损难复，从而导致虚劳。在现今的临床实践中，也有过用某些化学药物或接触有害物质（如放射线）过多，使阴精及气血受损，而形成虚劳者。

以上各种病因，或是因虚致病，因病成劳，或因病致虚，久虚不复成劳，而其病性，主要为气、血、阴、阳的虚损。病损部位主要在五脏，尤以脾肾两脏更为重要。引起虚损的病因，往往首先导致某一脏气、血、阴、阳的亏损，而由于五脏相关，气血同源，阴阳互根，所以在虚劳的病变过程中常互相影响，一脏受病，累及他脏。气虚不能生血，血虚无以生气；气虚者，日久阳也渐衰；血虚者，日久阴也不足；阳损日久，累及于阴；阴虚日久，累及于阳。以致病势日渐发展，而病情趋于复杂。

虚劳证候特征：具有引起虚劳的致病因素及较长的病史，多见神疲体倦，心悸气短，面容憔悴，自汗盗汗，或五心烦热，或畏寒肢冷，脉虚无力等症。若病程较长，久虚不复，症状可逐渐如重。虚劳需要与以下几点进行鉴别：

（1）虚劳与肺痨。在唐代以前，尚未将这两种病证加以区分，一般都统括在虚劳之内。宋代以后，即对虚劳与肺痨的区别有了明确的认识。两者鉴别的要点是：肺痨系正气不足而被痨虫侵袭所致，主要病位在肺，具有传染性，以阴虚火旺为其病理特点，以咳嗽、咯痰、咯血、潮热、盗汗、消瘦为主要临床症状，治疗以养阴清热、补肺杀虫（抗结核）为主要治则；

而虚劳则由多种原因所导致，久虚不复，病程较长，无传染性，以脏腑气、血、阴、阳亏虚为其基本病机，分别出现五脏气、血、阴、阳亏虚的多种症状，以补虚扶正为基本治则，根据病情的不同而采用益气、养血、滋阴、温阳等法。

（2）虚劳与其他病证中的虚证类型。虚劳与内科其他病证中的虚证在临床表现、治疗方药方面有类似之处，但两者是有区别的。其主要的区别有二：其一，虚劳的各种证候，均以精气亏虚的症状为特征，而其他病证的虚证则各以其病证的主要症状为突出表现。例如：眩晕一证的气血亏虚型，虽有气血亏虚的症状，但以眩晕为最突出、最基本的表现；水肿一证的脾阳不振型，虽有脾阳亏虚的症状，但以水肿为最突出、最基本的表现。其二，虚劳一般病程较长，病势缠绵。其他病证中的虚证类型虽然也以久病属虚者为多，但亦有病程较短而呈现虚证者。例如泄泻一证的脾胃虚弱型，以泄泻伴有脾胃亏虚的症状为主要表现，临床病例中有病程长者，但亦有病程短者。

在虚劳辨证中，首辨气血阴阳：五脏亏虚的不同虚劳的证候虽多，但总不离乎五脏，而五脏之辨，又不外乎气血阴阳。故对虚劳的辨证应以气、血、阴、阳为纲，五脏虚候为目。正如《杂病源流犀烛·虚损痨瘵源流》说："五脏虽分，而五脏所藏无非精气，其所以致损者有四：曰气虚、曰血虚、曰阳虚、曰阴虚。""气血阴阳各有专主，认得真确，方可施治。"一般说来，病情单纯者，病变比较局限，容易辨清其气、血、阴、阳亏虚的属性和病及脏腑的所在。但由于气血同源、阴阳互根、五脏相关，所以各种原因所致的虚损往往互相影响，由一虚渐致两虚，由一脏而累及他脏，使病情趋于复杂和严重，辨证时应加注意。

此外辨虚劳还应辨兼夹病证：虚劳一般均有较长的病程，辨证施治时还应注意有无兼夹病证，尤其应注意下述三种情况：其一，因病致虚、久虚不复者，应辨明原有疾病是否还继续存在。如因热病、寒病或瘀结致虚者，原发疾病是否已经治愈。其二，有无因虚致实的表现。如因气虚运血无力，形成瘀血；脾气虚不能运化水湿，以致水湿内停等。其三，是否兼夹外邪。虚劳之人由于卫外不固，易感外邪为患，且感邪之后不易恢复；治疗用药也与常人感邪有所不同。若兼夹证较多，在治疗时应分别轻重缓急，予以兼顾。

对于虚劳的治疗，以补益为基本原则。正如《素问・三部九候论》说："虚则补之"。在进行补益的时候，一是必须根据病理属性的不同，分别采取益气、养血、滋阴、温阳的治疗方药；二是要密切结合五脏病位的不同而选方用药，以加强治疗的针对性。在应用补益这个基本原则治疗虚劳的时候，应注意以下三点：首先，重视补益脾肾在治疗虚劳中的作用。以脾胃为后天之本，为气血生化之源，脾胃健运，五脏六腑、四肢百骸方能得以滋养。肾为先天之本，寓元阴元阳，为生命的本元。重视补益脾肾，先后天之本不败，则能促进各脏虚损的恢复。其次，对于虚中夹实及兼感外邪者，当补中有泻，扶正祛邪。从辨证的关系看，祛邪亦可起到固护正气的作用，防止因邪恋而进一步损伤正气。最后，虚劳的病程较长，影响的因素较多，要将药物治疗与饮食调养及生活调摄密切结合起来，方能收到更好的治疗效果。

黄政德教授在临床实践中常常化裁补中益气汤以治疗虚劳属脾气亏虚，阴火上乘者。黄政德秉持李东垣提出的由于内伤因素导致脾胃虚衰，元气不足而下焦包络之火盛，耗伤元气，又脾主四肢，脾胃虚衰则四肢不用，阴火得以乘其土位的“脾虚生阴火”理论。并指出阴火与阴虚有别，其兼夹证往往不同，临证当四诊合参，辨证求因，审因论治，“观其脉证，知犯何逆，随证治之”。

对于阴火内盛型四肢烦热患者的治疗，以“内伤不足之病，苟误认作外感有余之病而反泻之，则虚其虚也”；“唯当以甘温之剂，补其中而升其阳，甘寒以泻其火则愈”为治疗原则，以补中益气汤加减化裁，甘温补中，使中州健运，阳气得升，则阴火自息。方中重用黄芪，味甘微温，入脾、肺经，补中益气，升阳固表，为君药。配伍人参、炙甘草、白术补气健脾为臣，与黄芪合用，以增强其补益中气之功。血为气之母，气虚时久，营血亦亏，故用当归养血和营，协人参、黄芪以补气养血；陈皮理气和胃，使诸药补而不滞，共为佐药。并以少量升麻、柴胡升阳举陷，协助君药以升提下陷之中气，《本草纲目》谓：“升麻引阳明清气上升，柴胡引少阳清气上行，此乃禀赋虚弱，元气虚馁，及劳役饥饱，生冷内伤，脾胃引经最要药也”，共为佐使。炙甘草调和诸药，亦为使药。诸药合用，使气虚得补，气陷得升，则诸症自愈。气虚发热者，亦借甘温益气而除之。

临床上“阴火”多兼见五心烦热、潮热盗汗、尿黄便结、颧红、舌红少苔、脉细数等症状。亦有四肢烦热患者，表现为舌苔脉象及其他伴随症状均不典型的阴虚证，若仍用滋阴清热法治疗，其效往往南辕北辙。但凡见到寒凉清宣不效之烦热，而症状、舌苔、脉象均属气虚阴火盛者，均可用甘温除热的方法。脾胃不足，阴火内生所变生之各种疾病，根据其侵袭脏腑、肢体的部位不同，审证求因，在该方基础上灵活加味，治疗中气不足所致阴火内生而产生的各种疾病，均疗效显著。但不可见体虚有热者即用甘温除热，须准确辨证，治病求本，明确为阴火内生者，才可以甘温之剂除之。

黄政德临证用药特色：若胸闷胸闷、胃脘不适，加小陷胸汤，如瓜蒌、郁金等。若关节疼痛，加金铃子散，如川楝子、延胡索等。若失眠多梦，盗汗自汗，加酸枣仁汤，如酸枣仁、茯神、柏子仁、远志、五味子等。若多疑易惊，悲忧善哭，喜怒无常，加甘麦大枣汤，如甘草、大枣、小麦、茯神、茯苓等。若大便秘结，加麻子仁丸，如麻子仁、大黄、枳实、杏仁等。

案一：脾胃气虚，阴火内生证

谢某，男，36 岁，2017 年 3 月 28 日初诊。主诉：四肢烦热 5 年余，加重 2 年。患者 5 年前开始手脚发热，但不严重，近 2 年出现四肢烦热，热如火炙，躯干不热，但见于四肢。2017 年起出现膝、肘关节疼痛，无法正常伸曲，不能用力，时重时轻。现四肢烦热，易疲劳，精神欠佳，语低气少，食纳尚可，夜寐欠安，大小便正常。舌淡、苔薄黄，脉细数。曾于某医院查风湿 3 项、免疫球蛋白，均为阴性，X 线片及其他相关检查未发现明显病灶。

西医诊断：神经官能症。

中医诊断：虚劳。

辨证：脾胃气虚，阴火内生。

治法：健脾益气。

处方：补中益气汤加减。

黄芪 30g，白术 10g，当归 10g，升麻 5g，柴胡 10g，白芍 10g，木香 10g，延胡索 10g，茯苓 15g，薏苡仁 20g，陈皮 10g，甘草 3g。

7 剂，每天 1 剂，以水浸泡 30 分钟煎煮 2 次，兑和，分早晚 2 次服用。

2017 年 4 月 10 日二诊：患者诉服上药后，症状减轻，四肢有轻微热感，精神好转，唯多语后感气息不足，稍感乏力，余无不适，舌淡苔薄白，脉弱。药已中病，当前方继进 14 剂。

2017 年 5 月 8 日三诊，患者诉服上药后诸症好转，精神见佳，因服西药后出现胃脘部胀痛不适，现改用六君子汤和胃除胀善后。随访至今未见复发，其精神佳，食纳可，睡眠好，收效甚著。

病案分析：临床上中医治疗虚劳具有独特的优势，因脾虚阴火上乘而致四肢烦热者，经西医各种实验室检查，机制不明，原因不清，诊断模糊，病历上不得不写“神经官能症”，这就给治疗带来了一定的困难。对这类患者，运用中医整体观念，依据辨证论治的原则，宗《内经》“有者求之，无者求之”之旨，可依法治之。李东垣在其《兰室秘藏·劳倦所伤》中述：“脾胃既虚，不能升浮，为阴火伤其生发之气，营血大亏……清气不升，浊气不降，清浊相干”，提出了脾胃不足，气血亏虚导致阴火内生的观点，为临床气虚型发热的诊治提供了思路。其认为“百病皆由脾胃衰而生也”，而尤以饮食、七情、劳倦为主。脾主运化水谷，为气血生化之源，脾气健运，清气得升，浊气得降，则精微物质得以源源不断供应脏腑器官、四肢百骸。若饮食不节、情志不畅或劳役过度，损伤脾胃，气机升降失常，清气不升，浊阴不降，蕴阻下焦，郁而化热引动肾间相火，循足少阴经和包络命门之脉上扰于心，而至心火独盛，由此得知，阴火源于中焦，起于下焦，系于上焦，通彻三焦，元气虚衰，阴火内盛，因而出现身热而烦，四肢烘热，口渴心烦，表热自汗诸症。

案二：脾气亏虚证

刘某友，男，汉族，38岁，湖南省长沙市芙蓉区汽车东站，2012年10月15日初诊。主诉：声低气微2年。患者诉2年来自觉中气不足，说话时感觉提气不上，声音低微，较尖细。现症见：易感疲乏，纳寐可，小便尚可，大便不成形，偶有便秘。舌淡苔薄白，舌边有齿印，脉弱。

中医诊断：虚劳。

辨证：脾气亏虚。

治法：健脾益气。

处方：河间四君子汤加减。

黄芪 15g， 西洋参 15g，白术 10g，茯苓 10g，淮山药 20g，五味子 5g，大黄 6g，桔梗 10g，当归 10g，甘草 3g。

7 剂，日 1 剂，以水浸泡 30 分钟煎煮 2 次，兑和，空腹分早晚 2 次服用。

病案分析：患者气低声微，平素易疲乏，大便不成形，偶有便秘，舌边齿痕，脉弱。属于脾气虚，遂投河间四君子汤益气健脾。方中黄芪，味甘微温，入脾、肺经，补中益气，升阳固表，为君药。西洋参为臣，甘平益气，健脾养胃。佐以苦温之白术，健脾燥湿，加强益气助运之力；甘淡茯苓，健脾渗湿，苓、术相配，则健脾祛湿之功益著，共奏益气健脾之功。加大黄治疗便秘，桔梗利咽，可使声音清亮。炙甘草益气和中，调和诸药。诸药合参，可奏全功。

案三：肝肾阴虚，虚火上炎证

邓某娟，女，汉族，29 岁，2013 年 2 月 25 日初诊。主诉：腰酸背胀，口气重。患者诉自去年 4 月份生完小孩后，便觉全身不适，容易上火，欲中药调理，故前来就诊。现症见：全身不舒，口气重，纳可，夜寐不安，难以入睡，二便尚调，腰酸背痛，左手难以上抬，平时自觉口气重，月经来时有腹痛，且时间长。舌淡苔薄，脉细无力。

中医诊断：虚劳

辨证：肝肾亏虚，虚火上炎。

治法：滋肾补肝，育阴降火。

处方：柴芩四物汤加减。

黄芪 15g，柴胡 10g，黄芩 10g，当归 10g，丹参 15g，赤芍 10g，熟地 15g，玄胡 10g，甘草 3g，太子参 10g，川芎 10g。

7 剂，日 1 剂，以水浸泡 30 分钟煎煮 2 次，兑和，空腹分早晚 2 次服用。

病案分析：患者自产子后发病，此乃精气耗伤过多，导致肝肾亏虚。腰酸背痛，月经来时有腹痛，舌淡苔薄，脉细无力，提示肝肾不足。口气重，容易上火，夜寐不安，难以入睡，提示阴不承阳，虚火上炎。遂投四物汤补肝肾不足，加柴芩清肝火，佐以玄胡活血止痛，太子参、黄芪补气津不足。

案四：脾肾阳虚证

易某风，女，汉族，初诊，25 岁，湖南省长沙市人，2012 年 10 月 22 日初诊。主诉：月经量少。患者诉 1 年来月经色淡量少，夹少量血块，经前无乳房胀痛，行经时稍感腰酸，少腹冷。现症见：平素畏冷，一到冬天就手足冰凉，观其体型偏瘦，纳一般，寐可，大便成形，1 次 / 天，小便可。舌淡，脉弱。

中医诊断：虚劳。

辨证：脾肾阳虚 。

治法：温补脾肾。

处方：八珍汤加减。

黄芪 15g，当归 10g，白芍 10g，熟地 20g，熟附片 10g，川芎 10g，白术 10g，茯苓 15g，淮山药 20g，甘草 3g 。

14 剂，日 1 剂，以水浸泡 30 分钟煎煮 2 次，兑和，分早晚 2 次空腹服用。

病案分析：患者体型瘦弱，畏冷，冬日手足冰凉，行经少腹冷，此乃阳虚可知。肾为先天之本，司天癸；脾胃为后天之本，气血生化之源。脾肾阳虚，气血生化不足，故月事至而量少。遂投八珍汤大补气血，加附子温阳，脾气充盛，气血化生有源，肾阳来复，司天癸得力则月事当复常。

案五：肝肾阴虚，脾气不足证

王某，男，汉族，42 岁，湖南省长沙市人，2013 年 1 月 14 日初诊。主诉：眼睛干涩，易疲劳。患者诉精力较前有所下降，易疲劳，欲中药调理，故前来就诊。现症见：精力有所下降，易疲劳，睡眠欠佳，有时难以入睡，多梦，常盗汗，眼睛干涩，视物较模糊，纳可，二便调。舌红苔少，舌边有齿印，脉弱。

中医诊断：虚劳。

辨证：肝肾阴虚，脾气不足。

治法：补益肝肾，健脾益气。

处方：河间四君子加味。

黄芪 15g，西洋参 15g，茯苓 10g，白术 10g，熟地 20g，白芍 10g，当归 10g，龟板 10g，海马 10g，淫羊藿 15g，甘草 3g。

7 剂，日 1 剂，以水浸泡 30 分钟煎煮 2 次，兑和，分早晚 2 次服用。

2013 年 2 月 25 日复诊：患者诉服上药后症状有所缓解，双眼干涩及盗汗症状消失。现症见：夜寐不安，多梦，自觉头皮油脂分泌旺盛，晨起时自觉口气较重，纳可，二便调。舌淡苔薄白，脉略弱。前方疗效显著，续守前方，加杭菊花、五味子各 10g。

病案分析：患者精力下降，易疲劳，属虚可知，眼涩、盗汗、多梦、舌红少苔可责之肝肾阴虚，舌边有齿痕，脉弱，当知其脾胃亦有不足。遂以河间四君子补其后天之本，使其气血生化有源，也使得滋补药物能被更好地吸收。再以熟地、白芍、当归养肝血，龟板、淫羊藿、海马滋肾阴。肾水养肝木，肝血上滋于目，则目涩自除；肝魂得藏，则多梦亦安；阴在内，可为阳之守，则盗汗可止。诸药合参，自可奏全功。